U0504677

新

DS NOW 6

良性及急诊手术的标准腹腔镜治疗

肝胆胰脾·腹壁篇

Standard Laparoscopic Surgery for Benign / Emergency Diseases
[Hepato-Biliary-Pancreas-Spleen and Abdominal Wall]

—Step by Step掌握手术技巧—

主　编 [日] 北川裕久　仓敷中央医院外科　主任
[日] 新田浩幸　岩手医科大学医学部外科学　教授

丛书主编 [日] 白石宪男　大分大学医学部综合外科　教授
[日] 北川裕久　仓敷中央医院外科　主任
[日] 新田浩幸　岩手医科大学医学部外科学　教授
[日] 山口茂树　埼玉医科大学国际医疗中心消化外科　教授

主　审 王西墨　赵东兵　陈瑛罡

主　译 王利明

北方联合出版传媒（集团）股份有限公司
辽宁科学技术出版社

图书在版编目（CIP）数据

良性及急诊手术的标准腹腔镜治疗. 肝胆胰脾・腹壁篇 / (日) 北川裕久, (日) 新田浩幸主编；王利明主译. -- 沈阳：辽宁科学技术出版社, 2025. 5. -- ISBN 978-7-5591-4101-9

Ⅰ. R656.05

中国国家版本馆CIP数据核字第2025BQ6611号

出版发行：辽宁科学技术出版社
（地址：沈阳市和平区十一纬路25号　邮编：110003）
印 刷 者：辽宁新华印务有限公司
经 销 者：各地新华书店
幅面尺寸：210mm × 285mm
印　　张：16
插　　页：4
字　　数：350 千字
印　　数：1 ~ 1 500
出版时间：2025 年 5 月第 1 版
印刷时间：2025 年 5 月第 1 次印刷
出 品 人：陈　刚
责任编辑：凌　敏　于　倩
封面设计：袁　舒
版式设计：袁　舒
责任校对：黄跃成

书　　号：ISBN 978-7-5591-4101-9
定　　价：198.00 元

投稿热线：024-23284356
邮购热线：024-23284502
E-mail:lingmin19@163.com
http://www.lnkj.com.cn

序 言

本书是“新DS NOW系列”丛书的第6卷，介绍了肝胆胰脾及腹壁的良性及急诊手术的标准腹腔镜治疗。对于良性疾病的手术，由于疾病本身不会危及生命，因而更需考虑如何减少并发症、保留器官功能、缩短住院时间，让患者尽快回归日常生活。因此，敏锐的判断力及精湛的技巧是手术安全的关键。

腹腔镜下肝囊肿开窗术是一种非常微创的手术，它具有创伤小、对二次手术影响小的优点，对于患者来说是一大福音。因此，肝囊肿被认为是最能体现腹腔镜优势的疾病之一。胆囊切除术是许多外科医师最早开始的腹腔镜手术，但是这并不意味着它是一种简单的手术。有人说胆囊手术是“成也萧何，败也萧何”，可见胆囊切除术的难度是天差地别。即便是经验丰富的外科医师，也难免会遇到术中出血或意外损伤。此外，对于比较重的慢性胆囊炎，腹腔镜手术也应该谨慎，术前应尽可能地预判潜在的风险并加以预防。本书记载了有着丰富经验的专家们的技巧和心得，或许能给读者们提供些许参考。对于胰脾良性疾病的手术，如何在腹腔镜下创造良好术野，在胰脾恶性肿瘤手术中也非常实用。此外，为了尽可能保留器官功能，更需要掌握复杂而精细的手术技巧，才能逐步成为这一领域的专家。腹股沟疝手术既往主要采用前方入路方式，但是随着腹腔镜手术的推广，手术方式发生了巨大变化。在老龄化社会的背景下，这一领域的手术需求会日益增加，因此必须掌握复发率低和无并发症的手术技巧。

本书涉及的疾病（特别是胆石症和疝气）手术，是这一领域中最常见的腹腔镜手术。这些手术虽然是腹腔镜手术的基础手术，但是它们对于外科医师掌握所有腹腔镜手术的基本知识和技能是非常重要的。我们希望这本集合了外科专家经验和智慧的手术教材能成为许多年轻外科医师学习手术技巧的重要参考，并帮助他们早日成为得力的手术助手。

最后，我们衷心感谢各位编者在百忙之中抽出时间按照编委会的要求完成编写工作。我们还要对Medical View公司为本书的出版所付出的努力表示衷心感谢。

北川裕久　新田浩幸

2020年5月

编者名单

· 责任编辑委员

北川　裕久	倉敷中央病院外科 部長
新田　浩幸	岩手医科大学医学部外科学講座 教授

· 编辑秘书

二宮　繁生	大分大学医学部高度救命救急センター

· 参编者（按编写顺序）

大塚由一郎	東邦大学医学部外科学講座一般·消化器外科学分野 准教授
木村　和孝	東邦大学医学部外科学講座一般·消化器外科学分野
松本　悠	東邦大学医学部外科学講座一般・消化器外科学分野
野村　良平	東北ろうさい病院消化器外科 ヘルニア外科部長
徳村　弘実	東北ろうさい病院 院長
梅澤　昭子	四谷メディカルキューブ 外科部長
飯田　敦	独立行政法人国立病院機構敦賀医療センター 院長
五井　孝憲	福井大学医学部外科学（1） 教授
橋田　和樹	倉敷中央病院外科 医長
北川　裕久	倉敷中央病院外科 部長
增井　俊彦	京都大学肝胆膵・移植外科 准教授
高折　恭一	市立長浜病院 副院長
千田　嘉毅	愛知県がんセンター消化器外科
清水　泰博	愛知県がんセンター消化器外科 部長／副院長
長尾　吉泰	九州大学大学院消化器・総合外科
吉住　朋晴	九州大学大学院消化器・総合外科 准教授
森　正樹	九州大学大学院消化器・総合外科 教授
松田　年	医療法人社団旭川キュアメディクス 理事長・院長
荒巻　政憲	大分岡病院 副院長／消化器センター長
佐藤　博	大分岡病院 主任外科部長／感染対策部長
嶋田　元	聖路加国際病院消化器・一般外科／ヘルニアセンター長
松原　猛人	聖路加国際病院消化器・一般外科／消化器センター 副センター長
柵瀨信太郎	聖路加国際病院消化器・一般外科

审译者名单

· 主　审

王西墨　天津大学中心医院

赵东兵　中国医学科学院肿瘤医院胰胃外科

陈瑛罡　中国医学科学院肿瘤医院深圳医院胃肠外科

· 主　译

王利明　中国医学科学院肿瘤医院深圳医院胃肠外科

· 副主译

李　杰　西安交通大学第二附属医院普通外科

于向阳　天津市南开医院胃肠外科

· 参译人员（按姓氏拼音排序）

车　旭　中国医学科学院肿瘤医院深圳医院肝胆外科

戴伟钢　中山大学附属第一医院胃肠外科

付海啸　徐州医科大学附属医院普外科

戈佳云　昆明市中医院外科

郭春光　中国医学科学院肿瘤医院胰胃外科

黄　洁　昆明医科大学第二附属医院肝胆胰外科

栾玉松　中国医学科学院肿瘤医院深圳医院胃肠外科

罗吉辉　湖南省人民医院普外科

弥浩博　マツキヨココカラ-松本清

邵国益　江阴市人民医院胃肠外科

徐卫国　华北理工大学附属医院肿瘤外科

张　浩　秦皇岛市第一医院疝外科

周太成　中山大学附属第六医院胃肠、腹壁及疝外科

主译简介

王利明

男，医学博士。2006年毕业于中国医科大学六年制临床医学日语班，同年7月在南方医科大学南方医院外科进行住院医师规范化培训。2009年3月，日本医师资格考试合格后一直在日本最大医疗集团德洲会医院系从事外科工作，先后获得日本外科专科医师资格、日本癌治疗认定医师资格以及日本内镜外科学会技术认定医师资格。2013年4月师从日本癌免疫学会理事长鸟越俊彦教授，2017年3月于日本札幌医科大学博士毕业。2018年4月至2020年3月师从日本著名结直肠外科专家山口茂树教授，在埼玉医科大学国际医疗中心下消化外科担任助教。2021年9月，就职于中国医学科学院肿瘤医院深圳医院胃肠外科。主译《日本静冈癌中心大肠癌手术》（原著：绢笠祐介）、《腹腔镜下直肠癌手术图谱》（原著：伊藤雅昭）、《寺岛式日本静冈癌中心胃癌手术》（原著：寺岛雅典）、《进展期结直肠癌盆腔手术图谱》（原著：上原圭）、《名古屋市立大学机器人消化外科手术》（原著：瀧口修司），主编《日本山口式腹腔镜下结直肠癌手术》。近5年主持及翻译中日医学交流会议近200场。以第一作者身份发表英文论文30篇、日文论文1篇，在《中华胃肠外科杂志》上发表论文2篇。

副主译简介

李　杰

男，副主任医师，硕士研究生导师。1997年毕业于西安交通大学医学部（原西安医科大学），2010年毕业于日本国立群马大学医学部第一外科，获医学博士学位。2018年7月至2019年1月，在日本静冈癌中心结直肠外科做访问学者。现任职于西安交通大学第二附属医院普通外科，长期从事临床、教学及科研工作。致力于开展结直肠癌的综合诊断、微创和精准治疗，以及相关研究工作。

于向阳

男，医学博士，主任医师，博士生导师。就职于天津市南开医院胃肠外科，2014年7月至2015年7月曾在日本国立癌中心做访问学者。主要从事胃肠肿瘤和胃肠复杂外科疾病的综合治疗工作。擅长胃癌、结直肠癌的微创手术，其手术技巧以追求精细化、定型化而闻名，曾率团队荣获2021年第四届中国结直肠外科临床技能大赛全国总冠军。近年来潜心研究机器人手术技巧。

推荐序

在微创外科技术革新与临床实践深度融合的时代背景下，腹腔镜手术已从技术探索迈入精准治疗的崭新阶段。肝胆胰脾及腹壁的良性与急诊手术，因其解剖复杂性与功能特殊性，对外科医师的术式选择、操作规范及围术期管理提出了更高要求。由北川裕久教授与新田浩幸教授领衔编著的《良性及急诊手术的标准腹腔镜治疗：肝胆胰脾・腹壁篇》，作为“新DS NOW”系列丛书的第6卷，不仅延续了经典学术丛书的精髓，更以“微创化、标准化、人性化”为核心，系统呈现了当代腹腔镜技术的前沿进展与实战智慧。

经典传承与时代创新并重

原书所属的“新版消化道外科”系列是对十余年前经典丛书的全面革新，十五卷的鸿篇巨制覆盖了消化系统良、恶性疾病以及从开放手术到微创技术的全领域。本卷聚焦肝胆胰脾及腹壁的良性与急诊手术，既继承了日式外科“精益求精”的学术传统，又敏锐捕捉到微创外科时代的技术变革。书中诸如对肝囊肿开窗术“创伤最小化”理念的诠释、各类型胆囊切除术“简单中的复杂”辩证命题的剖析、胰脾手术功能保留与术野构建的平衡之道以及腹腔镜疝修补术在老龄化社会中的革新价值，无不彰显编者对临床需求的深刻洞察。尤为可贵的是，书中不仅凝练了标准化术式的操作框架，更以“并发症零容忍”的严苛态度，揭示了术式改良的逻辑链与风险防控的底层思维——这种将技术细节与战略视野交织的书写方式，使本书成为外科医师从“手术操作者”向“临床决策者”进阶的必修课。

跨国学术桥梁的搭建者

本书中文版的问世，离不开译者王利明医生的卓越贡献。王医生在日深耕外科十二年，师从名家、淬炼技艺，归国后始终致力于推动中日外科学术交流。他既深谙日本外科“细节至上”的严谨作风，又熟稔中国临床实践的现实需求，这种跨文化的学术积淀使其主译工作独具慧眼：在忠实传递原著精髓的同时，对专业术语的本土化适配、关键术式的临床场景注解，均体现出“以中国外科医师需求为中心”的翻译理念。作为主审，我深切感受到翻译团队对学术准确性的执着——从手术图谱的解剖标识到并发症处理的技术要点，均经过多轮交叉校验，既保留了原著的“学术原味”，又实现了与中国临床实践的有机衔接。

从技术指南到外科哲学的升华

本书的价值远超越手术技术的传授。在“精准医疗”与“快速康复”并重的今天，编者对“良性手术”的重新定义令人深思：当疾病本身不直接危及生命时，手术的终极目标应升华为“以最小创伤换取最大生活质量”。这一理念贯穿全书——无论胰腺切除术中对周围组织的极致呵护，还是腹股沟疝修补术对复发率与并发症的“双零追求”，均体现了现代外科从“切除病灶”向“修复生命”的人文转向。对于中国外科界，这种理念恰如一面明镜：在微创技术普及率快速提升的当下，我们亟需此类著作引导医师超越“技术崇拜”，回归“患者本位”的医疗本质。

致青年外科医师的成长箴言

对于初入腹腔镜领域的青年医师，本书是夯实基础的“技术地图”，其中实战截图、手绘插图与在线视频的立体化呈现，使抽象的操作要点具象为可模拟的“手术预演”；对于资深术者，书中专家心得栏目中“柳叶刀上的哲学”——如胆囊三角解剖的“三度空间认知”、胰瘘预防的“压力控制艺术”，则是突破技术瓶颈的密钥。值得一提的是，本书对急诊手术的专题论述，填补了同类教材的空白：关于在急腹症处理中如何平衡微创优势与手术风险，书中提供的决策树模型与危机管理清单，堪称急诊外科的“生存指南”。

致敬与期许

谨此，向原著编者北川裕久教授、新田浩幸教授及日本外科学界的无私分享致敬，感谢王利明医生及其团队以学术赤诚架起中日医学交流的桥梁。本书中文版的出版，恰似一场及时雨——在中国微创外科迈向“质控时代”的转折点上，它既是我们对标国际标准的镜鉴，更是培育外科新生代的沃土。愿每一位翻开此书的外科同人，不仅能习得“柳叶刀上的技艺”，更能感悟“医学的温度”，让更多患者在微创技术的护航下，重获有尊严的健康人生。

天津大学中心医院

王西墨

2025年2月

译者序

医学无国界，唯精诚与创新永存。作为深耕中日胃肠外科领域多年的临床医生，我始终以“师彼之长，筑桥共进”为信念，致力于推动中日医学的深度对话。从2008年4月至2021年7月，我有幸赴日执医，亲历日本外科微创技术的黄金发展期。从顶级医学中心的前沿探索到基层医院的急诊锤炼，这段跨越理论与实践的双重淬炼，不仅重塑了我的手术理念，更让我深切领悟——医学的进步，始于对国际经验的开放包容，成于本土实践的创新转化。

此次译介的《良性及急诊手术的标准腹腔镜治疗：肝胆胰脾·腹壁篇》，是日本权威医学丛书“新DS NOW”系列的第6卷，亦是微创外科领域的里程碑之作。本书以肝胆胰脾良性病变为核心，系统整合了腹腔镜技术的标准化术式、解剖精要与并发症防控策略，更将疝外科的术式革新置于老龄化社会的现实需求中重新诠释。尤为令人赞叹的是，全书以“损伤控制外科”理念为纲，在微创与根治、功能保留与肿瘤安全的平衡木上，展现出日本学者“毫米级精准，人性化关怀”的学术境界——这种既恪守医学本质又超越技术桎梏的思维，恰是现代外科发展的终极追求。

近5年来，我主持译介的5部日本医学专著始终以“临床实用价值”为锚点，通过大量高清手术视频将抽象理论具象为可复现的操作体系。而本书的翻译，堪称一场跨学科的学术远征：肝胆胰脾领域的手术细节常如迷雾中的拼图，幸而10余年日本临床积淀与200余场中日学术对话赋予我解密之钥。每遇专业壁垒，我皆以“临床医生”与“文化译者”的双重视角反复推敲，力求在忠实原著与临床适配间找到最佳平衡点。

今此书付梓，我怀揣三重期许：于青年医师，愿书中分帧解析的手术流程与风险预警系统，助其搭建规范化技术框架；于资深专家，愿日本学者对传统术式的“破界重构”，能点燃术式创新的思维火花；于医学教育者，愿书中“从解剖到临床，从技术到哲学”的立体书写模式，为外科教学提供全新范式。

最后，谨向翻译团队的专业协作致敬，感恩辽宁科学技术出版社凌敏编辑团队以出版人的远见深耕中日医学交流沃土。愿此书如普罗米修斯之火，既照亮微创外科的探索之路，亦为更多患者点燃希望之光。

中国医学科学院肿瘤医院深圳医院胃肠外科

王利明

2025年2月

视频目录

（本书中的 ■◀ 代表视频标记）

项目	视频标题		视频时间	书页
腹股沟疝根治术① TAPP法	视频1	腹膜切开、游离腹膜与腹膜前筋膜深层间隙（右侧Ⅱ-3型）	01：40	第182页
	视频2	游离深层与浅层间隙（左侧Ⅱ-2型）	01：15	第185页
	视频3	游离疝囊（左侧Ⅰ型）	01：06	第185页
	视频4	游离假性疝囊（右侧Ⅱ-2型）	01：56	第185页
	视频5	假性疝囊固定在CL上（右侧Ⅱ-2型）	00：58	第185页
	视频6	补片置入时的技术要点	00：21	第189页
	视频7	通过5mm戳卡放置补片的技术要点	01：40	第189页
	视频8	补片的展开与固定（左侧Ⅱ-1型）	03：31	第189页
	视频9	关闭腹膜的技术要点（左侧病例）	03：30	第191页
	视频10	Three-throw knot	01：18	第192页
	视频11	Aberdeen knot	02：28	第192页
腹股沟疝根治术② TEP法	视频1	进入腹膜外腔	01：25	第204页
	视频2	游离腹膜外腔	02：28	第205页
	视频3	确保腹膜缘与腹壁化①	01：53	第207页
	视频4	确保腹膜缘与腹壁化②	02：22	第207页
	视频5	确保补片放置的空间	02：17	第208页
	视频6	补片固定	02：04	第210页
	视频7	结束气腹、关切口	00：45	第212页
腹壁切口疝修复术 IPOM-Plus法	视频1	Visceral slide 测试（无粘连）	00：21	第219页
	视频2	游离粘连，显露疝环	02：34	第222页
	视频3	沿着肝圆韧带游离	02：45	第224页
	视频4	沿着膀胱腹下筋膜游离	06：26	第224页
	视频5	腹膜前脂肪组织为疝内容物的IPOM术后的复发	04：40	第226页
	视频6	体内结扎法	05：57	第230页
	视频7	展开补片以及固定（腹壁固定以及钉枪固定）	05：26	第231页

视频使用说明

本书中有"📹"标记的地方，可通过扫二维码观看相对应的视频。

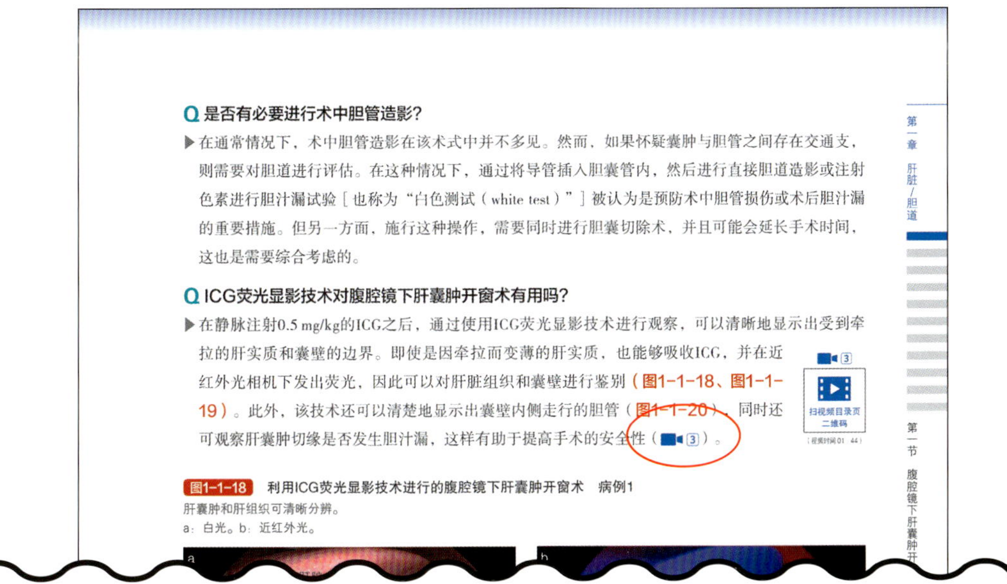

Q 是否有必要进行术中胆管造影？

▶在通常情况下，术中胆管造影在该术式中并不多见。然而，如果怀疑囊肿与胆管之间存在交通支，则需要对胆道进行评估。在这种情况下，通过将导管插入胆囊管内，然后进行直接胆道造影或注射色素进行胆汁漏试验［也称为"白色测试（white test）"］被认为是预防术中胆管损伤或术后胆汁漏的重要措施。但另一方面，施行这种操作，需要同时进行胆囊切除术，并且可能会延长手术时间，这也是需要综合考虑的。

Q ICG荧光显影技术对腹腔镜下肝囊肿开窗术有用吗？

▶在静脉注射0.5 mg/kg的ICG之后，通过使用ICG荧光显影技术进行观察，可以清晰地显示出受到牵拉的肝实质和囊壁的边界。即使是因牵拉而变薄的肝实质，也能够吸收ICG，并在近红外光相机下发出荧光，因此可以对肝脏组织和囊壁进行鉴别（图1-1-18、图1-1-19）。此外，该技术还可以清楚地显示出囊壁内侧走行的胆管（图1-1-20），同时还可观察肝囊肿切缘是否发生胆汁漏，这样有助于提高手术的安全性（📹3）。

图1-1-18 利用ICG荧光显影技术进行的腹腔镜下肝囊肿开窗术 病例1

肝囊肿和肝组织可清晰分辨。

a：白光。b：近红外光。

扫码看配套视频

配套视频

深入讲解书中内容

先扫这个码

扫码授权▲［仅限2人认证］

<注意点>

- 本视频无声。
- 在移动设备未购买流量固定费用服务的情况下，可能会产生高额流量费用，请注意。
- 本视频可能会在无通知的情况下出现变更、修正，还可能下架，请知悉。
- 由于是随书附赠的视频，本视频不属于用户服务的适用对象，请知悉。

目 录

良性及急诊手术的标准腹腔镜治疗 肝胆胰脾·腹壁篇

—Step by Step掌握手术技巧—

第一章 肝脏/胆道

第二章 胰腺/脾脏

第三章　腹壁

第一章　肝脏 / 胆道

肝脏

◉ 第一节　腹腔镜下肝囊肿开窗术

胆道

◉ 第二节　急性胆囊炎的常规腹腔镜下胆囊切除术

◉ 第三节　慢性胆囊炎高度炎症反应的腹腔镜下胆囊切除术

◉ 第四节　Mirizzi综合征炎症累及胆管合并胆道修复的胆囊炎手术

第一节　腹腔镜下肝囊肿开窗术

大塚由一郎，木村 和孝，松本 悠　東邦大学医学部外科学講座一般・消化器外科学分野

提升手术技巧的秘诀

1. 根据影像学检查结果，确定囊肿对胆道的牵拉以及压迫的情况。
2. 在保证肝内胆管不受损伤的前提下，切除囊壁。
3. 需对囊肿进行充分开窗以防止复发。

部分缩写

- LCS：laparoscopic coagulating shears，腹腔镜超声凝固装置

手术操作须掌握的解剖

图1-1-1　肝囊肿和肝内脉管的CT三维重建

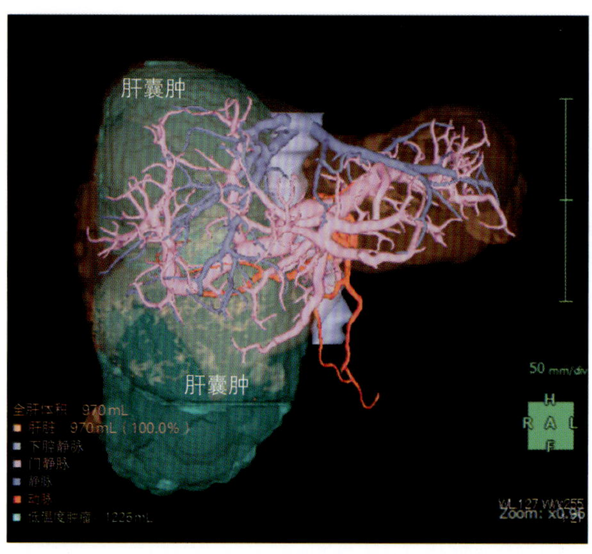

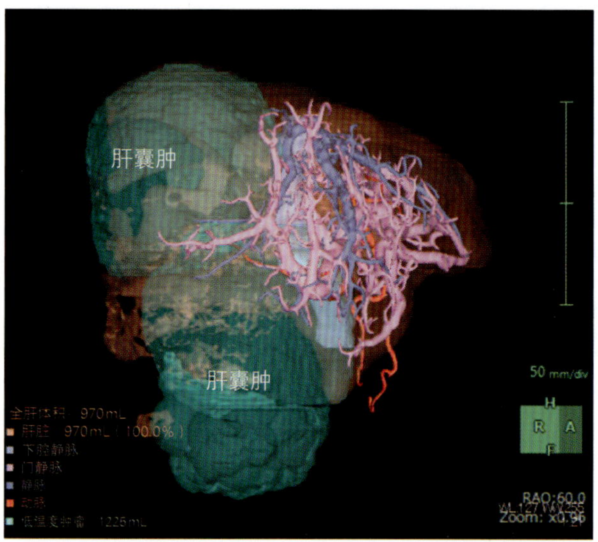

- 由于肝囊肿可以发生在肝脏的任何部位，因此须对肝内及肝脏周边的解剖结构有深入的了解。通过CT三维重建技术，可以清晰显示囊肿的位置、大小，以及囊肿对肝内脉管和其他脏器的压迫、牵拉、移位等影响（图1-1-1）。

一 确定疾病的起因和自然病程（加重过程）

1. 疾病的发病机制（原因）

- 肝囊肿分为先天性肝囊肿和后天性肝囊肿两类。
- 先天性肝囊肿包括孤立性肝囊肿和多发性肝囊肿两种类型。孤立性肝囊肿又可分为单房性肝囊肿和多房性肝囊肿。孤立性单房性肝囊肿，通常是胎儿期肝内胆管发育异常导致部分胆管残留并逐渐扩张所致，通常表现为较大的囊肿周围常可同时见到多个较小的囊肿。
- 多发性肝囊肿（polycystic liver disease，PCLD）是一种遗传性疾病，其发病机制与肝内胆管的发育异常有关。单纯性肝囊肿多为常染色体显性遗传的多囊肝（autosomal dominant polycystic liver disease，ADPLD），也可同时伴有肾脏多发性囊肿，即常染色体显性遗传的多囊肾（autosomal dominant polycystic kidney disease，ADPKD）。
- 后天性肝囊肿的形成，可能与外伤、炎症、感染或肿瘤有关。

2. 从发病到重症化

- 随着超声和CT检查等影像学技术的进步，肝囊肿的发现率也随之提高。大多数肝囊肿是无症状的，不需要进行特殊治疗。
- 但当肝囊肿体积过大导致出现腹部不适、腹部肿块、腹痛、恶心、呕吐等压迫症状或出现并发症（如破裂、扭转、囊腔内出血等）时，就应该进行治疗。
- 大部分PCLD患者无明显临床症状，但约3%的患者会出现病情加重。

3. 并发症

- 在巨大肝囊肿的病例中，需要注意有的患者可能会出现由于食欲不振而导致的营养不良。
- 虽然囊肿压迫周围血管，有时会发生Budd-Chiari综合征（布-加综合征）、下腔静脉综合征、门静脉压迫、门静脉高压、静脉瘤等情况，但这些情况较为罕见。
- ADPKD患者在后晚期阶段发生肾衰竭的风险会增加。

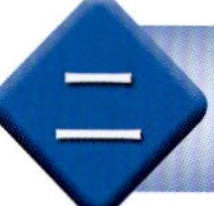

二 手术适应证和术式的选择

（一）手术适应证及术式选择（临床决策）

- 肝囊肿的外科治疗最早报道于1968年，是由Lin等实施的囊肿开窗术。此后，在1991年，Fabiani及Paterson等报道了腹腔镜下肝囊肿开窗术。近年来，这种手术方式因为其治疗效果更好且创伤更小，已成为该病外科治疗的主要手段。在狭义层面上，“开窗（fenestration）”一般指在囊肿上进行打孔的手术方式，而将囊肿突出脏器的部分完全切除的手术方式称为“去顶术（deroofing）”。但是，由于迄今为止的许多文献并未将二者进行严格区分，因此本章节将二者统称为“肝囊肿开窗术”，在广义层面上进行叙述。

1. 适应证

- 腹腔镜下肝囊肿开窗术是一种治疗孤立性肝囊肿的外科手术方式。该手术通过将囊肿打开，使囊肿内液通过腹膜不断吸收来达到治疗目的。在治疗前，完善影像学检查是至关重要的。如影像学检查发现囊壁不完整，或存在结节样改变，需除外恶性肿瘤的可能性。因此，治疗前必须完善CT、超声、MRCP等影像学检查，确保囊肿边界清晰，同时囊肿内部不存在肿瘤样改变等异常变化。即使是良性肝囊肿，CEA、CA-199等肿瘤标志物在血清及囊肿内液中的水平也时有上升，因此通过此种手段鉴别囊肿良恶性，结果并不一定可靠。
- 对于多发性肝囊肿伴有压迫症状的病例，如果开窗术后症状可减轻，可考虑行手术治疗。然而，要对所有的囊肿进行开窗是比较困难的。因此，即使有手术适应证，也需要对开窗的囊肿范围慎重选择，只对预计可以在开窗后改善患者症状的囊肿进行处理。
- 理解解剖结构对手术计划极为重要。术者需要通过3D-CT检查等手段全面掌握囊肿的位置和大小，以及因囊肿压迫而发生偏移的肝内血管及其他脏器的状况（图1-1-1）。
- 另外，当肝囊肿与胆道系统存在交通支时，有少量临床报道称，此类患者通过腹腔镜下肝囊肿开窗术治疗有效；但另有说法称，与胆道系统存在交通支的肝囊肿不适宜通过腹腔镜下肝囊肿开窗术进行治疗。对此，目前尚无统一定论。

2. 禁忌证（不适宜手术或需选择开腹手术的情况）

- 如果患者的肝囊肿可能由于感染或恶性肿瘤等原因引起，不适宜通过腹腔镜下肝囊肿开窗术进行治疗，应考虑进行肝切除术。如果多囊肝患者的囊肿占据了绝大部分肝实质，导致门静脉高压，则应选择肝移植术进行治疗。

（二）手术时机的选择

- 单纯性肝囊肿患者多无明显症状，但随着囊肿直径的增大，可出现压迫症状（如腹痛、腹胀、食欲减退、嗳气等）。若囊肿压迫胆管，可引起胆管扩张和阻塞性黄疸，此时应予手术治疗。另外，对于内科治疗效果不佳的有症状肝囊肿病例，也可选择外科治疗。外科治疗的原则是去除囊肿内容物并对囊壁进行切除或开窗，以消除或缓解上述症状。

（三）中转开腹手术

- 多发性肝囊肿的间隔壁通常由肝实质构成，且常有Glisson分支或肝静脉通过。因此，切开囊壁，可能引发大出血。在切开囊壁前，应用腹腔镜超声检查囊壁内是否有血管存在。此外，切开囊壁也可能引发胆漏。
- 若腹腔镜下难以控制出血或胆汁漏，应及时转换手术方式，可选用手辅助式腹腔镜手术（hand assisted laparoscopic surgery，HALS）、腹腔镜辅助下小切口手术（laparoscopy assisted procedure）或传统的开腹手术。
- 若术中发现疑似恶性肿瘤结节，则不宜继续进行该手术，应根据情况采取相应措施。

（四）围术期管理的要点

1. 术前

- 巨大的肝囊肿会压迫和牵拉肝内及囊肿周围的血管，导致正常解剖的位置发生偏移。因此，术前应利用3D-CT重建、超声和磁共振成像等检查，尽可能详细掌握肝内血管的走行情况。但在实际临床中，这些信息往往很难准确获取。
- 另外，为了明确胆管走行，还建议进行MRCP检查。若胆管走行仍不清楚，可考虑进行DIC-CT或ERCP，以便掌握胆管的解剖结构和囊肿与胆管相交通的情况。然而，在手术前很难准确判断胆管与囊肿有无交通，有时只能在手术中发现。
- 囊肿直径增大时，可适当使用利尿剂进行处理。此外，巨大囊肿可能导致患者食欲减退，进而引起营养不良，应注意营养支持。另外，还应注意下腔静脉受压引起的下肢静脉回流障碍，此时应检查下肢是否有深静脉血栓，并给予相应治疗。

2. 术后

- 术后，引流管的排液量可能在较长一段时间内较多，但当引流量降至100 mL以下时，应及时拔除引流管。同时，应适当口服利尿剂，以促进腹腔内囊液的吸收。

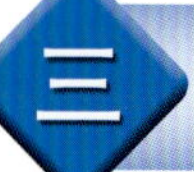

三 术前准备

（一）手术体位及器械

1. 体位

- 通常采用仰卧位（图1-1-2a）。如果囊肿位于肝右叶头背区域（如S6、S7、S8段等部位）且需要游离肝右叶，则采用左侧半卧位（图1-1-2b）。为了固定体位，应在手术台上放置负压式固定器（Magic Bed，日本Fines工业公司生产），并将右上肢置于手架上，在双下肢之间放置一个缓冲垫，用支撑装置固定背部和骨盆区域的3～4个点（图1-1-3）。在固定体位时，还应在手术台上安装一个自动拉钩固定底座（图1-1-3），目的是在遇到意外情况时能迅速转为腹腔镜辅助手术（Hybrid）或传统开腹手术。
- 无论选择什么体位，在固定患者身体之后都要将手术台倾斜至头高位、左侧高位以及右侧高位进行体位测试，以确保患者已被牢固地固定在手术台上（图1-1-4）。

2. 准备手术器械

- 腹腔镜吊塔放置在患者头部右侧（图1-1-5）。肝右叶顶部区域切除囊肿时，腹腔镜软镜有助于获得良好的视野。腹腔镜显示器应置于患者头部正上方，以便术者观察。
- 利用腹腔镜超声探头检查并确定囊肿壁内或肝实质内的血管。最好将腹腔镜超声放在患者头部左侧，以便术者可在同一方向上同时观察腹腔镜和超声图像。

图1-1-2 腹腔镜下肝囊肿开窗术的体位

a：仰卧位。
b：左侧半卧位。

a

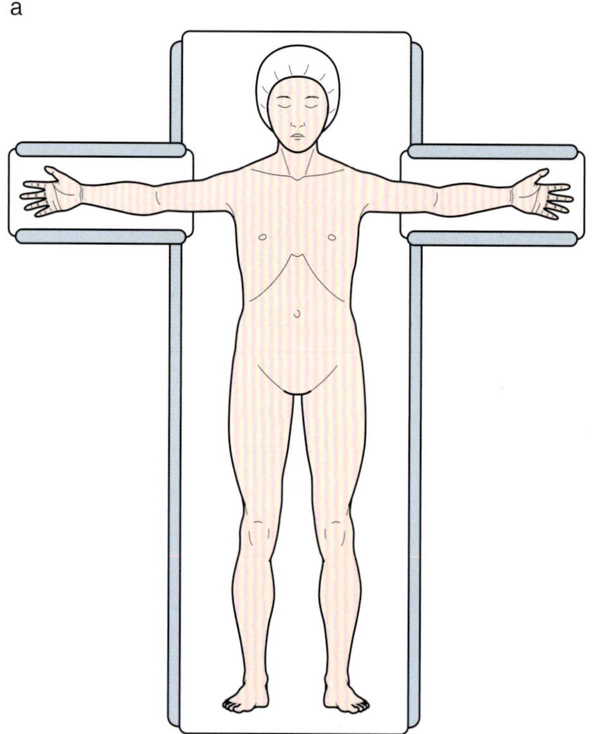

b

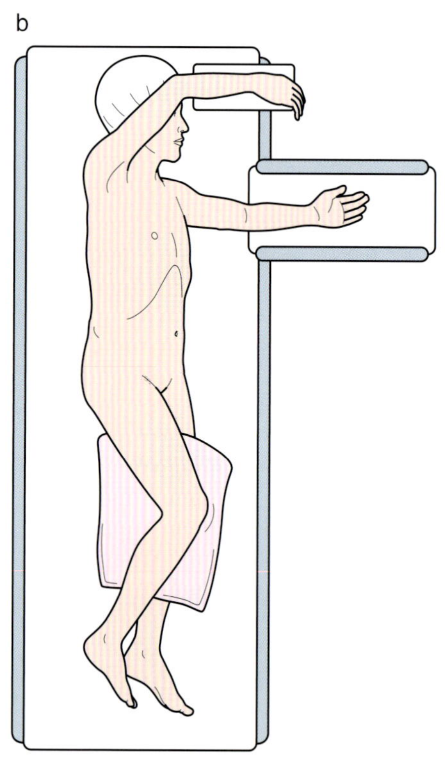

图1-1-3 体位固定（左侧半卧位）

图1-1-4 手术台测试（左侧半卧位）

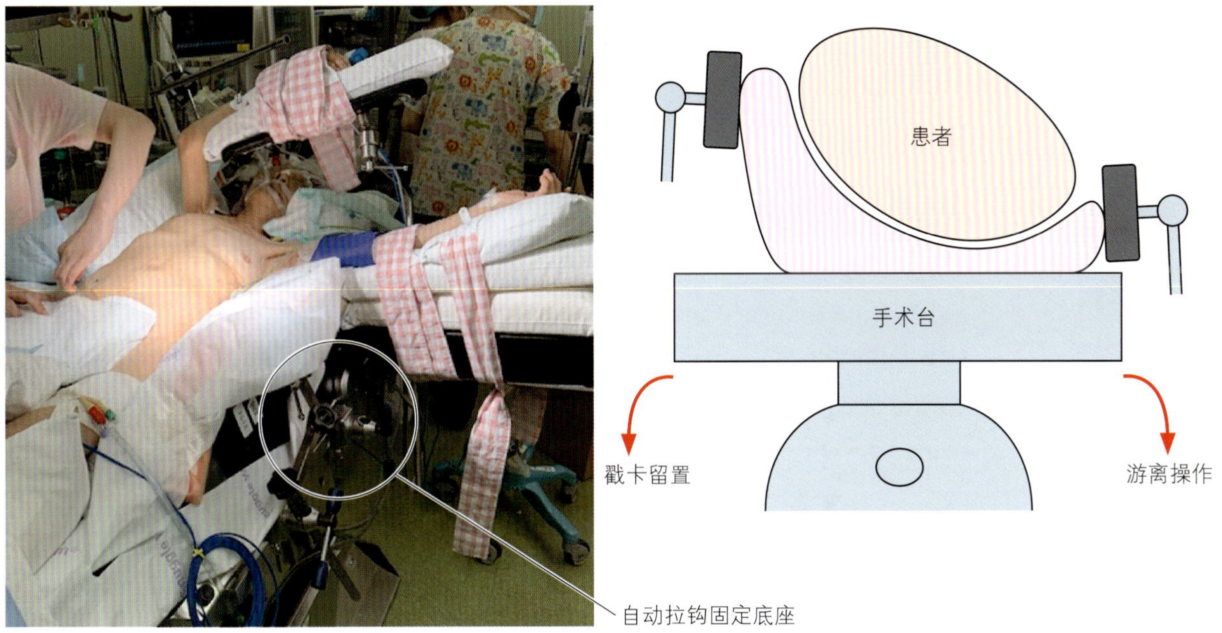

图1-1-5 手术体位、人员站位及器械布局

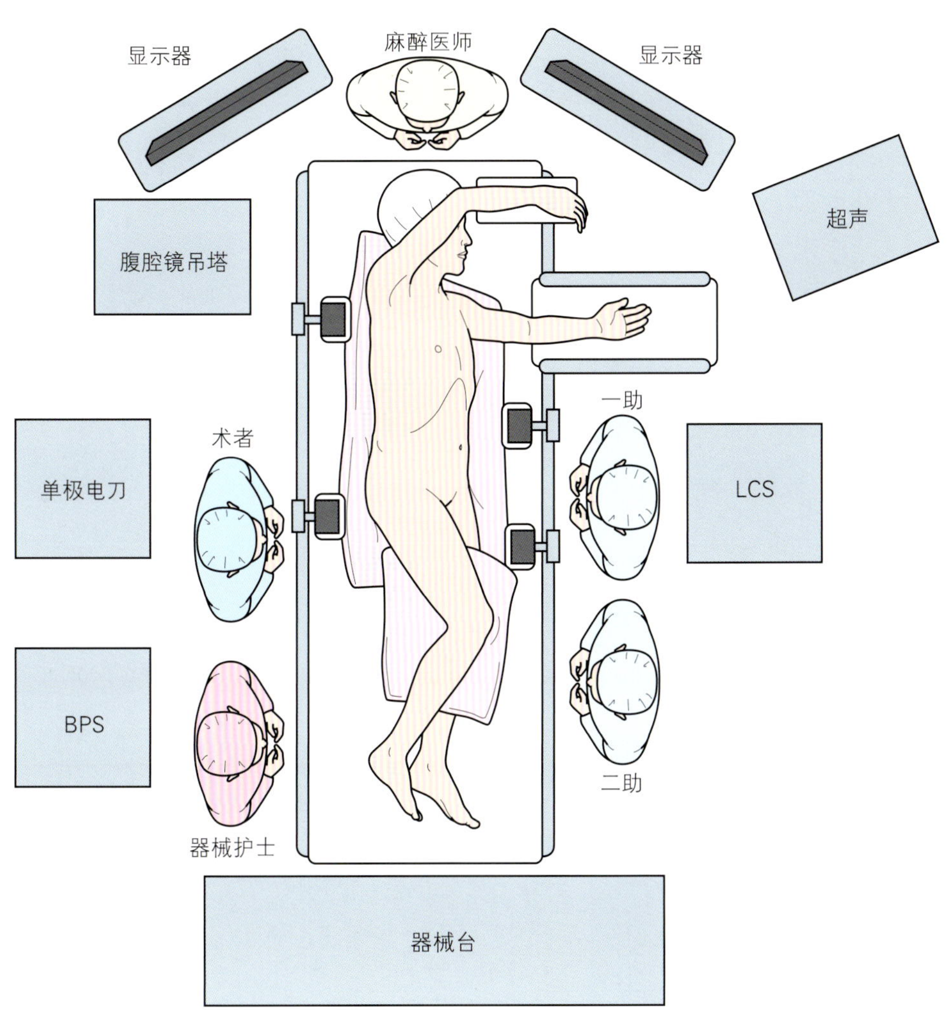

- 准备用于抽吸囊肿内容物的吸引器、用于切开囊壁的LCS或双极电凝（BPS），以及用于止血的带有滴注生理盐水功能的单极电刀。

（二）腹壁切口

- 使用腔镜抓钳等器械，充分暴露囊肿的剥离面，以便腹腔镜下能清晰显示手术区域的全貌。另一个重要的点是，用于切除囊肿的电凝器或超声刀必须沿着剥离面操作，并且避免造成盲区。因此，选择适当的位置放置戳卡非常重要。
- 通常，除了在肚脐置入一腹腔镜观察用12 mm戳卡外，还要在囊肿周围以同心圆样置入戳卡，2个作为术者操作孔，1个或2个作为助手操作孔，共计置入戳卡4～5个（图1-1-6）。如果术中需要使用超声探头，术者右手应选择12 mm戳卡。其余戳卡，可选择5 mm戳卡。

图1-1-6　腹腔镜下肝囊肿开窗术戳卡布局

a：肝右叶囊肿切除时。

b：肝左叶囊肿切除时。

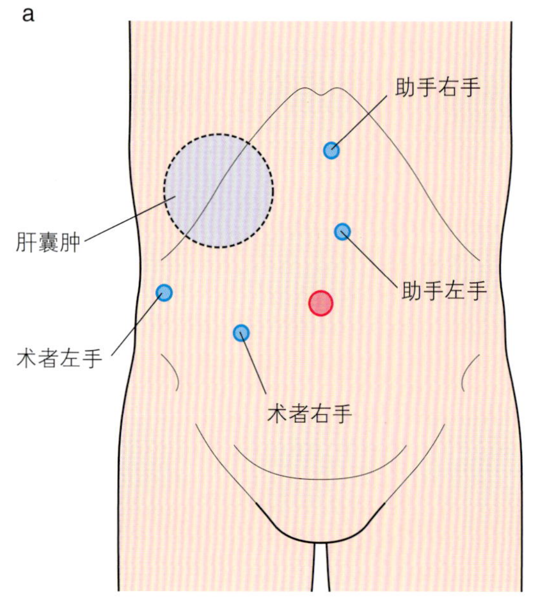

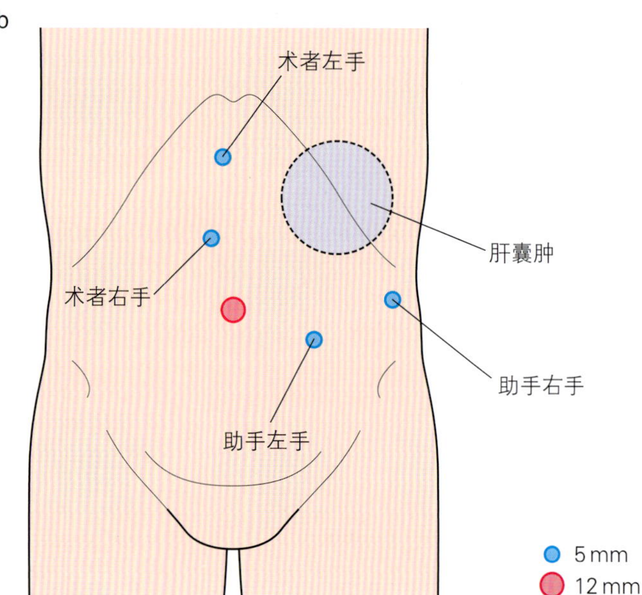

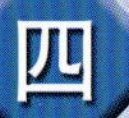

手术流程概况

（一）手术操作注意事项

- 该术式的技术要点是切除囊肿顶部进行充分开窗。注意不要损伤肝内血管。

（二）实际手术流程

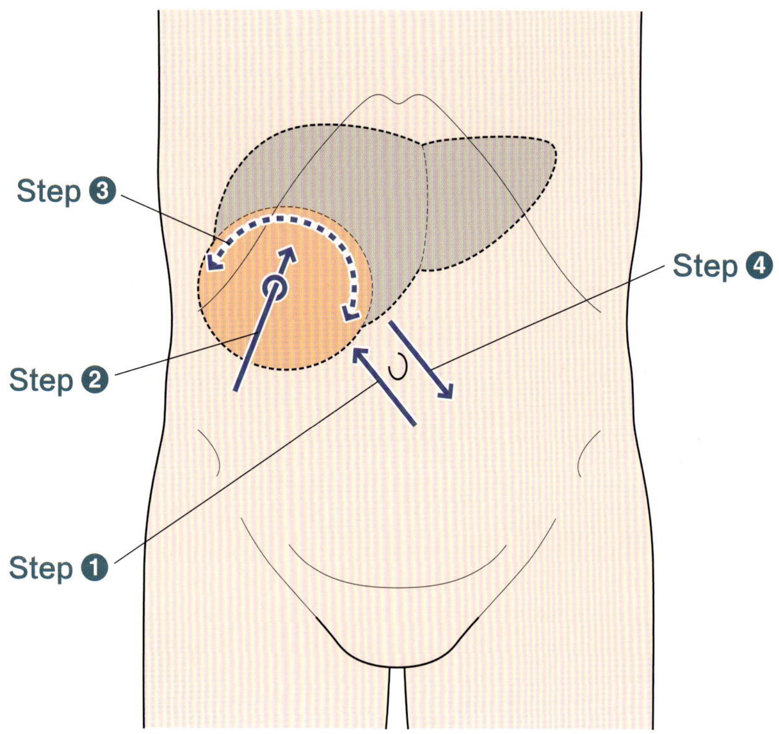

[Focus 需掌握的手术技巧（见下文）]

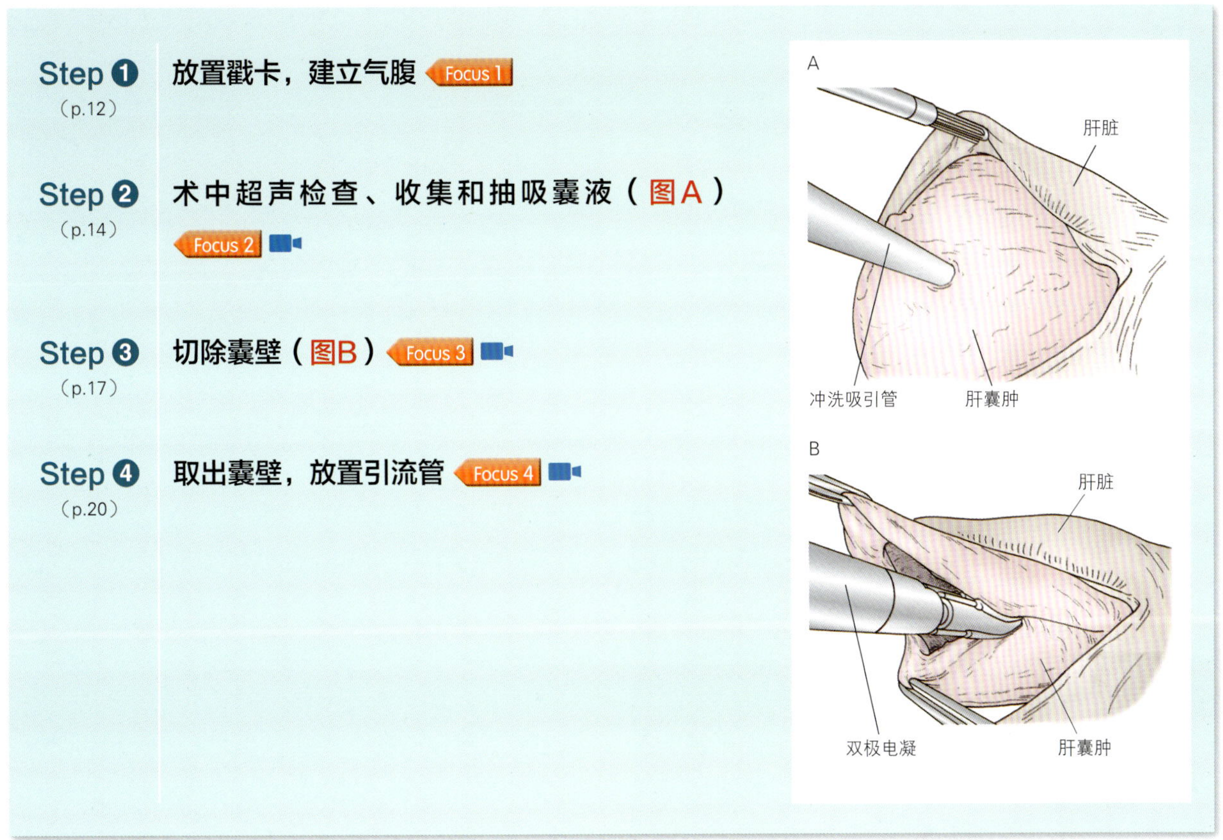

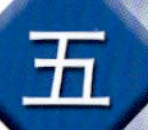

五 手术技巧的提高

Step ❶

Focus 1 放置戳卡，建立气腹

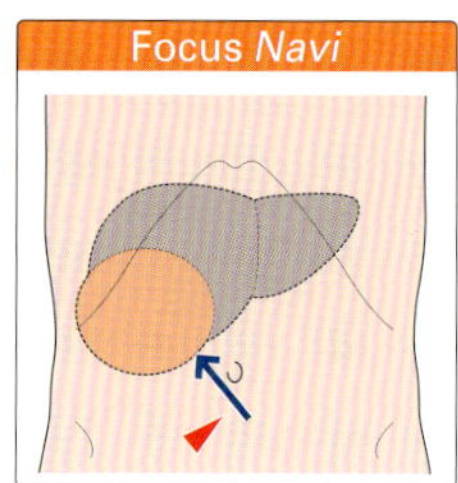

（一）操作开始及目标（图1-1-7～图1-1-9）

- 当囊肿非常大，占据腹腔较大空间时，放置第一戳卡要格外谨慎。建立气腹后，确定囊肿的具体位置和大小后在囊肿周围以同心圆形式置入其他戳卡。

图1-1-7 戳卡放置之前

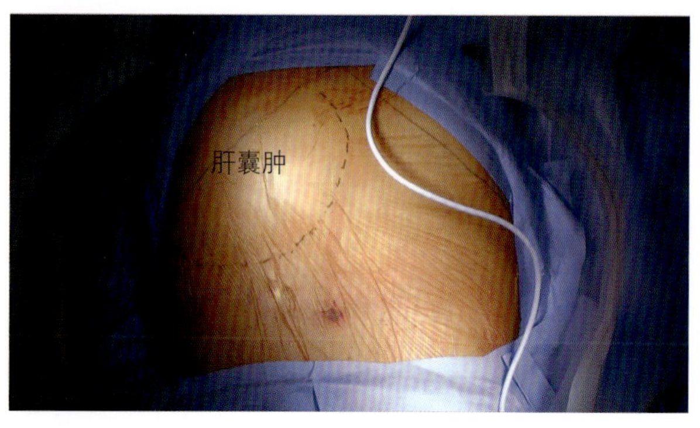

图1-1-8 直视下小开腹置入第一戳卡

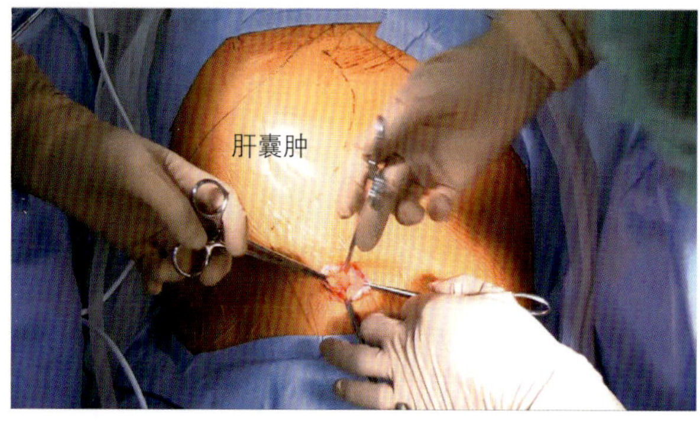

图1-1-9 戳卡置入（肝右侧的肝囊肿开窗术）

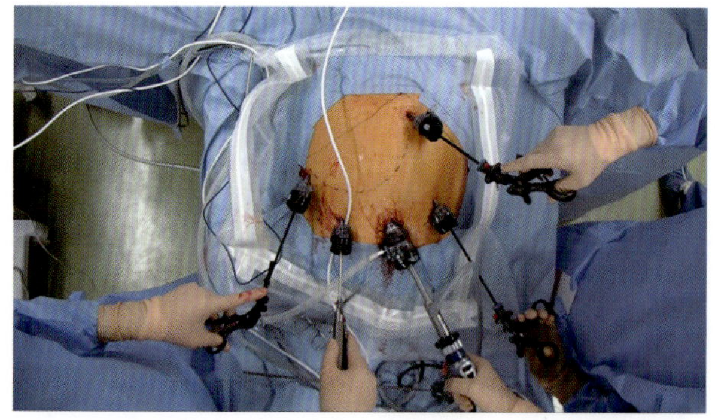

（二）掌握手术技巧

◉手术技巧概述

在置入第一戳卡后，建立气腹。观察腹腔内的解剖结构，然后根据手术需要再置入其他戳卡。

◉如何掌握手术技巧

由于该术式的适应证通常是巨大囊肿，腹腔内大部分空间被囊肿占据，因此应在直视下通过一个小切口谨慎地从肚脐切口置入第一戳卡。

（三）手术评价

Q 第一戳卡的置入部位选择何处较为合适?

▶在保证安全的前提下，任何部位均可置入戳卡。但是，笔者认为采用直视下小切口法进行操作比较安全。

Q 如果囊肿尾端超出脐部，范围达到下腹部，第一戳卡的置入部位应选择何处?

▶如果巨大囊肿的尾端超过脐部水平，则应在囊肿尾端以外的区域置入第一戳卡（即腹腔镜观察用戳卡）（图1-1-10）。

图1-1-10 第一戳卡的置入位置

患者有腹部正中切开手术史，由于囊肿超出脐水平向尾侧突出，因此第一戳卡在右下腹置入。

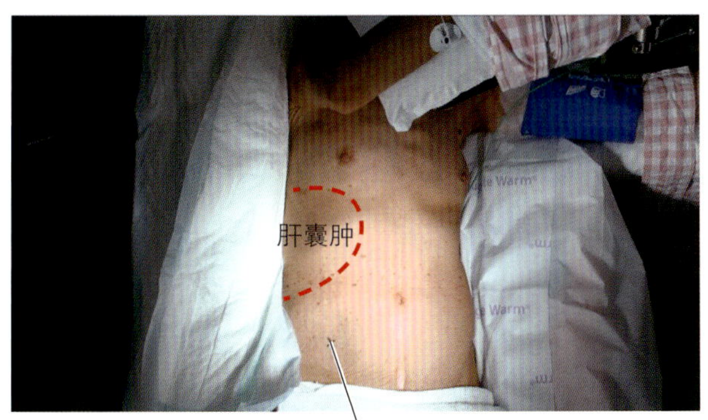

Step ❷

Focus 2 术中超声检查、收集和抽吸囊液

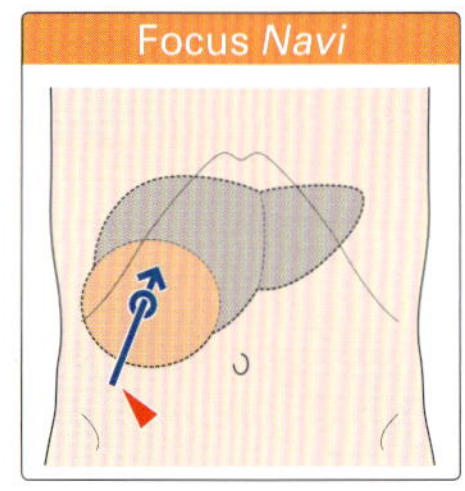

（一）操作开始及目标（图1-1-11 ~ 图1-1-13）

- 从可透见囊肿内部的囊壁处用吸引器穿刺，吸尽囊液。

图1-1-11 肝囊肿开窗前

分离肝囊肿与周围的粘连。

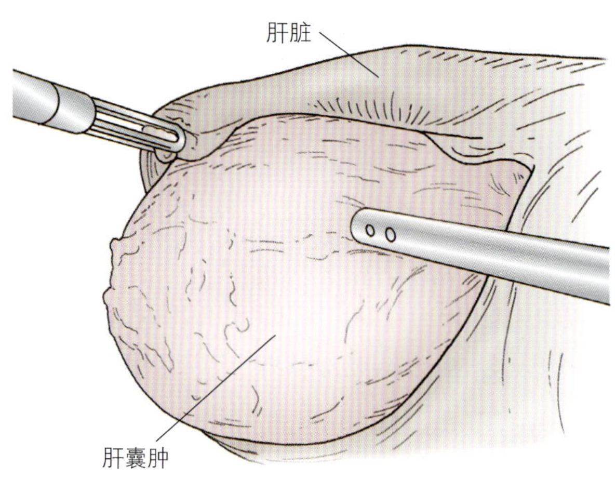

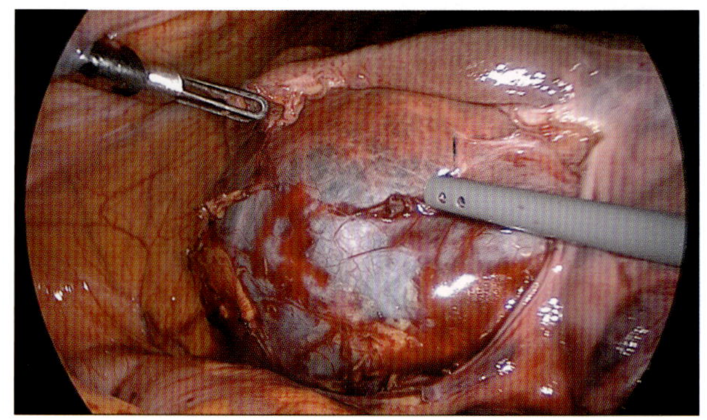

图1-1-12 收集和吸引囊液

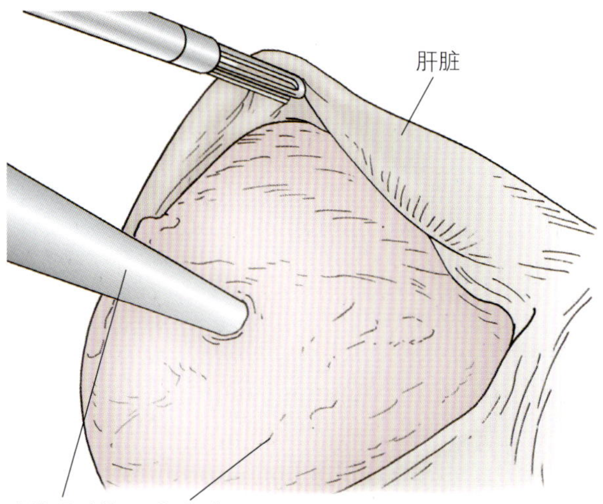

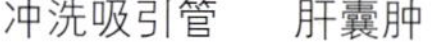

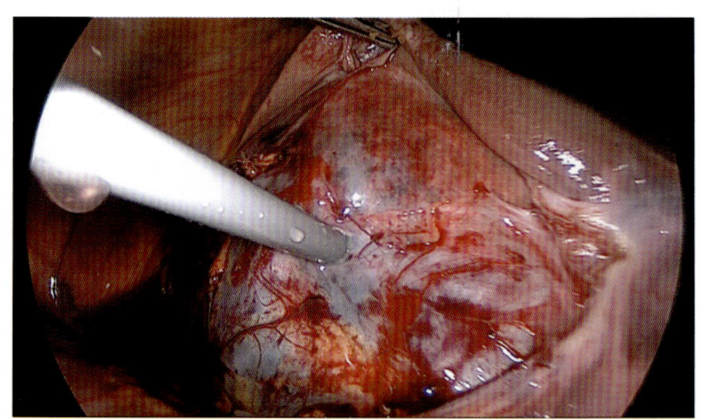

图1-1-13 囊液吸净后

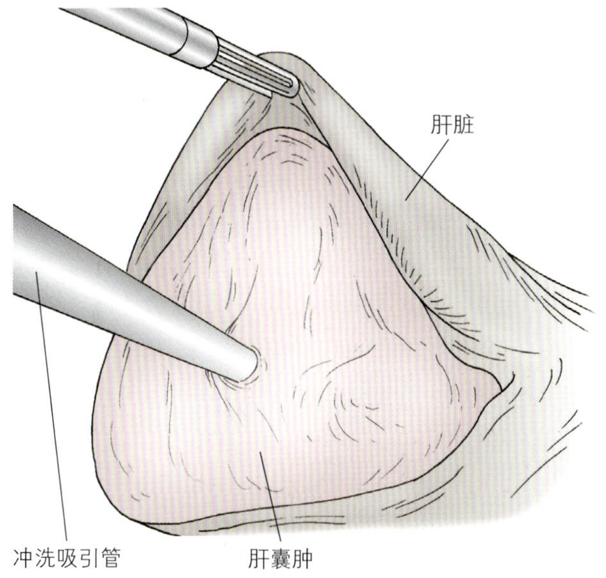

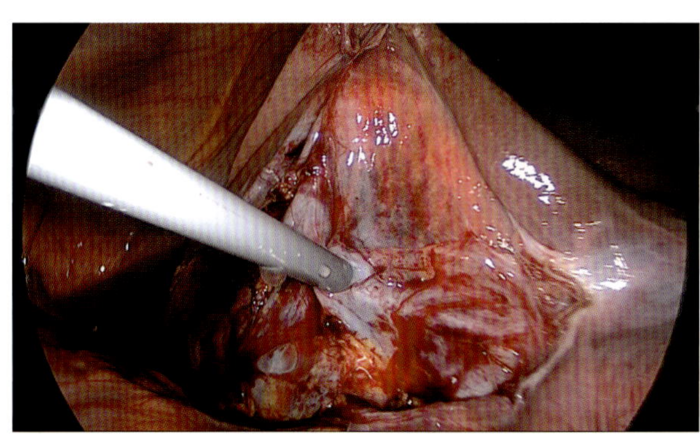

（二）掌握手术技巧

◉手术技巧概述

首先，使用超声探头观察和了解肝囊肿与肝内血管的解剖关系。然后仔细观察囊肿的形态和结构，在被肝实质覆盖最少且可以看到囊肿内部的囊壁部位，用具有切开功能的冲洗吸引器在囊壁上做一个小切口，将整个吸引器插入囊肿内，吸出囊液（1）。

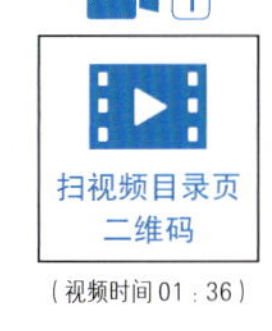

（视频时间 01：36）

◉如何掌握手术技巧

（1）进行腹腔镜超声检查可获得肝囊肿的全貌。以肝镰状韧带为界，对肝左、右两叶进行肝内横断面扫描，以确定肝静脉和Glisson分支的位置，以及它们与肝囊肿的解剖关系。

（2）在对囊肿进行穿刺时，可能会有少量囊液从穿刺针或吸引器周围漏出，应尽量减少囊液漏入腹腔的量。此外，应事先在吸引管路末端安装好标本采集器。囊液需要进行的检测项目包括生化检测、肿瘤标志物检测、细菌培养和细胞学检查。

（3）将所有囊液抽尽。此时更容易区分囊壁的顶部和被肝实质覆盖的部分，从而更容易识别囊壁与肝实质的界限，即适合进行囊壁切除的区域。

（三）手术评价

Q 腹腔镜超声的柔性探头通常难以操控，如何使操作过程更容易？

▶操作柔性探头并非易事，但这是肝脏微创手术中必须掌握的技能，应定期练习对整个肝脏进行扫描以及寻找并观察肝静脉和Glisson分支等操作（图1-1-14）。

Q 如何区分囊肿部位仅有囊壁的区域和被拉伸变薄的肝组织覆盖的区域？

▶首先，要在白光下仔细观察囊壁与肝实质的界限。

▶此外，还可利用ICG荧光显像法进行判断，由于被拉伸变薄的肝实质可吸收ICG，因此会发出荧光，从而与单纯的囊壁进行鉴别。

Q 在抽吸囊肿内容物过程中发现有胆汁样液体流出时该如何处理？

▶与胆管存在交通支的单纯性肝囊肿比较罕见，通过腹腔镜观察可以发现胆汁排出的出口，此时对出口进行缝合封闭处理即可。

图1-1-14 腹腔镜超声的基本操作方法

a：全肝扫描。

b：描绘主要血管。

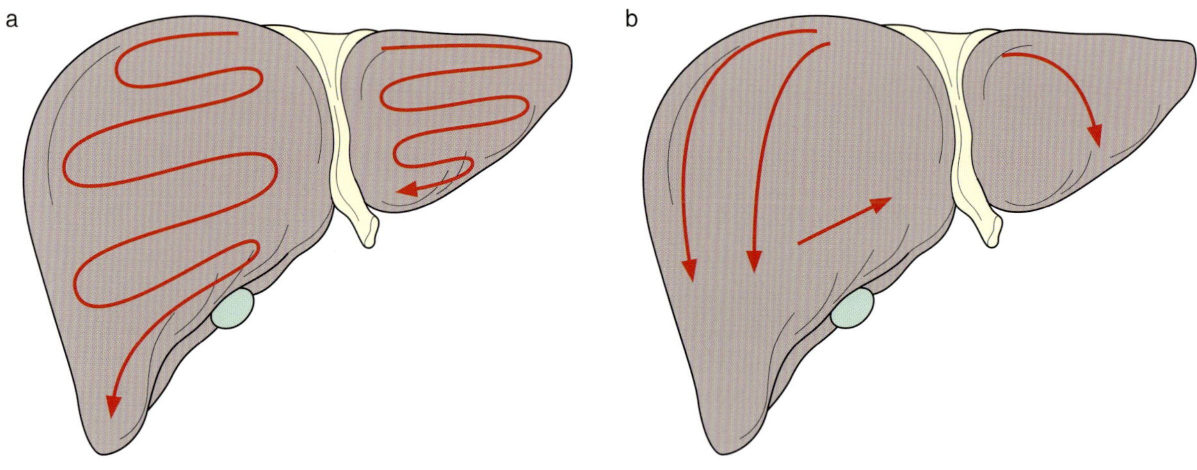

Step ❸

Focus 3 切除囊壁

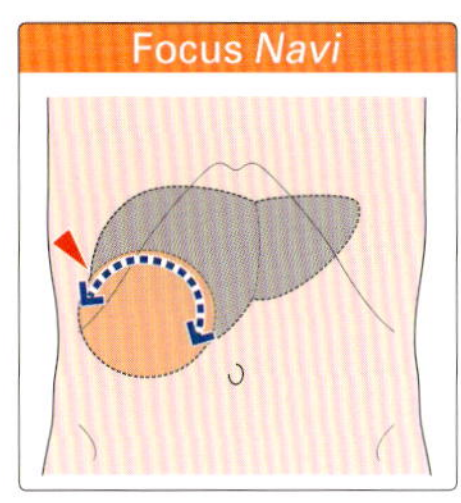

(一)操作开始及目标(图1-1-15、图1-1-16)

- 在保护肝内血管的前提下，对肝囊肿进行充分的切除和开窗。

图1-1-15 使用双极电凝切除囊壁

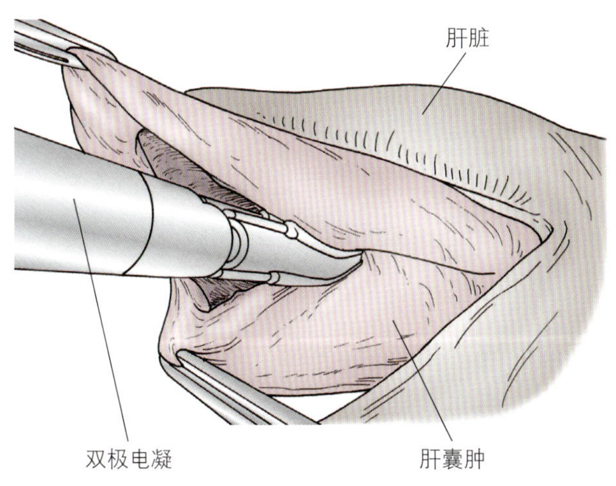

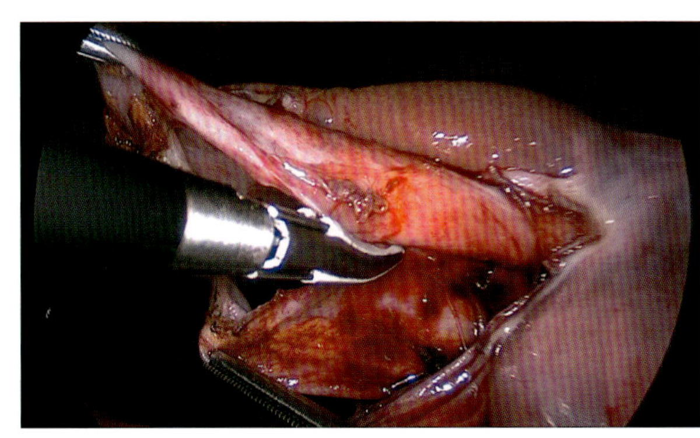

图1-1-16 囊肿开窗后

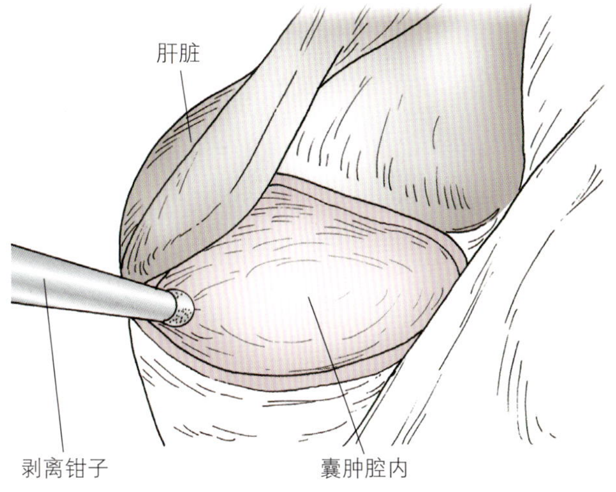

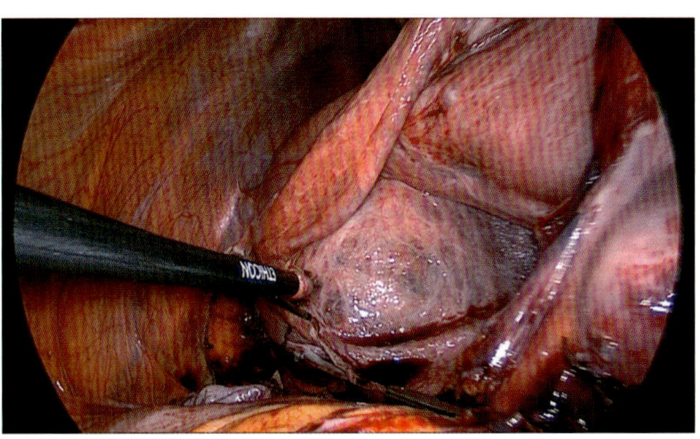

（二）掌握手术技巧

◉手术技巧概述

根据实际情况充分切除囊肿的顶部（视频2）。进行切除时应注意保护肝内血管。

视频2 扫视频目录页二维码（视频时间02：10）

◉如何掌握手术技巧

（1）在囊壁切除术中，肝组织和囊壁的边界清晰，且囊壁较薄的部分是最适合切除的。此外，由于囊肿占据了肝内的大量空间，囊肿附近的肝内血管受到明显的挤压并出现移位，有时甚至难以明确血管的走行部位。但是，在吸出囊液后，血管的位置可以逐渐显现出来。

（2）在首先切开的囊壁处，将腹腔镜插入囊腔内，以确认从囊肿内腔看到的肝内血管。与囊壁紧密贴合的Glisson分支通常呈索状隆起，较易识别。此时，使用腹腔镜超声检查有助于更好地辨认血管。经过仔细观察后，确定可以安全并充分开窗切除囊壁的切除线，然后使用超声刀或双极电凝进行切除。

（3）当囊壁被纤薄的肝组织覆盖时，该部位很可能有肝内血管走行。如果贸然切开，可能会导致胆汁漏或出血。因此，在处理该处囊壁时，应尽量保留以避免损伤血管。如果必须进行切除，应使用钛夹夹闭或丝线结扎等方式对出血或胆汁漏的部位进行可靠处理。

（三）手术评价

Q 完成囊壁切除所需的手术器械有哪些？

▶囊壁可能包含一些被牵引的微小肝内血管和胆管。因此，在实践中，通常使用超声刀或双极电凝切除囊壁。然而，有研究报道称，在使用双极电凝进行肝囊肿开窗术的过程中，虽然切缘组织出现了受压导致的变性改变，但并未观察到胆管结构组织的融合现象。因此，关于最佳的手术方法，仍然需要进一步的研究和探讨。

▶至少，对于那些越过预定囊壁切除线的胆管，应使用钛夹进行夹闭或采用结扎处理，这是最可靠的手段（图1-1-17）。

图1-1-17 夹闭切除线上的血管

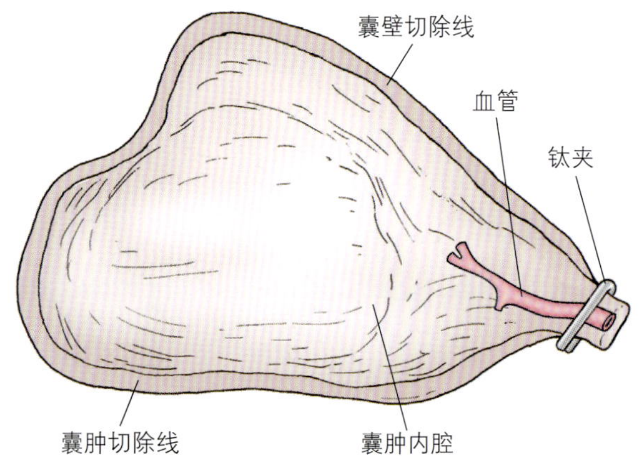

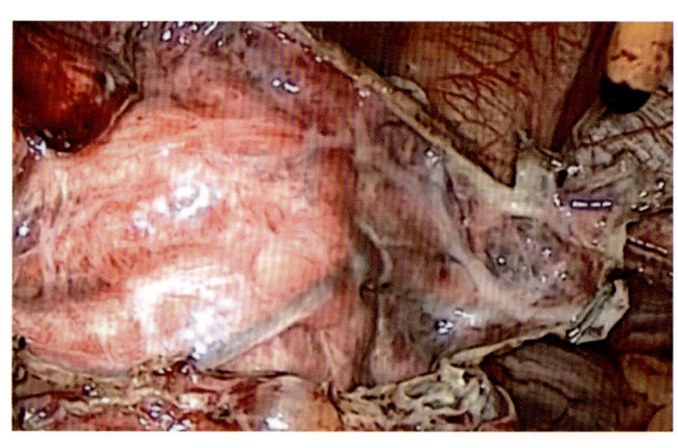

Q 是否有必要进行术中胆管造影？

▶在通常情况下，术中胆管造影在该术式中并不多见。然而，如果怀疑囊肿与胆管之间存在交通支，则需要对胆道进行评估。在这种情况下，通过将导管插入胆囊管内，然后进行直接胆道造影或注射色素进行胆汁漏试验［也称为“白色测试（white test）”］被认为是预防术中胆管损伤或术后胆汁漏的重要措施。但另一方面，施行这种操作，需要同时进行胆囊切除术，并且可能会延长手术时间，这也是需要综合考虑的。

Q ICG荧光显影技术对腹腔镜下肝囊肿开窗术有用吗？

▶在静脉注射0.5 mg/kg的ICG之后，通过使用ICG荧光显影技术进行观察，可以清晰地显示出受到牵拉的肝实质和囊壁的边界。即使是因牵拉而变薄的肝实质，也能够吸收ICG，并在近红外光相机下发出荧光，因此可以对肝脏组织和囊壁进行鉴别（图1-1-18、图1-1-19）。此外，该技术还可以清楚地显示出囊壁内侧走行的胆管（图1-1-20），同时还可观察肝囊肿切缘是否发生胆汁漏，这样有助于提高手术的安全性（3）。

3
扫视频目录页二维码
（视频时间01：44）

图1-1-18 利用ICG荧光显影技术进行的腹腔镜下肝囊肿开窗术　病例1

肝囊肿和肝组织可清晰分辨。

a：白光。b：近红外光。

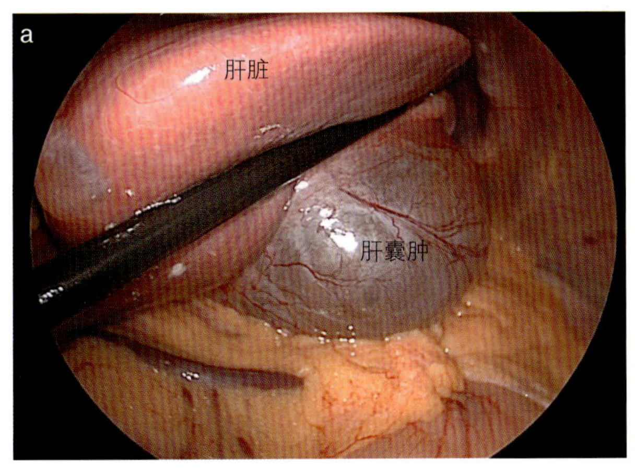

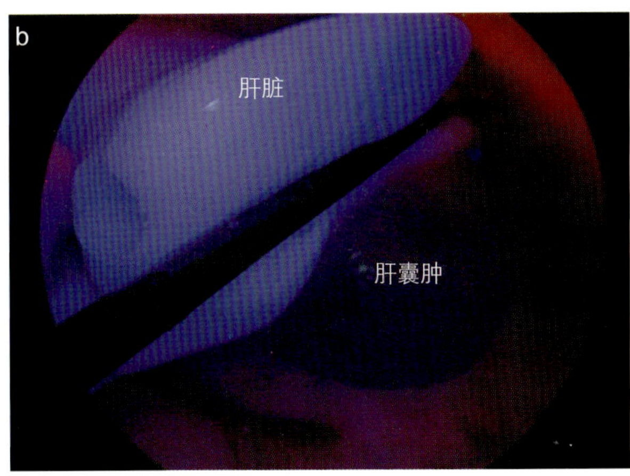

图1-1-19 利用 ICG荧光显影技术进行的腹腔镜下肝囊肿开窗术　病例2

覆盖在囊壁上的肝组织会发出荧光。

a：白光。b：近红外光。

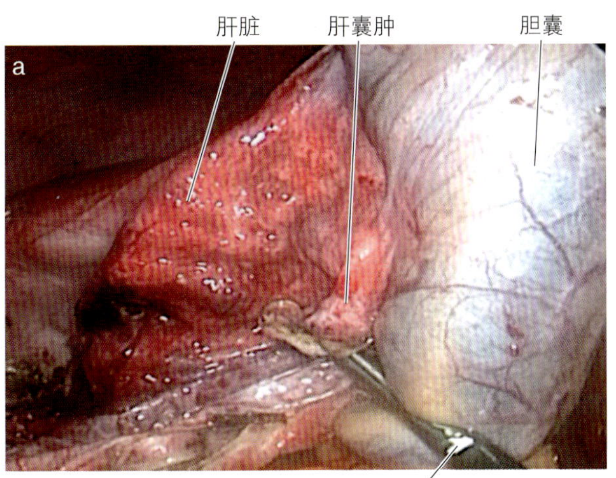

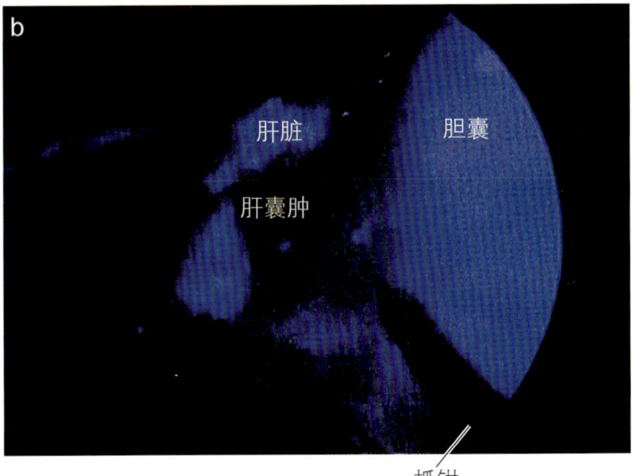

图1-1-20 利用ICG荧光显影技术从囊腔内识别胆管

a：白光。b：近红外光。

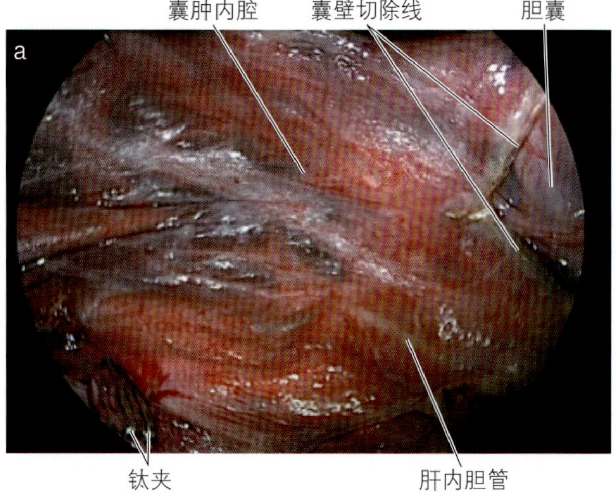

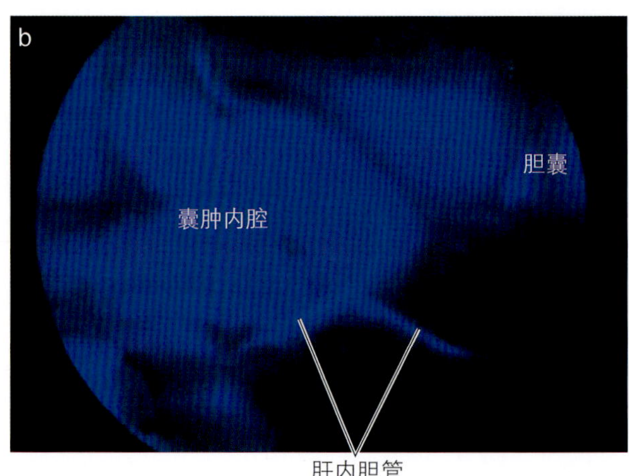

Step 4

Focus 4 取出囊壁，放置引流管

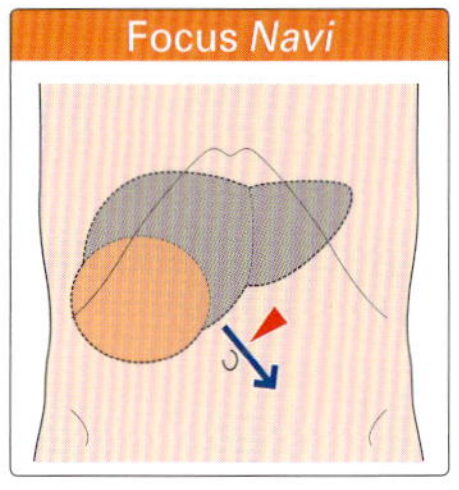

（一）操作开始及目标（图1-1-21）

- 务必将切除下来的标本放入标本收集袋中再取出。在仔细检查确保没有出血或胆汁漏后，放置引流管。

图1-1-21 取出切除的标本

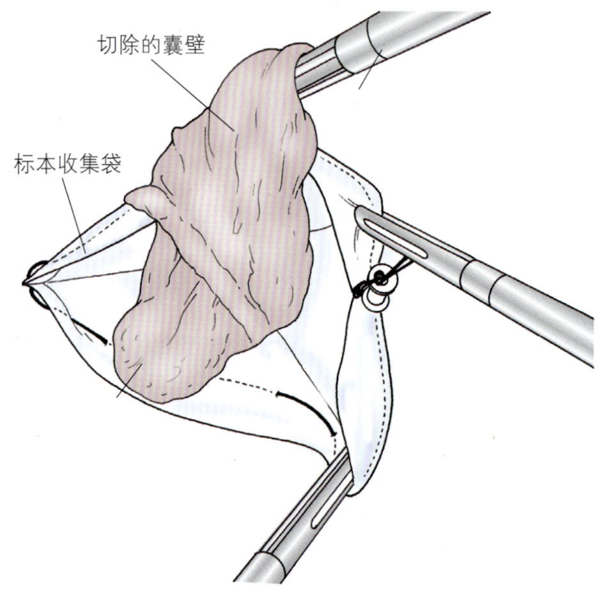

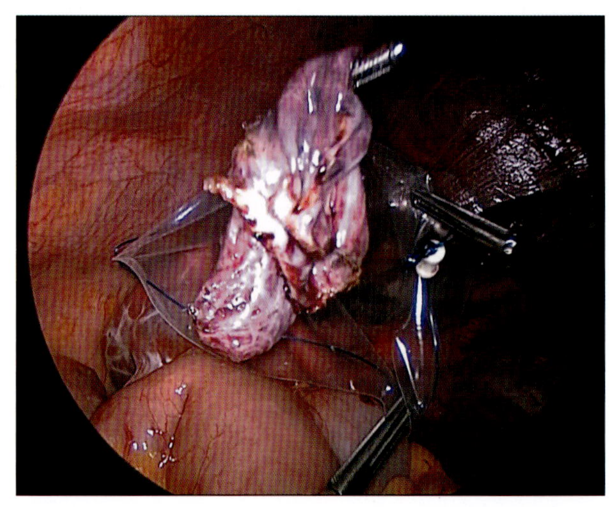

（二）掌握手术技巧

◉手术技巧概述

在切除囊壁后，应将其放入标本收集袋中，并通过腹腔镜的观察孔取出。接着，应仔细观察切缘和囊肿内部，确保没有出血或胆汁漏的情况。最后插入密闭式引流管，结束手术。

◉如何掌握手术技巧

（1）将囊壁组织全部确切地放入标本收集袋中，并通过腹壁切口将其取出。

（2）为了确认切除断端是否存在出血，可以采用一种有效的方法：逐渐降低气腹压，直至达到0 mmHg（1 mmHg=133.322 Pa），以消除气腹压对止血的影响，随后观察是否有出血。

（三）手术评价

Q 是否需要对残存的囊肿内壁进行烧灼?

▶有一种观点认为，对残留的囊肿内壁进行烧灼可以预防囊肿复发，但目前尚未得出确切的结论。

▶另一方面，由于囊肿内壁可能与Glisson鞘或肝静脉相邻，因此有可能导致血管损伤。有报道指出，对囊肿内壁进行热凝可能导致肝脏梗死。

▶根据笔者的经验，在避开白光下观察到血管及通过ICG荧光显影技术显示胆管后，可进行烧灼的囊壁范围非常小。考虑到热损伤可能导致出血、胆管狭窄、损伤等，笔者不建议对囊壁进行烧灼。

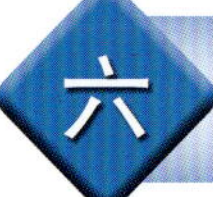

六 并发症处理

Q 腹腔镜下肝囊肿开窗术有可能导致哪些并发症?

▶该手术的围术期并发症有胆汁漏、出血、肝梗死和气胸等。其中胆汁漏需要特别关注，因为其可能导致患者住院时间延长，严重时甚至需要再次手术。因此，应尽量避免胆汁漏的发生。

▶据报道，该术式术后胆汁漏发生率为3.2%～6.7%，另偶有术中胆管损伤的报道。ICG荧光显影技术对于术中发现胆汁漏具有重要帮助（图1-1-22～图1-1-24，4）。另外，如果发现存在胆汁漏，需要进一步通过胆囊管插入C型管（C-tube）进行直接胆道造影和胆汁漏试验，以明确胆汁漏发生的具体部位。胆汁漏经过缝合封闭等修复后，还需再次检查以确保胆汁漏已被妥善处理。

4
扫视频目录页二维码
（视频时间02：57）

图1-1-22 开窗后

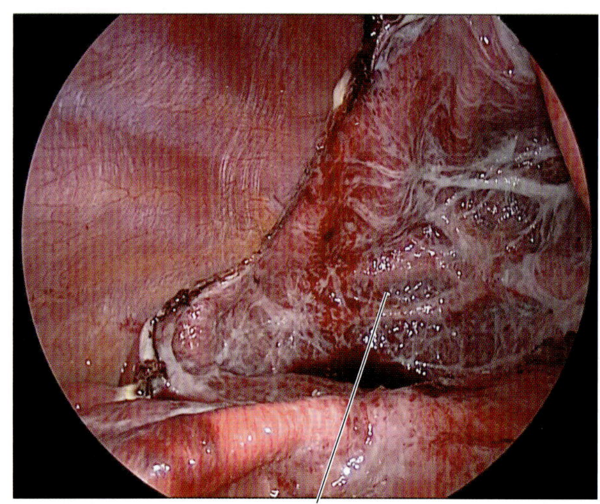

图1-1-23 利用ICG荧光显影技术检查胆汁漏

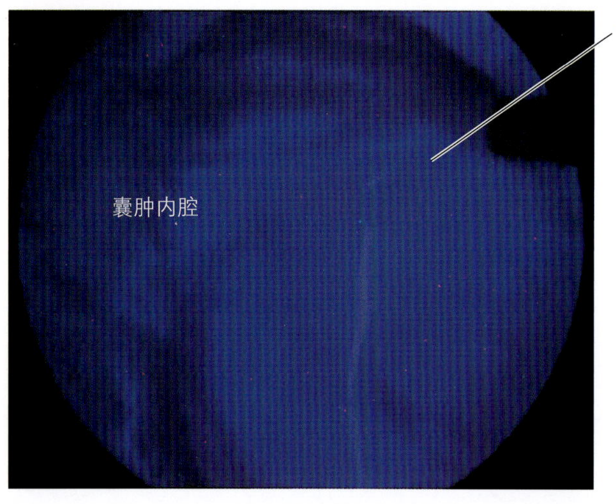

图1-1-24 通过缝合封闭胆汁漏

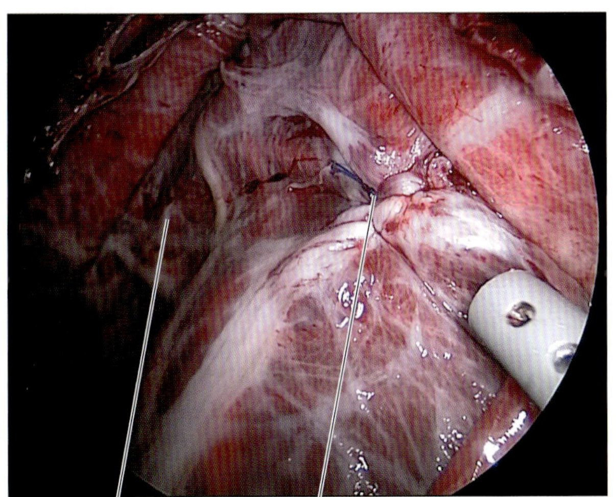

Q 患者接受腹腔镜肝囊肿开窗术后，肝囊肿的复发率约有多高?

▶关于本手术的复发率，据报道显示，影像学上的复发率为20%～44%，而出现症状的复发率为7%～17%。特别是当囊肿位于横膈膜下方时，如果囊肿内壁与横膈膜形成不完全粘连，术后容易再次形成包裹性空腔，导致较高的复发率。

◇ 参考文献

[1] Lin T, Chen C, Wang S: Treatment of nonparasitic disease of the liver: A new approach to therapy with polycystic liver. Am J Surg 1968; 168: 921-927.
[2] Fabiani P, Katkhouda N, Iovine L, et al: Laparoscopic fenestration of biliary cysts. Surg Laparosc Endosc 1991; 1: 165-172.
[3] Paterson-Brown S, Garden OJ: Laser-assisted laparoscopic excision of liver cyst. Br J Surg 1991; 78: 1047.
[4] 日本内視鏡外科学会: 内視鏡外科用語集　第2版, 2019.
[5] 松本浩次, 堀　義城, 岩田英之, ほか:胆管と交通を有した単純性肝嚢胞に対し単孔式腹腔鏡下肝嚢胞天蓋切除術にて治癒し得た1例. 日鏡外会誌 2011; 16: 575-579.
[6] Masatsugu T, Shimizu S, Noshiro H, et al: Liver cyst with biliary communication successfully treated with laparoscopic deroofing: a case report. JSLS 2003; 7: 249-252.
[7] Yamada T, Furukawa K, Yokoi Y, et al: Liver cyst with biliary communication successfully treated with laparoscopic deroofing: a case report. J Nippon Med Sch 2009; 76: 103-108.
[8] 中村典明, 有井滋樹:【肝·胆·膵領域における 腹腔鏡下手術の最前線】肝臓領域 腹腔鏡下肝嚢胞開窓術. 臨外 2008; 636: 765-769.
[9] Klingler PJ, Gadenstatter M, Schmid T, et al: Treatment of hepatic cysts in the era of laparoscopic surgery. Br J Surg 1997; 84: 438-444.
[10] Lai EC, Wong J: Symptomatic nonparasitic cysts of the liver. World J Surg 1990; 14: 452-456.
[11] 酒井宏司, 小林　聡, 横山隆秀, ほか:腹腔鏡下肝嚢胞天蓋切除術を施行した胆管と交通を有する単純性肝嚢胞の1例. 日臨外会誌 2014; 75: 769-774.
[12] 武藤俊博, 山下克也, 野村尚弘, ほか:Ligasure blunt tip 5mmを使用し腹腔鏡下転が胃切除術を施行した肝嚢胞の1例. 日臨外会誌 2015; 76: 365-368.
[13] 末廣剛敏, 皆川亮介, 住吉康史, ほか:Vessel sealing systemにて肝切除, 嚢胞切除, および開窓術を行った多発性肝嚢胞の1例. 臨牀と研究 2011; 88: 1581-1584.
[14] Nadalin S, Li J, Lang H, et al: The White test: a new dye test for intoraoperative detection of bile leakage during major liver resection. Arch Surg 2008; 143: 402-404.
[15] 木村和孝, 大塚由一郎, 片桐敏雄, ほか:肝嚢胞に対するインドシアニングリーン蛍光法を用いた腹腔鏡下天蓋切除術の6例. 日消外会誌 2019; 52: 76-82.
[16] 福山啓太, 田中　明, 藤本拓也, ほか:多発肝嚢胞症に対し, 肝切除, 開窓術を施行後, 肝梗塞を契機として腹腔内感染を併発した1外科症例. 臨牀と研究 2016; 91: 845-848.
[17] Szabo LS, Takacs I, Arkosy P, et al: Laparoscopic treatment of nonparasitic hepatic cysts. Surg Endosc 2006; 20:

595-597.
[18] Zaharie F, Bartos D, Mocan L, et al: Open or laparoscopic treatment for hydatid disease of the liver A 10-year single-institution experience. Surg Endosc 2013; 27: 2110-2116.
[19] Gall TM, Oniscu GC, Madhavan K, et al: S Surgical management and long term follow-up of non-parasitic hepatic cysts. HPB(Oxford) 2009; 11: 235-241.
[20] 松原秀雄，西尾秀樹，小林一郎，ほか：腹腔鏡下肝嚢胞開窓術の経験. 日臨外会誌 2011; 72: 1364-1367.
[21] 迫田雅彦，上野真一，久保文武，ほか：腹腔鏡下肝嚢胞開窓術にて走行異常の左肝管を切断し再手術を要した1例. 日鏡外会誌 2016; 12: 379-383.
[22] Tan YM, Chung A, Mark P, et al: Role of fenestration and resection for symptomatic solitary liver cysts. ANZ J Surg 2005; 75: 577-580.
[23] Gigot JF, Legarand M, Hubens G, et al: Laparoscopic treatment of nonparasitic liver cysts: Adequate selection of patients and surgical technique. World J Surg 1996; 20: 556-561.
[24] Koperna T, Vogl S, Satzinger U, et al: Nonparasitic cysts of the liver: Results and operation of surgical treatment. World J Surg 1997; 21: 850-855.
[25] 寺本研一，川村　徹，高松　督，ほか：肝嚢胞に対する腹腔鏡下開窓術. 日鏡外会誌 2002; 7: 416-420.
[26] 安藤秀明，明石　建，安井應紀：腹腔鏡下肝嚢胞開窓術. 日消外会誌 2004; 27: 1009-1012.

专栏

【确定目标囊肿】

该术式适用于因肝囊肿导致相关症状的患者。当患者存在多个囊肿时，需要准确判断哪个囊肿导致了症状，并确定须开窗的囊肿。如果目标囊肿旁边有其他囊肿，术者可能会考虑同时处理没有直接涉及症状的囊肿。然而，囊肿之间的分隔通常由肝组织构成，可能存在Glisson分支或肝静脉。如果贸然切开，也许会引起大出血。因此，在判断是否适合进行开窗术时，必须谨慎。如有必要，应使用腹腔镜超声等设备辅助观察，以确认是否存在血管分布。“贪心不足会吃亏”，这是笔者的经验之谈。

第二节 急性胆囊炎的常规腹腔镜下胆囊切除术

野村 良平，德村 弘实 東北労災病院内視鏡下手術センター

提升手术技巧的秘诀

1. 广泛地游离肝下面的粘连。
2. 如果胆囊充盈过度，难以牢固抓持，可考虑对胆囊内容物进行穿刺吸引。
3. 充分牵开胆囊，确保术野显露。将胆囊底向右肩方向牵引，以胆囊颈部为术野中心。
4. 务必充分显露安全的关键术野（critical view of safety，CVS）。手术器械紧贴胆囊壁游离，并注意分辨胆囊壁浆膜下层与内层之间的结构。
5. 应及时止血，不要放任出血不止而继续手术。

部分缩写

- PTGBD：percutaneous transhepatic gallbladder drainage，经皮经肝胆囊穿刺引流术
- ENBD：endoscopic nasobiliary drainage，内镜下经鼻胆管引流术

手术操作须掌握的解剖（图1-2-1）

图1-2-1 进行腹腔镜下胆囊切除术需要掌握的解剖结构

a：手术操作范围。
在肝S4段根部和Rouvière沟连线（红色虚线）的腹侧进行手术操作。

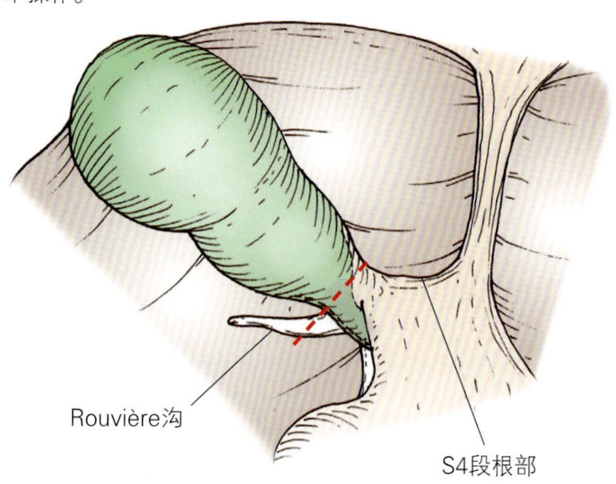

b：安全的关键术野（critical view of safety，CVS）。
如果无法成功建立CVS，就需要考虑停止手术。

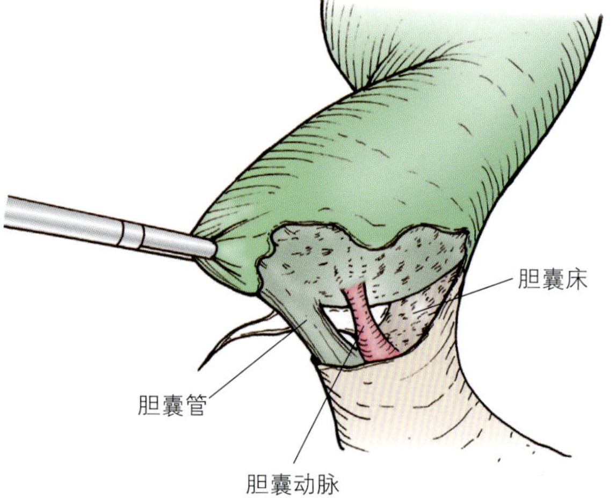

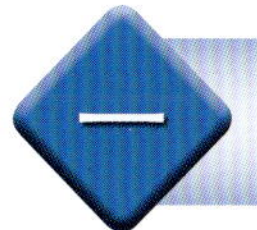

确定疾病的起因和自然病程（加重过程）

1. 疾病的发病机制（病因）

- 急性胆囊炎的主要病因是胆囊结石（胆石），占85%～95%的比例。
- 当胆石嵌顿在胆囊颈部或胆囊管，造成胆汁流出受阻时，会刺激胆囊黏液分泌量增加，同时细菌在胆囊内滋生引发感染，导致胆囊内压升高，从而引起胆囊壁炎症加剧。随之可能出现胆囊大、胆囊壁肥厚或坏死等改变，使胆囊炎进一步恶化。
- 非胆石性急性胆囊炎占所有急性胆囊炎的3.7%～14%，其发病原因尚不明确。有时会在危重疾病患者或大手术后患者的身上发生。

2. 从发病到重症化

- 水肿性胆囊炎（edematous cholecystitis）：第一阶段（发病后0～2天）。
  在这个阶段，胆囊壁的毛细血管和淋巴管出现淤滞和扩张，导致胆囊壁充血和水肿，从而发生肥厚。
- 坏死性胆囊炎（necrotizing cholecystitis）：第二阶段（发病后1～3天）。
  在发生水肿性胆囊炎的病理改变之后，胆囊壁组织会由于感染性炎症引发坏死和出血，形成坏死性胆囊炎。
- 化脓性胆囊炎（suppurative cholecystitis）：第三阶段（发病后3～7天）。
  在这个阶段，感染性炎症导致胆囊壁坏死，同时胆汁中的白细胞数量明显增多。胆囊表现出缩小趋势，此外由于炎症刺激导致纤维组织增生，胆囊壁再次发生肥厚。胆汁变为脓性，胆囊壁内形成较大的脓肿，壁深层的脓肿称为胆囊周围脓肿。

3. 并发症

- 随着炎症感染的进一步加剧，胆囊壁可能发生缺血和坏死，进而导致胆囊穿孔、胆汁性腹膜炎和胆囊周围脓肿等并发症。若病情进一步恶化，还可能引发败血症和多器官衰竭。
- 急性胆囊炎可能同时并发胆总管结石。若怀疑患者同时存在胆管炎症，应考虑存在急性梗阻性化脓性胆管炎的可能性。此时应优先考虑进行经皮经肝胆囊穿刺引流术（PTGBD）或内镜下经鼻胆管引流术（ENBD），并留置引流管对胆道进行充分引流。

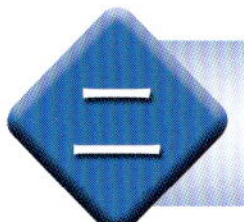

手术适应证和术式的选择

（一）手术适应证及术式选择（临床决策）

1. 适合早期腹腔镜下胆囊切除术的病例

- 预期手术难度不高的病例，特别是发病不超过3天的病例，手术难度通常不高。如果患者全身情况尚可，则符合该手术的适应证。根据Grade评价标准、患者全身状况、术者的经验以及手术团队的具体情况等，综合判断手术的可行性。

2. 不适合早期腹腔镜下胆囊切除术（不能耐受该手术，或者需进行开腹手术）的病例

- 为不符合上述“1.”所述的患者。

（二）手术时机的选择

早期腹腔镜下胆囊切除术的时机可以根据患者的风险等级进行确定。

- 对于Grade Ⅰ（轻症）患者：低风险病例可以考虑早期手术，而高风险病例则建议在保守治疗后再考虑早期手术。
- 对于Grade Ⅱ（中等症状）患者：全身状况良好的病例可以考虑早期手术。特别是在发病3天内的患者，尽管病情可能仍在进展，但手术难度不是太大，并且需要选择经验丰富的内镜外科医师作为术者。
- 对于Grade Ⅲ（重症）患者：早期手术仅限于身体状况（physical status）良好的病例，并且对抗生素药物和脏器支持治疗有良好的反应。在这种情况下，不仅对术者的技能水平有很高的要求，对整个手术团队要求也非常高。

（三）中转开腹手术

- 如果出现胆囊剥离困难、大量出血或胆管损伤等情况，应立即中转开腹手术。
- 如果在手术进行1～2 h后仍无法明确Calot三角和胆囊周围的解剖结构，无法获得安全的关键术野（critical view of safety），则应考虑中转开腹手术或行胆囊次全切除术。

（四）围术期管理的要点

1. 术前

- 应用抗生素药物：对于需要进行系统性术前管理的病例，应尽早使用抗生素药物。
- 初期治疗或器官支持：对于需要进行系统性术前管理的病例，即使属于Grade Ⅲ（重症），如果术前确认患者仅存在循环障碍或肾功能障碍，并且对手术有良好的耐受性，此时这些病例仍属于早期腹腔镜下胆囊切除术的适用范围。

2. 术后

- 为了及时发现胆汁性腹膜炎和术后出血，应密切观察胆囊床引流管流出的引流物的性状和量。如怀疑发生胆汁漏，则应进行胆汁培养，然后根据药敏结果使用抗生素药物，同时查找胆管损伤的部位并明确损伤程度，尽快考虑通过适当的引流术进行处理。如怀疑术后出血，应仔细记录出血量和患者的生命体征，同时考虑采取适当的止血方法。

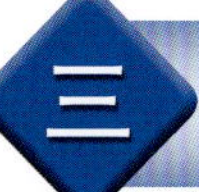

三 术前准备

（一）手术体位及器械（图1-2-2）

- 该手术在全身麻醉状态下进行。手术开始时，患者采取仰卧位。在置入戳卡后，将患者姿势调整为

头高位，同时将手术床向左倾斜，使右侧抬高。

- 将腹腔镜和气腹设备摆放好，同时连接腹腔镜显示器、电刀以及冲洗吸引装置等。

（二）腹壁切口（戳卡布局）（图1-2-3）

- 腹腔镜观察用戳卡：①在脐上位置做一小切口，采用open法置入腹腔镜戳卡。
- 操作用戳卡：沿右肋骨下缘，分别在下列部位置入5 mm戳卡：②剑突下（术者右手操作用），③锁骨中线（术者左手操作用），④腋前线（助手操作用）。

图1-2-2　手术体位、人员站位及器械布局

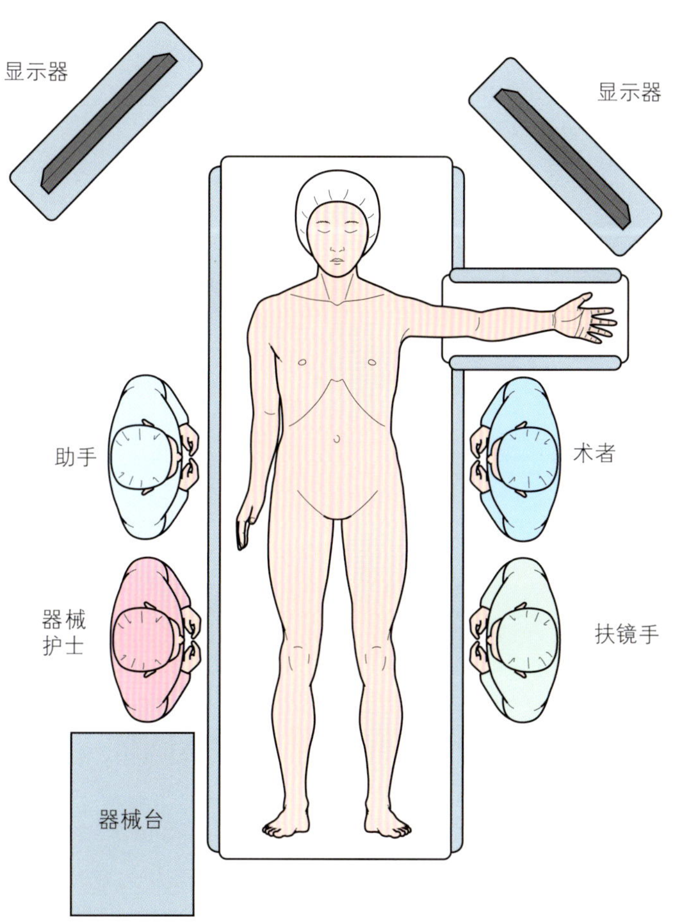

图1-2-3　腹壁切口（戳卡布局）

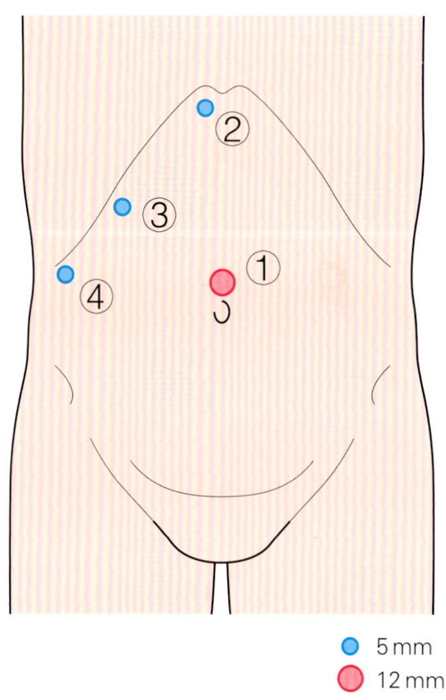

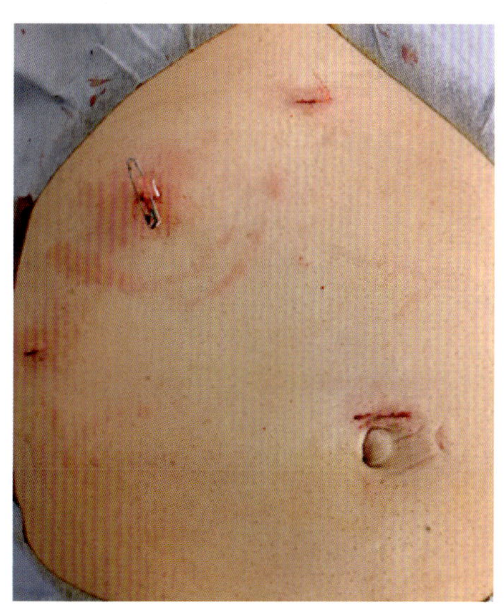

四 手术流程概况

（一）手术操作注意事项

- 考虑到胆囊炎症影响可能会造成创面容易出血，因此在手术过程中必须耐心止血，禁止放任出血不止而一味地推进手术。
- 为了保持术野干燥和清晰，可压迫止血或及时吸引。
- 标准的手术步骤如下所述：

（二）实际手术流程

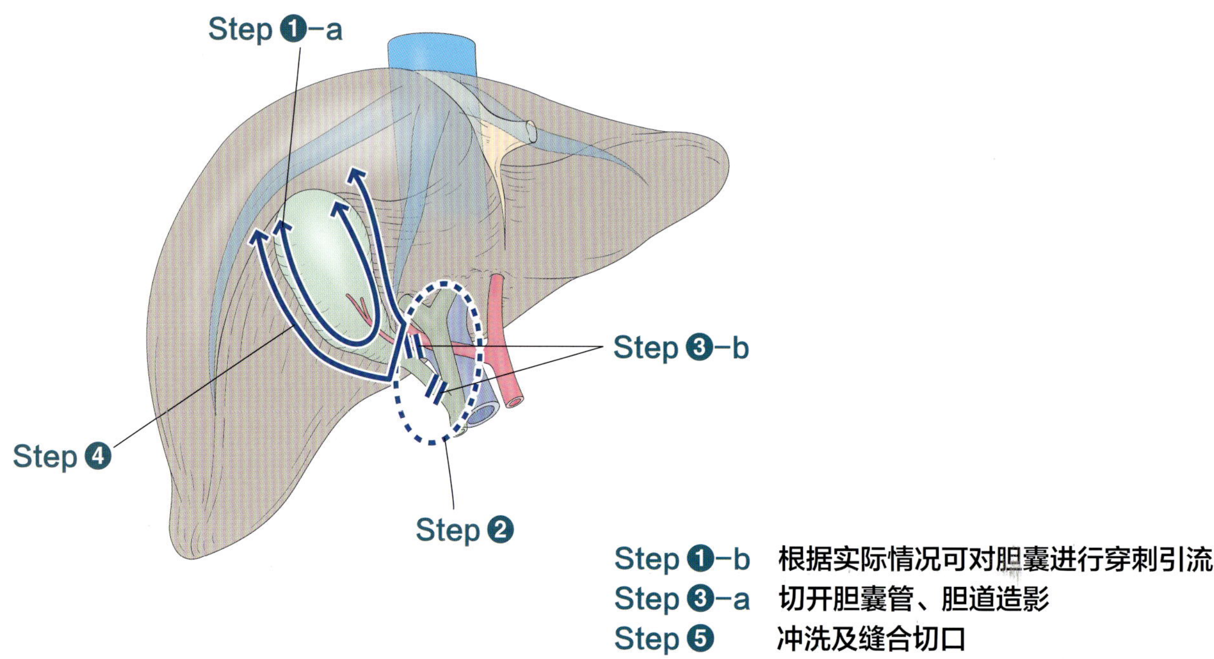

[Focus 需掌握的手术技巧（见下文）]

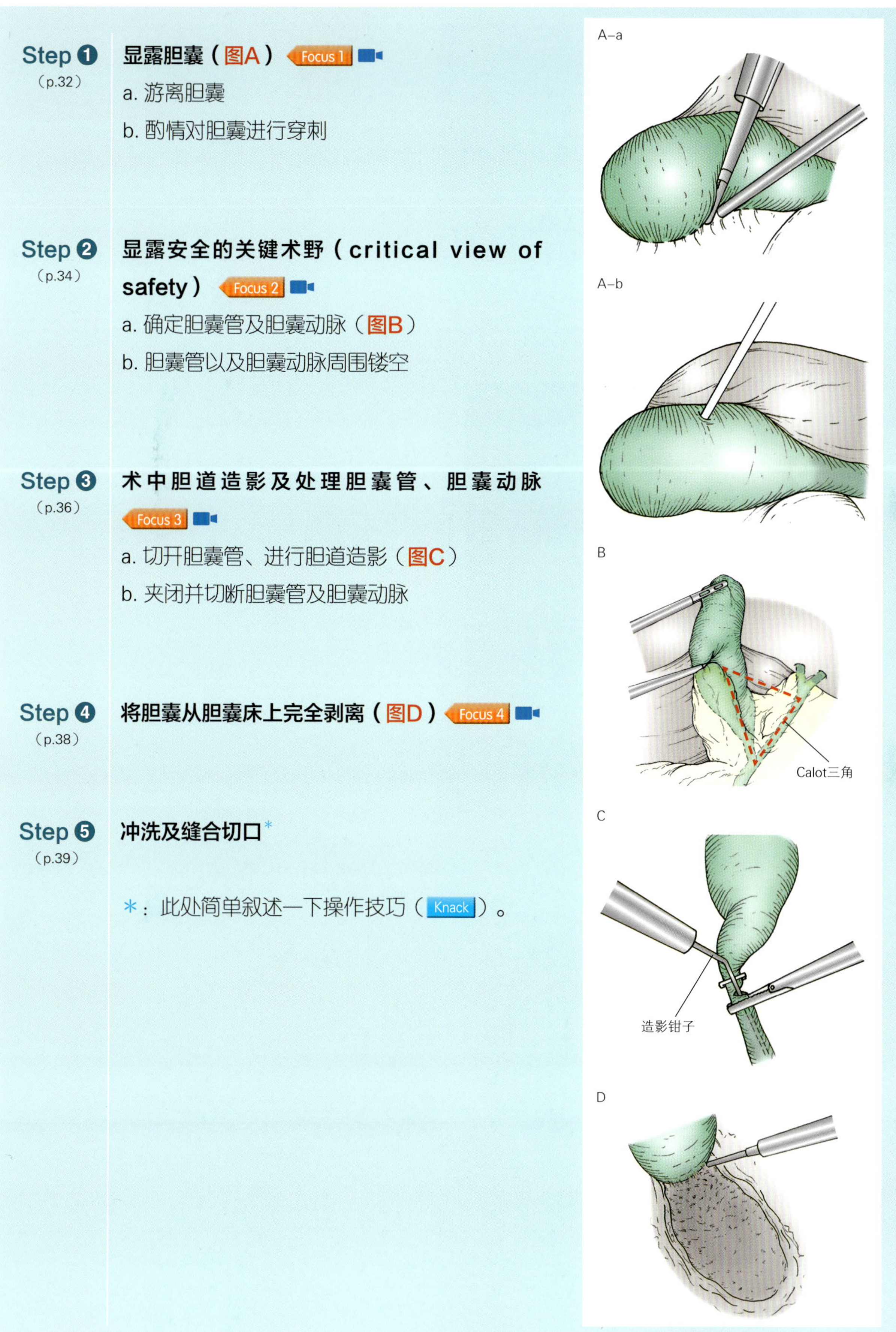

Step ❶ （p.32）

显露胆囊（图A） Focus 1

a. 游离胆囊

b. 酌情对胆囊进行穿刺

Step ❷ （p.34）

显露安全的关键术野（critical view of safety） Focus 2

a. 确定胆囊管及胆囊动脉（图B）

b. 胆囊管以及胆囊动脉周围镂空

Step ❸ （p.36）

术中胆道造影及处理胆囊管、胆囊动脉 Focus 3

a. 切开胆囊管、进行胆道造影（图C）

b. 夹闭并切断胆囊管及胆囊动脉

Step ❹ （p.38）

将胆囊从胆囊床上完全剥离（图D） Focus 4

Step ❺ （p.39）

冲洗及缝合切口*

*：此处简单叙述一下操作技巧（Knack）。

五 手术技巧的提高

Step ❶

Focus 1 显露胆囊

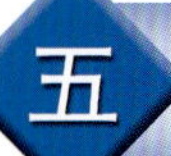

Focus Navi

（一）操作开始及目标

- 将胆囊颈部置于术野中心进行操作（图1-2-4）。

图1-2-4 显露胆囊

a：肝脏的下面及胆囊与大网膜有紧密的粘连。

b：将胆囊颈部置于术野中心。

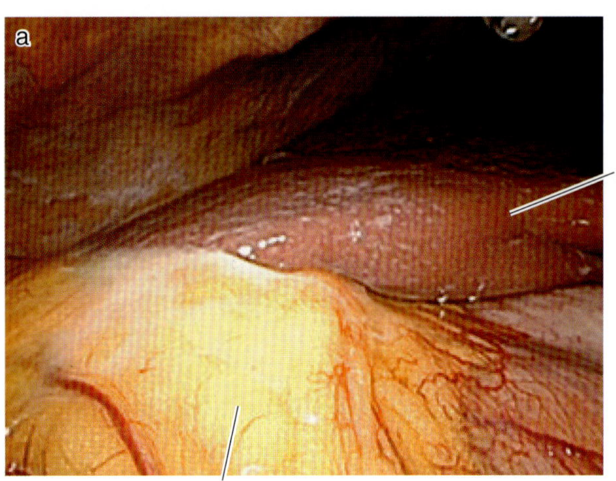

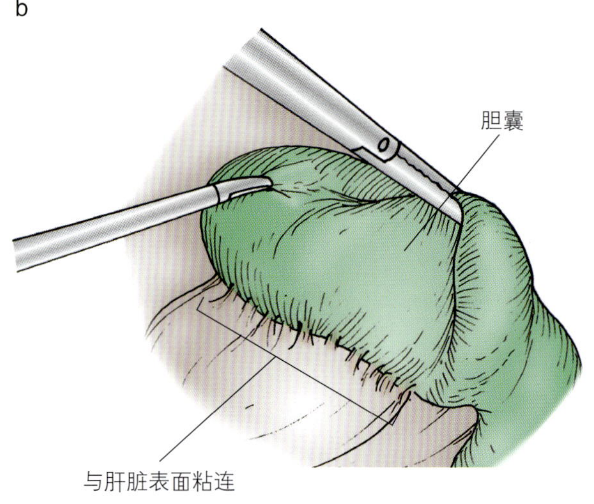

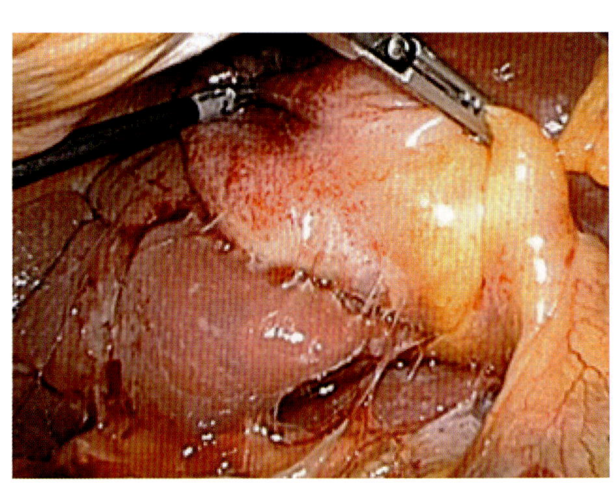

（二）掌握手术技巧

◉手术技巧概述

助手用钳子抓持胆囊底。然后尽力将胆囊底向右肩方向牵引，从而使胆囊的颈部正对手术视野的中心。术者应用左手钳子夹住胆囊的颈部，然后在胆囊颈部与胆囊管相接处的部位切开胆囊外侧和内侧的浆膜（视频1）。

◉如何掌握手术技巧

（1）首先充分广泛地游离肝脏粘连。

（2）如果胆囊处于过度充盈状态，则行胆囊穿刺吸引（视频2）。

视频1
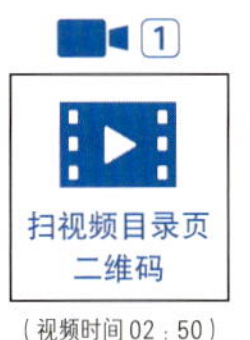

（视频时间 02：50）

视频2
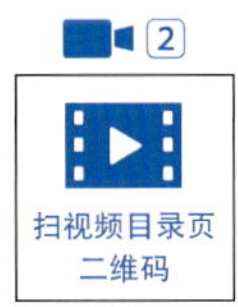

（视频时间 02：47）

（三）手术评价

Q 肝脏和大网膜的粘连应该松解到什么程度?

▶如果粘连松解不充分，将难以完全抬起肝脏，胆囊的暴露程度也会变差，因此应尽可能将粘连向右完全松解。

Q 如果胆囊过度充盈而难以牢固抓持，应该如何应对?

▶可以使用Silverman针等器械对胆囊底部进行穿刺，抽吸胆囊内容物。抽出的内容物应进行细菌培养。

▶在操作过程中，应注意避免穿刺针贯穿胆囊，同时还要注意避免损伤肝脏或周围其他器官。

Step ❷

Focus 2 显露安全的关键术野（critical view of safety）

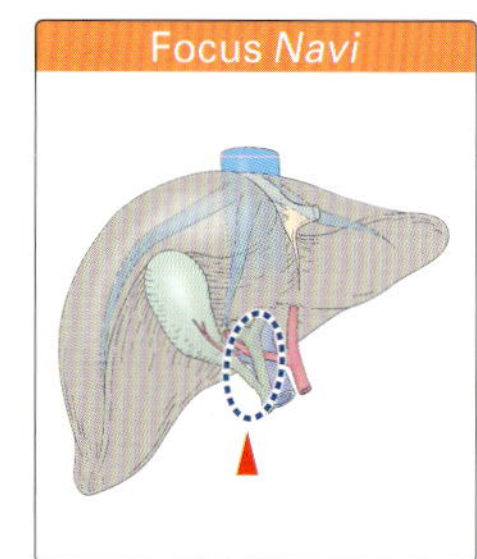

（一）操作开始及目标

- 胆囊管以及胆囊动脉周围呈镂空状态（图1-2-5）。
- 在游离Calot三角的脂肪和结缔组织后，胆囊管以及胆囊动脉周围自然就呈镂空状态了。

图1-2-5 显露安全的关键术野（critical view of safety）

a：术者使用左手的抓钳稳定地抓持胆囊颈。

b：充分游离胆囊管和胆囊动脉，使胆囊管以及胆囊动脉周围呈镂空状态。

a

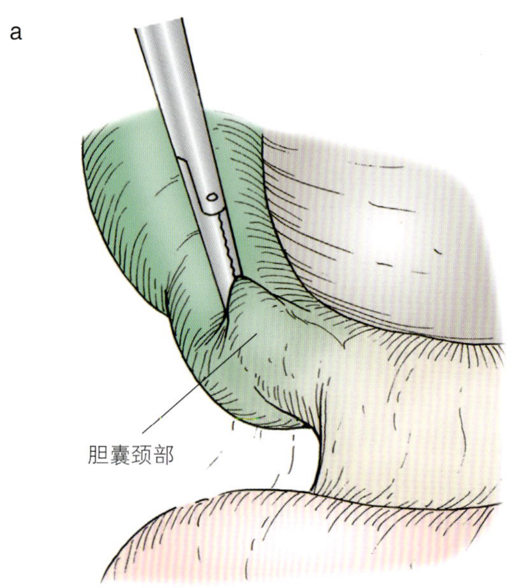

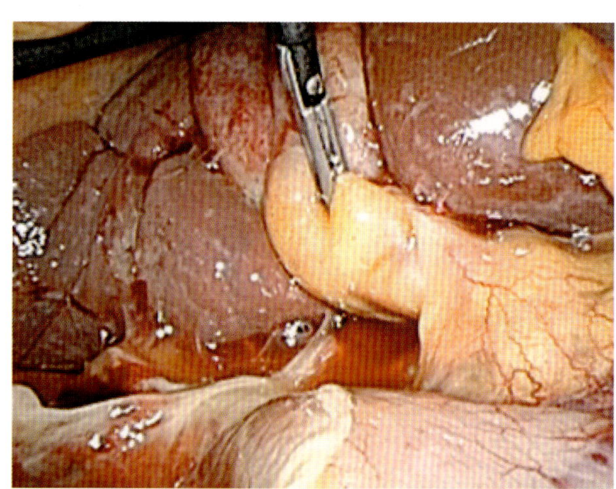

b

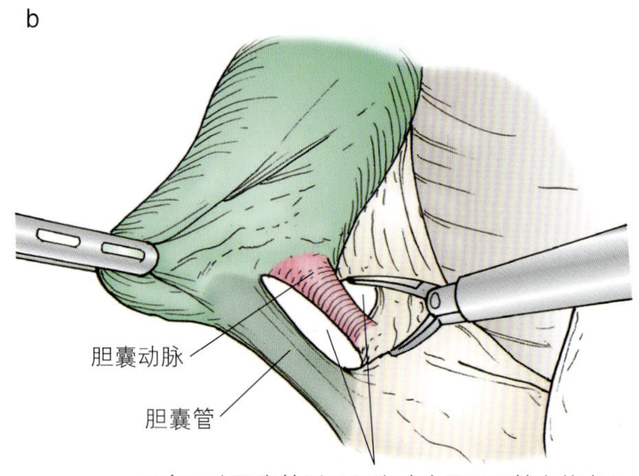

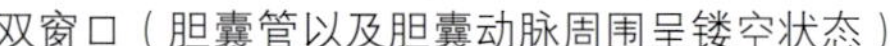

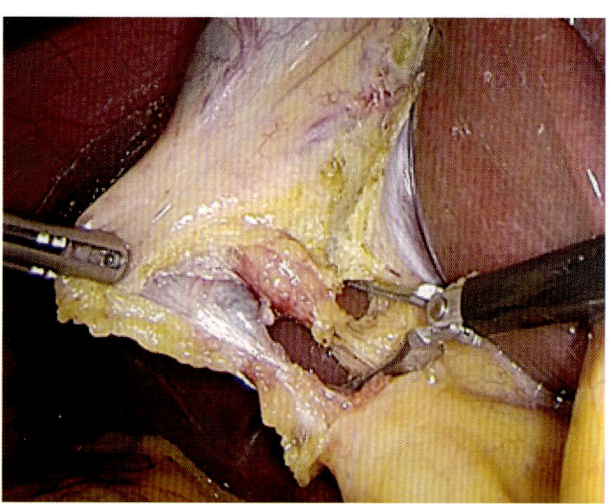

（二）掌握手术技巧

◉手术技巧概述

游离Calot三角，并游离胆囊管和胆囊动脉（▶3）。

◉如何掌握手术技巧

（1）切开胆囊颈部到胆囊管周围的浆膜，沿着胆囊壁向胆囊底方向分别切开外侧和内侧的浆膜。

（2）在Calot三角区域，沿着胆囊壁游离脂肪组织，确保游离下来的脂肪组织向背侧方向垂落。

（3）首先游离外侧浆膜。外侧浆膜的游离范围应比内侧大，比例约为7：3。

▶3

（视频时间03：02）

（三）手术评价

Q 浆膜切开的目的何在？

▶这一步骤的主要目的是防止胆囊与肝实质附着的部位发生撕裂。

▶同时增加胆囊颈部的活动范围，以利于后续的操作。

Q 如何确定胆囊动脉的位置？

▶前哨淋巴结通常被用作定位胆囊动脉的标志。

Q 如果Calot三角区域存在大量脂肪包裹，应如何处理？

▶在这种情况下，可以使用抓钳的尖端轻轻夹住胆囊附近的脂肪组织，同时用电凝凝缩，然后向后方进行钝性剥离，在避免出血的情况下显露Calot三角。另外，使用吸引管进行钝性剥离的同时进行吸引也是一种有效的处理方法。

Step ❸

Focus 3 术中胆道造影及处理胆囊管、胆囊动脉

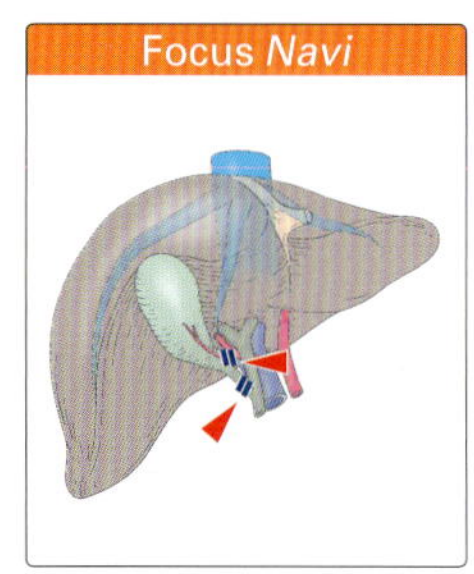

（一）操作开始及目标

- 通过胆道造影可以明确胆囊管的走行、胆管的结构异常以及是否存在胆总管结石或胆管损伤等情况（图1-2-6）。
- 胆囊管和胆囊动脉的近端残端需用钛夹进行双重夹闭。

图1-2-6 术中胆道造影及处理胆囊管、胆囊动脉

a：夹闭胆囊管。

b：插入胆道造影钳。

c：确认是否存在胆管结石、胆管走行异常或胆管损伤，并观察造影剂是否流入十二指肠。

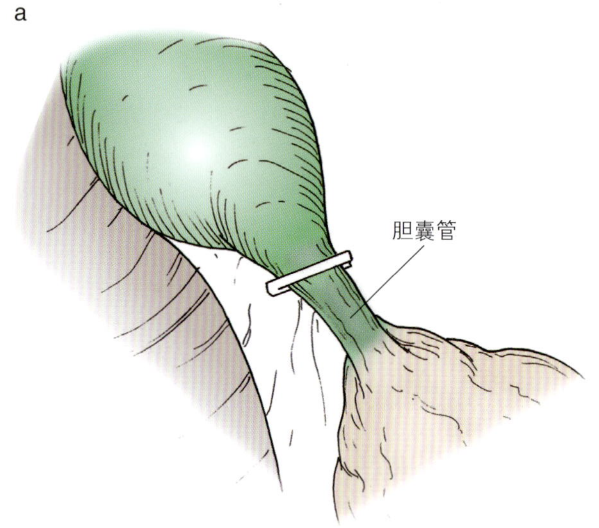

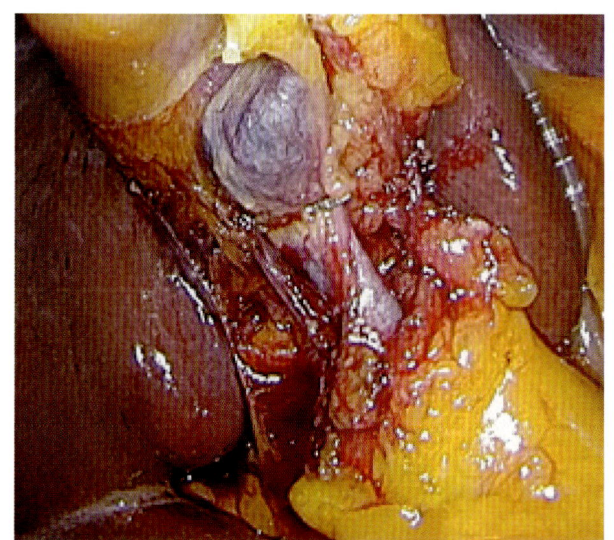

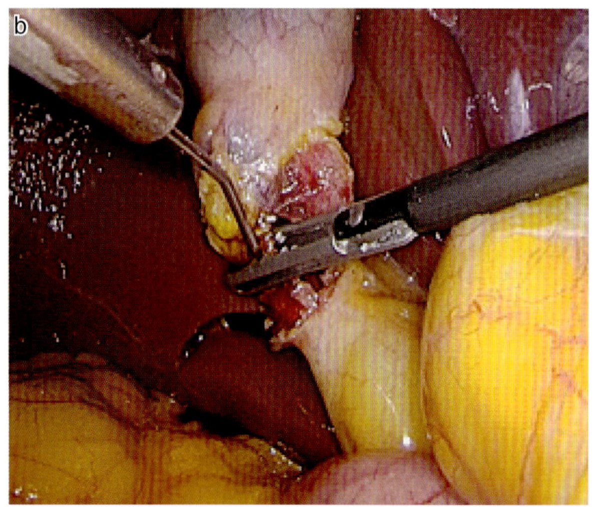

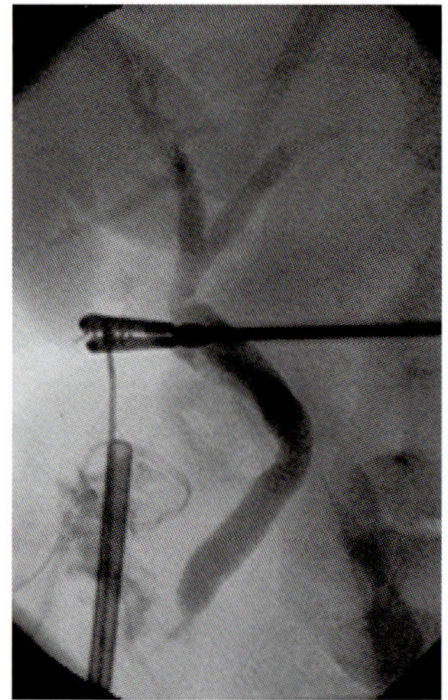

（二）掌握手术技巧

◉手术技巧概述

在胆囊管的胆囊侧使用钛夹进行夹闭。然后在其正下方进行切开，并插入胆道造影钳，以明确是否存在胆管损伤或胆总管结石（4）。最后，分别夹闭胆囊管和胆囊动脉，并进行切断。

◉如何掌握手术技巧

（1）胆囊管的游离范围应达到至少1 cm。

（2）在夹闭胆囊动脉时，应注意避免同时夹闭肝右动脉。

4

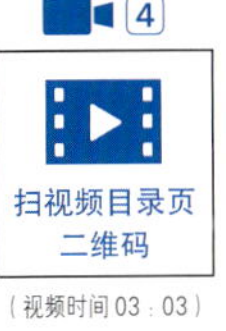

（视频时间03：03）

（三）手术评价

Q 如果胆道造影钳难以插入，应该如何处理？

▶助手可使用抓钳夹住胆囊颈部，确保胆道造影钳与胆囊颈部有合适的角度。

▶沿着胆囊管的纵轴方向进行切开，随后再次尝试插入胆道造影钳。

▶在条件允许的情况下，可以尝试使用带导丝的胆道造影钳。

Step ❹

Focus 4 将胆囊从胆囊床上完全游离

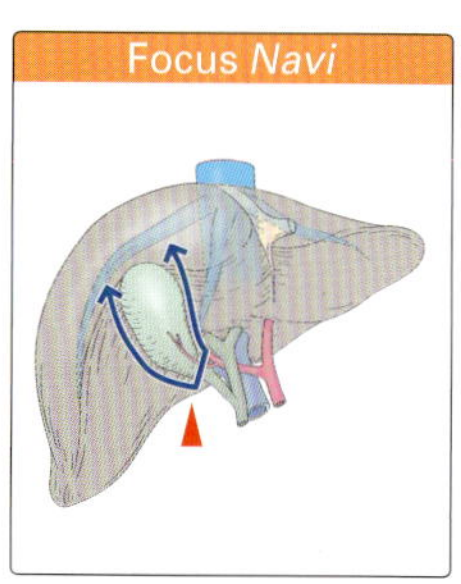

（一）操作开始及目标

- 在胆囊床保留少量结缔组织，结束胆囊切除术（图1-2-7）。

图1-2-7　将胆囊从胆囊床上完全游离

a：术者左手的抓钳应位于肝S4段的腹侧。

b：术者应用左手的抓钳将胆囊颈部向右侧牵引。

c：胆囊浆膜下层内层完全游离。

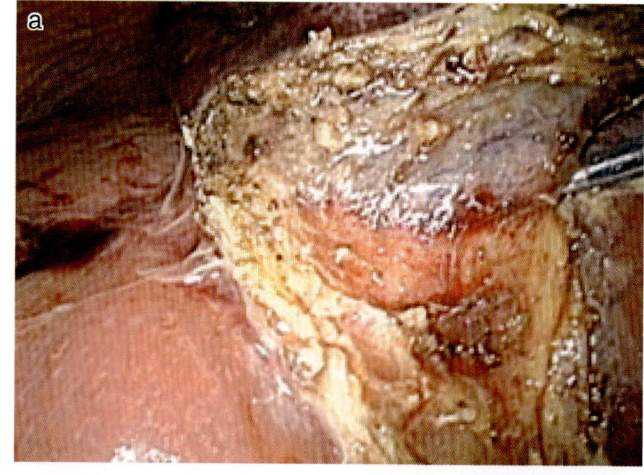

b

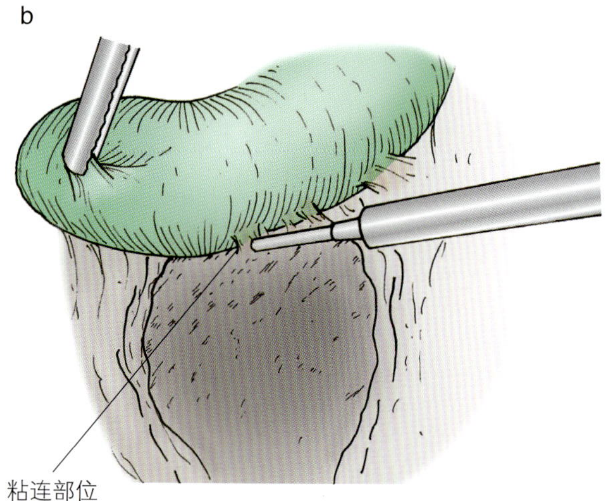

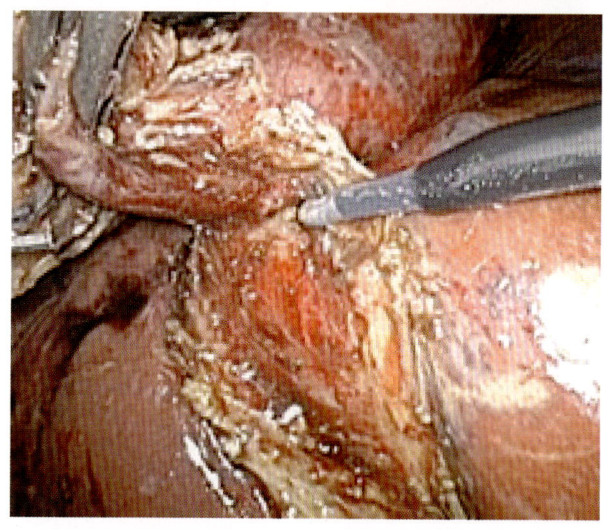

c

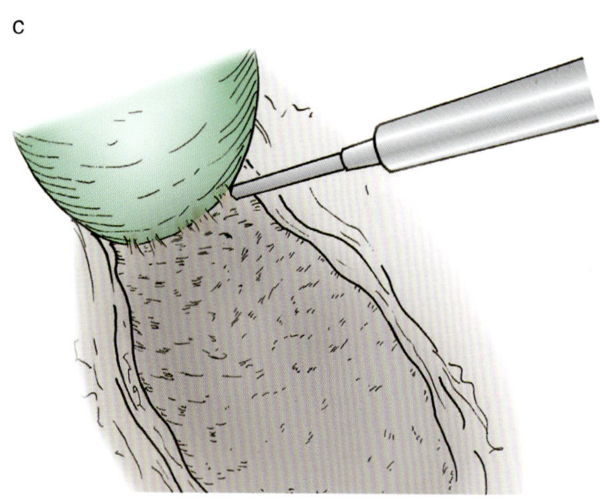

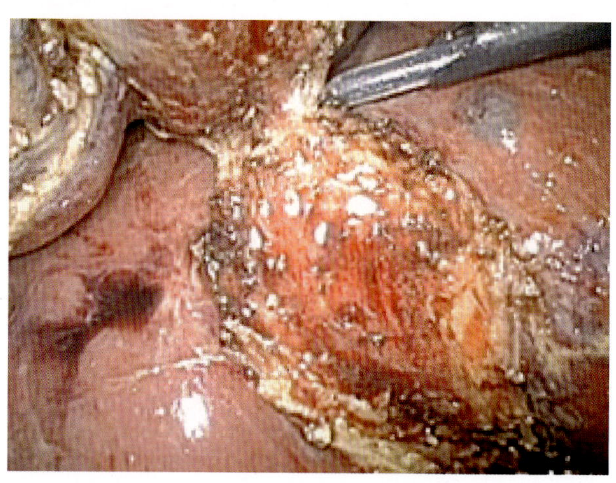

（二）掌握手术技巧

◉手术技巧概述

沿着胆囊壁，从胆囊颈部向胆囊底部方向进行游离（5）。

◉如何掌握手术技巧

（1）术者利用左手的抓钳在胆囊床的前后左右方向牵拉，寻找最适胆囊游离层。

（2）注意辨认浆膜下层内层。

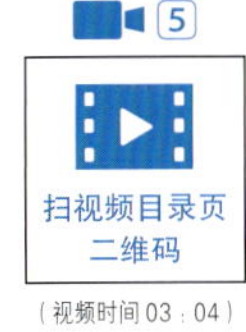

（视频时间 03：04）

（三）手术评价

Q 为什么需要辨认浆膜下层内层（SS-inner layer）？

▶有助于在进行胆囊切除的同时避免损伤异位胆管、胆囊动脉和肝实质。

Q 如何寻找游离层?

▶术者左手向各方向轻柔牵拉胆囊，可见组织与组织之间的活动间隙，此处通常就是最适游离层。

Step ❺

Knack 冲洗及缝合切口

- 除了对肝肾隐窝（Morison窝）进行冲洗之外，还需充分冲洗右侧膈肌下方区域。
- 腹腔内渗漏的胆汁或残留的结石可能会导致术后脓肿。
- 仔细检查胆囊床和钛夹夹闭的部位，以确保没有出血或胆汁漏。
- 在肝脏下方放置Penrose引流管，并在拔除戳卡后缝合切口。

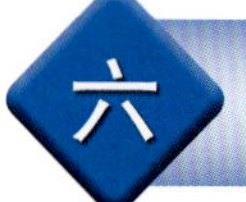

并发症处理

- 行急性胆囊炎腹腔镜下胆囊切除术，可能出现的并发症有：①术中或术后出血。②胆管损伤。

（一）术中或术后出血

Q 术中或术后出血的可能发生部位有哪些?

▶术中出血的可能发生部位包括：①胆囊床。②胆囊动脉。③肝右动脉。④戳卡孔。

▶术后出血的可能发生部位包括：①胆囊床。②戳卡孔。③胆囊动脉。④大网膜血管。

Q 造成术中或术后出血的原因有哪些?

▶由于过分担心弄破胆囊，而偏肝脏一侧游离胆囊。

▶过度使用电刀电凝止血。没有根据血管的直径考虑使用钛夹等更确切的方法进行止血。

▶在腹腔镜视野外进行操作，例如拔出或插入钳子等器械。

▶在拔除戳卡时，没有仔细检查戳卡孔是否有出血。

Q 预防术中或术后出血的方法有哪些?

▶术前进行增强CT或腹部超声检查，以提前确认胆囊床附近是否有脉管走行。

Q 如何应对术中出血?

▶当胆囊从胆囊床游离时，如遇小出血点，可使用电刀止血，同时继续进行手术操作。如果出血量较大，可以尝试使用胆囊压迫或纱布压迫止血。如果出血来自肝实质，一般压迫3～5 min就可以达到止血效果。

▶如果肝静脉出血，可以选择使用止血棉（速即纱®）进行压迫止血。

▶如果出现大量出血，应当立即中转开腹手术进行止血。

▶避免盲目地使用钛夹进行夹闭止血，因为这可能会误伤肝右动脉等血管。

▶如果切口部位在戳卡拔出时发生出血，需要从腹腔内和体表进行压迫止血。

（二）胆管损伤

Q 如何预防胆管损伤?

▶在有条件的情况下，术前进行DIC-CT或MRCP检查，可以了解胆管的走行及有无副肝管。

▶在手术开始时，应仔细观察肝十二指肠韧带。

▶从浆膜下层内层进行游离，以显露安全的关键术野（critical view of safety）。

▶术中进行胆道造影，这有助于避免发生胆管离断。

Q 如何应对胆管损伤?

▶胆管发生部分损伤时可在腹腔镜下进行缝合，但最好同时经胆囊管放置C型管引流比较安全。

▶如果担心术后胆管狭窄，可在腹腔镜下放置T型管（T-tube）。

▶必要时，应当果断中转开腹手术。

◆ 参考文献

[1] 急性胆管炎·胆囊炎診療ガイドライン改訂出版委員会編：急性胆管炎·胆囊炎診療ガイドライン2018. 医学図書出版，2018.

[2] Strasberg SM, Hertl M, Soper NJ: An analysis of the problem of biliary injury during laparoscopic cholecystectomy. J Am Coll Surg 1995; 180: 101-125.

[3] 医療事故の再発防止に向けた提言第5号「腹腔鏡下胆囊摘出術に係る死亡事例の分析」. 医療事故調査·支援センター 一般社団法人日本医療安全調査機構，2018年9月.

[4] Honda G, Iwanaga T, Kurata M, et al: The critical view of safety in laparoscopic cholecystectomy is optimized by exposing the inner layer of the subserosal layer. J Hepatobiliary Pancreat Surg 2009; 16: 445-449.

[5] 日本内視鏡外科学会：内視鏡外科手術に関するアンケート調査—第14回集計結果報告. 日鏡外会誌 2018; 23: 727-890.

专栏

【努力实现零并发症】

腹腔镜下急性胆囊炎胆囊切除术（LC）在近年来已得到广泛普及，随着经验的积累，该手术技术和效果都得到了提高，几乎已成为常规手术。虽然早期腹腔镜下胆囊切除术的效果已经广为人知，但关于手术时机选择、手术方法仍有很多异议。对于高难度情况下如何进行手术，以及救治性手术的手术方法和适应证应该怎么确定，中转开腹手术的最佳时机是什么，对于高风险病例应该在什么情况下进行经皮经肝胆囊穿刺引流术（PTGBD）等问题，仍存在许多疑问。另外，严重的并发症导致的医疗安全问题也一再被强调。因此，回归基本，掌握腹腔镜下胆囊切除术的标准手术方法，对于急性胆囊炎的治疗来说，是提高治疗安全性和可靠性的关键，也是避免并发症发生的重要步骤，这是毋庸置疑的。因此，希望该章能够帮助读者更好地掌握标准手术方法。

（德村弘实）

第三节 慢性胆囊炎高度炎症反应的腹腔镜下胆囊切除术

梅澤 昭子　四谷メディカルキューブ　きずの小さな手術センター　外科

提升手术技巧的秘诀

1. 理解解剖学的重要标志。
2. 深入理解胆囊壁的解剖结构。
3. 正确选择规避风险的方法。

部分缩写

- MRCP：magnetic resonance cholangiopancreatography，磁共振胰胆管水成像
- DIC-CT：drip infusion cholangiography-computed tomography，静脉胆管造影CT
- ERCP：endoscopic retrograde cholangiopancreatography，经内镜逆行胰胆管造影
- EUS：endoscopic ultrasound，超声内镜
- CVS：critical view of safety，安全的关键术野
- LCS：laparoscopic coagulation shears，腹腔镜超声凝固装置
- ENBD：endoscopic nasobiliary drainage，内镜下经鼻胆管引流术

手术操作须掌握的解剖（图1-3-1）

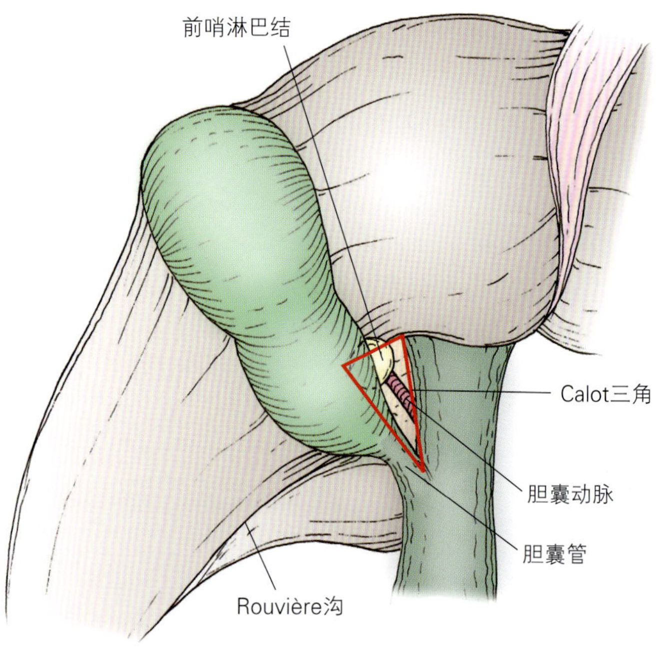

图1-3-1　解剖学的重要标志：Calot三角、前哨淋巴结（sentinel node）、Rouvière沟

Calot三角是由胆囊管和肝总管右缘以及第4肝段（Segment 4，S4）的连线围成的区域。在大多数情况下，Calot三角内有胆囊动脉走行。胆囊动脉位于前哨淋巴结（sentinel node）的后方。在胆囊的右后侧，可以观察到Rouvière沟。

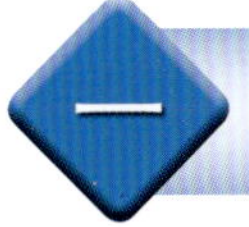

确定疾病的起因和自然病程（加重过程）

1. 疾病的发病机制（原因）

- 胆囊炎的发病机制主要与胆囊结石的嵌顿有关。当胆囊结石发生嵌顿时，会导致胆囊内压升高、血流障碍、胆汁淤滞，进而引起胆囊黏膜损伤，从而引发炎症。
- 血流障碍、细菌感染以及长期接受肠外营养等因素也可能诱发胆囊炎。

2. 从发病到重症化

- 如果胆囊炎病情恶化，可能会发展为坏疽性胆囊炎，导致胆囊穿孔或胆汁性腹膜炎。
- 严重时可能会引发败血症性休克。
- 化脓性胆囊炎、气性坏疽性胆囊炎和胆囊扭转会急剧恶化。
- 炎症会导致胆囊壁组织肿胀、坏死和溃疡形成，并逐渐形成纤维化和瘢痕。

3. 并发症

- 胆囊炎若进一步恶化，可能会导致胆囊穿孔和胆汁性腹膜炎。
- 胆囊结石可能会落入胆总管，引发胆管炎或胆石性胰腺炎。
- 当胆囊颈部的结石嵌顿时，结石压迫胆囊、炎症波及、肝总管狭窄导致胆管炎和黄疸，这被称为Mirizzi综合征。如症状加剧，可能会使胆囊管形成溃疡，并在胆囊颈部或胆囊管与肝总管之间形成瘘管。
- 胆囊结石嵌顿在三管合流部的病症被称为合流部结石（confluence stone）。
- 胆囊和消化道（十二指肠、横结肠等）之间可能会形成胆囊–消化道瘘。

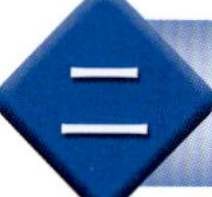

手术适应证和术式的选择

（一）手术适应证及术式选择（临床决策）

1. 适应证

- 手术耐受性的评估：在轻度至中度急性胆囊炎的情况下，应进行年龄校正Charlson合并症指数（age-adjusted Charlson comorbidity index，CCI）和美国麻醉师协会身体状况评分（American Society of Anesthesiologists physical status classification，ASA-PS）的评估。CCI应在5分以下，ASA-PS应在2分以下为宜。对于重度急性胆囊炎，CCI应在3分以下，ASA-PS同样在2分以下为佳。
- 对于重度急性胆囊炎应先评估器官损害程度，排除潜在致命性器官损害，然后再考虑进行手术。
- 进行CCI、ASA-PS和致命性器官损害的评估，是为了预测术后30天的患者死亡风险。
- 手术难度会受到组织炎症性变化的影响。总体而言，随着炎症的进展，如组织水肿、纤维化和瘢痕化的出现，手术难度会增加，胆管损伤等手术并发症的风险也会随之增加。

2. 禁忌证（不能耐受手术，或者需开腹手术）

- 轻度至中度急性胆囊炎的手术高危因素包括：CCI超过6分和ASA-PS超过3分。而对于重度急性胆囊炎，手术高危因素则为CCI超过4分和ASA-PS超过3分。此外，中枢神经障碍、呼吸功能障碍以及T-Bil≥2 mg/dL等器官损害被视为致命性损害，因此在进行胆囊引流的同时需要提供器官支持。
- 并发恶性肿瘤：特别需要注意胆囊萎缩或胆囊壁增厚的胆囊炎可能伴随胆囊癌的风险。一旦发现恶性征象，应考虑扩大手术切除的范围达到根治效果，必要时进行开腹手术。

（二）手术时机的选择

- 首先，应对胆囊炎的炎症程度和患者的全身状况进行全面评估。若患者全身状况可耐受手术，则应尽早手术。相较于择期手术，早期手术具有较低的并发症发生率和开腹中转率，并且能够缩短患者的住院时间。
- 对于重症胆囊炎伴随器官损害时，手术应分阶段进行。首先进行胆囊引流术，以缓解器官损害。待器官功能恢复后，再切除胆囊。

（三）中转开腹手术

- 当发生解剖结构辨识不清、出血无法控制或脏器损伤等情况时，应立即中转开腹手术，安全第一。
- 对于高度炎症反应的胆囊切除术，中转开腹手术并不一定会降低手术难度。然而，如果判断开腹手术能比腹腔镜手术更好、更安全，则无论在手术的任何阶段，都应果断转为开腹手术。

（四）围术期管理的要点

1. 术前

- 全身管理：针对治疗反应性器官障碍（如循环障碍或肾功能障碍），应提供相应的对症支持治疗。
- 确认胆管走行：利用MRCP、DIC-CT、ERCP等检查手段，确认胆管走行是否存在异常，如是否存在副胆管，或有无炎症引发的胆管狭窄或胆管压迫等征象。

- 消化道交通支检查：若怀疑胆道与消化道之间存在交通支，需通过消化道造影检查、内镜检查进行确认。尤其对于观察到胆囊气肿或胆管气肿的病例，应深入检查。
- 识别恶性征象：除肿瘤标志物筛查外，还应利用MRI检查或造影CT检查，并在必要时补充EUS检查。
- 手术史与预测腹腔粘连：检查腹部是否有手术瘢痕，并利用超声预测腹腔粘连的可能性。
- 确认用药情况：对于服用抗凝血药、抗血小板药、抗血栓药的患者，通常无须停用抗血小板药。高血栓风险群体需持续使用抗血栓药，而低血栓风险群体可在停药后安全进行手术，但此观点尚缺乏证据支持。此外，还需检查可能增加血栓风险的药物（如避孕药、骨质疏松症治疗药物）、口服糖尿病治疗药物及保健品等，并考虑暂时停用。

2. 术后

- 出血、胆汁漏、脏器损伤：密切观察引流液的性质。即使未行引流，也应留意患者的腹痛症状、脉搏以及血液化验数据的变化。一旦怀疑出现并发症，应实施腹部超声检查或CT检查以明确诊断。
- 胆管狭窄：术后黄疸和腹痛等症状值得关注。若怀疑发生胆管狭窄，应通过ERCP或MRCP检查以确定狭窄的部位及狭窄程度。
- 胰腺炎、肝功能异常、高淀粉酶血症：术后可能会一过性出现上述情况，但通常是短暂性的。一般来说，胆囊切除术引发胰腺炎的概率较低，然而，若胆管内有结石残留，则可能增加胆石性胰腺炎的风险。
- 腹腔脓肿：注意观察患者是否出现发热、腹痛及白细胞增多等现象。应通过腹部超声检查或CT检查进行排查。

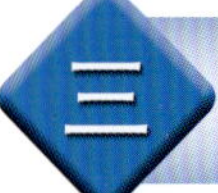

术前准备

（一）手术体位及器械（图1-3-2）

● 患者取仰卧位，头部抬高，利用重力将肠管向尾侧牵引。

图1-3-2 手术体位、人员站位及器械布局

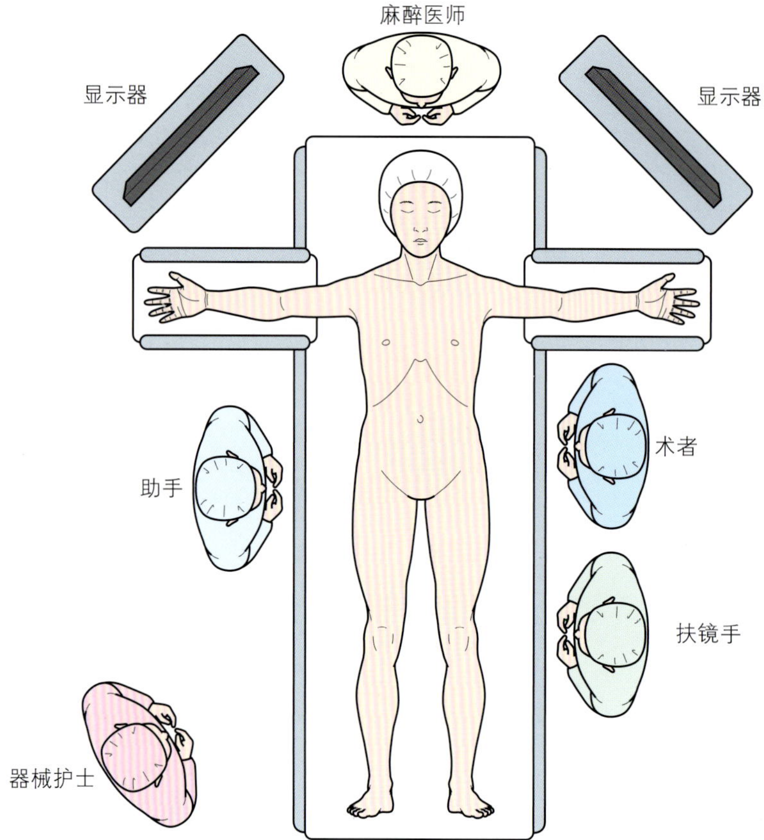

（二）腹壁切口（戳卡布局）（图1-3-3）

- 经脐置入12 mm戳卡，同时在剑突下、右锁骨中线肋弓下、右侧腋前线脐水平处各置入5 mm戳卡。

图1-3-3 戳卡布局

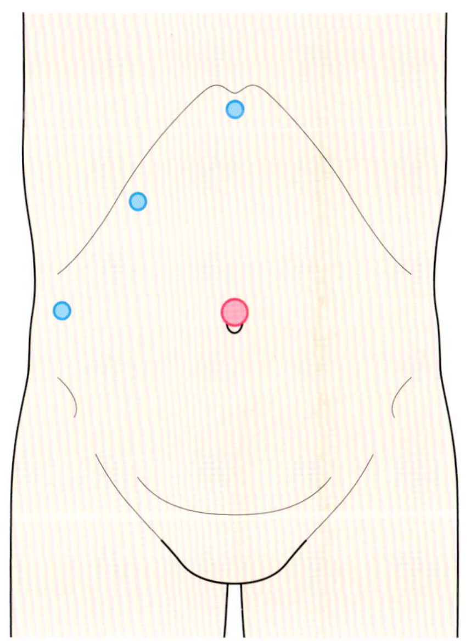

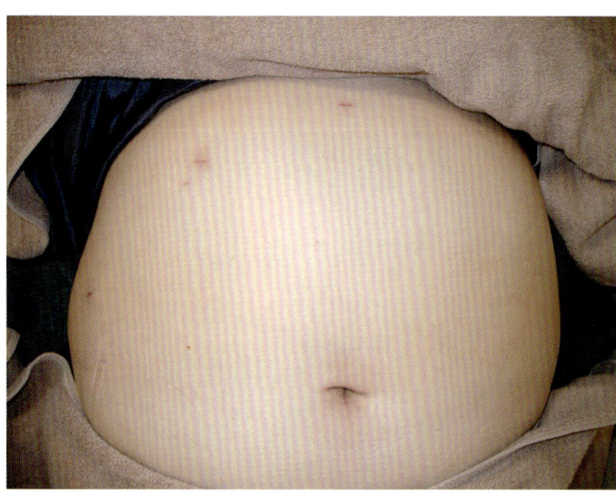

四 手术流程概况

（一）手术操作注意事项

- 手术步骤与常规胆囊切除术相同。
- 由于粘连和组织炎症变化的影响（纤维化和瘢痕形成），解剖结构难以辨认。
- 由于炎症刺激可能导致血管增生而发生出血，进一步导致术野不良。因此，需积极地吸引和止血以保持术野清晰、干燥。

（二）实际手术流程

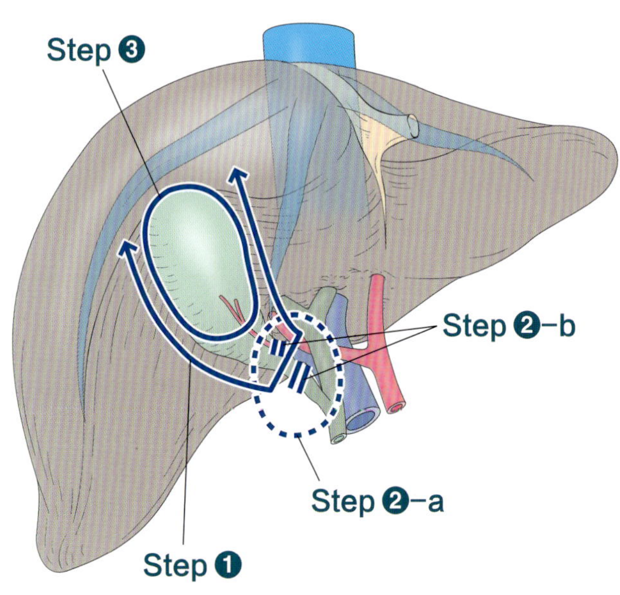

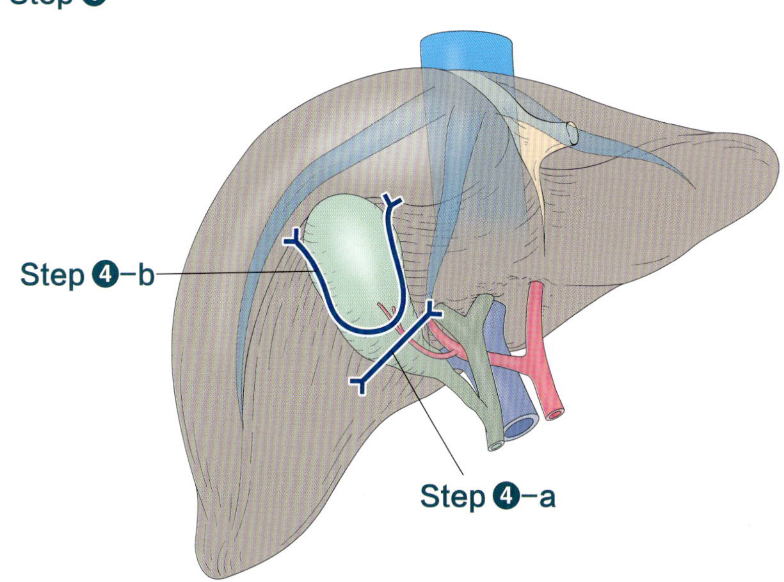

Step ❺ 取出胆囊

Step ❻ 冲洗、留置引流管、拔除戳卡、缝合切口

[Focus 需掌握的手术技巧（见下文）]

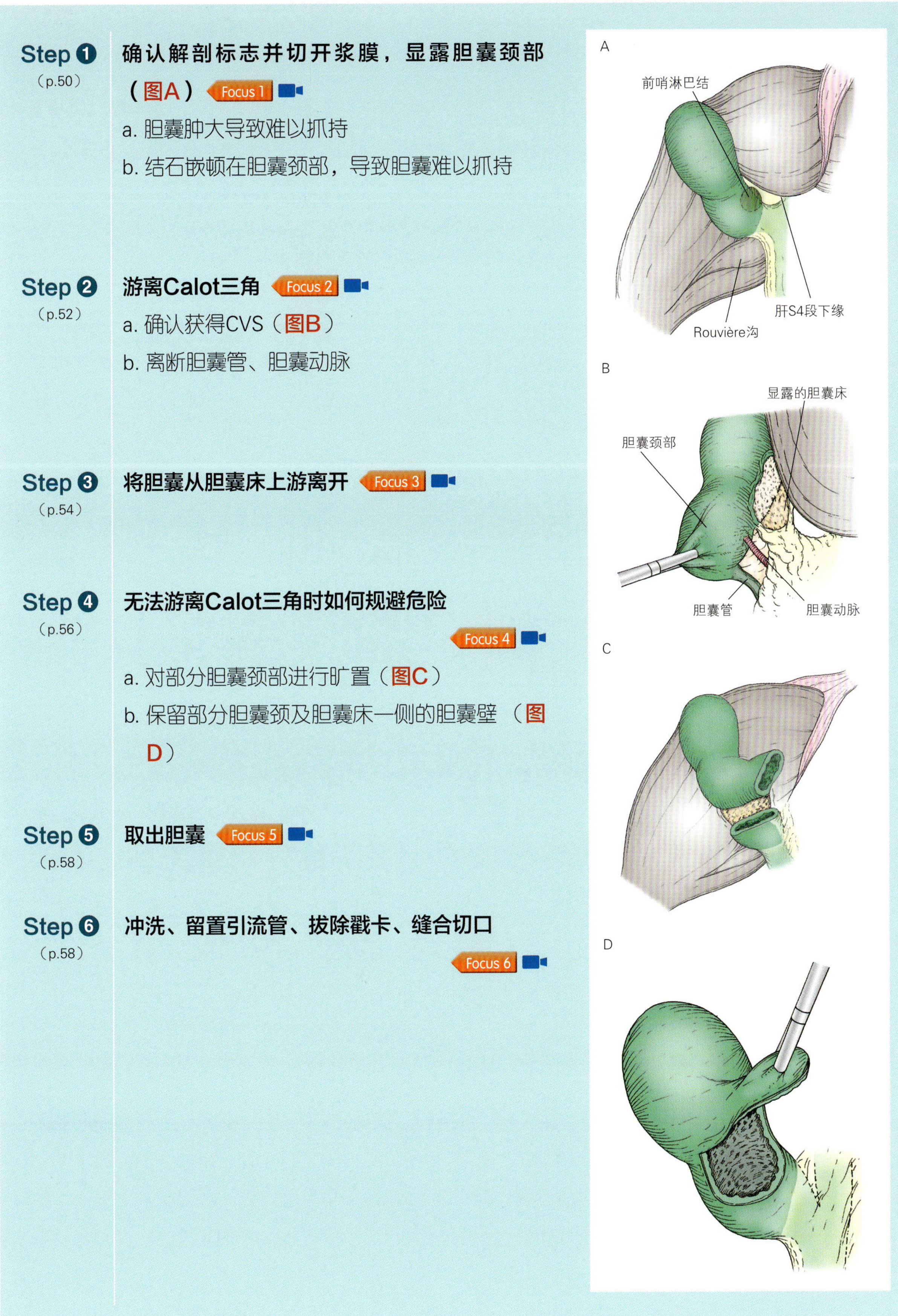

五 手术技巧的提高

Step 1

Focus 1 确认解剖标志并切开浆膜，显露胆囊颈部

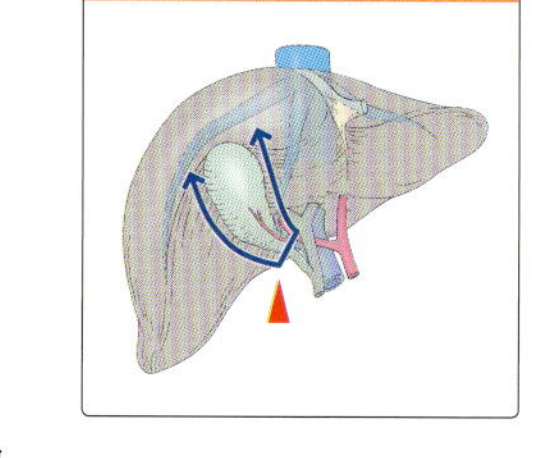

（一）操作开始及目标

- 确认解剖标志后，切开胆囊浆膜层。
- 切开胆囊右侧的浆膜层时，应从Rouvière沟的腹侧开始，直至切到胆囊底部。而在左侧，应从Calot三角的腹侧开始，以肝S4段下缘形成的下凹线最低点与胆囊管形成的上凸线顶点相连的线为起点，直至切到胆囊底部（图1-3-4）。完成这些步骤后，胆囊的颈部即可显露出来。

图1-3-4 切开浆膜，显露胆囊颈部

切开胆囊右侧浆膜时，应从Rouvière沟的腹侧开始，并一直切到胆囊底部（➡）。而在胆囊左侧，应从Calot三角的腹侧开始（——），以胆囊管形成的上凸线顶点（●）与肝S4段边缘形成的下凹线（——）最低点（●）相连的线为起点，一直切开（- -）浆膜到胆囊底部（——）。随后胆囊颈即可显露出来。

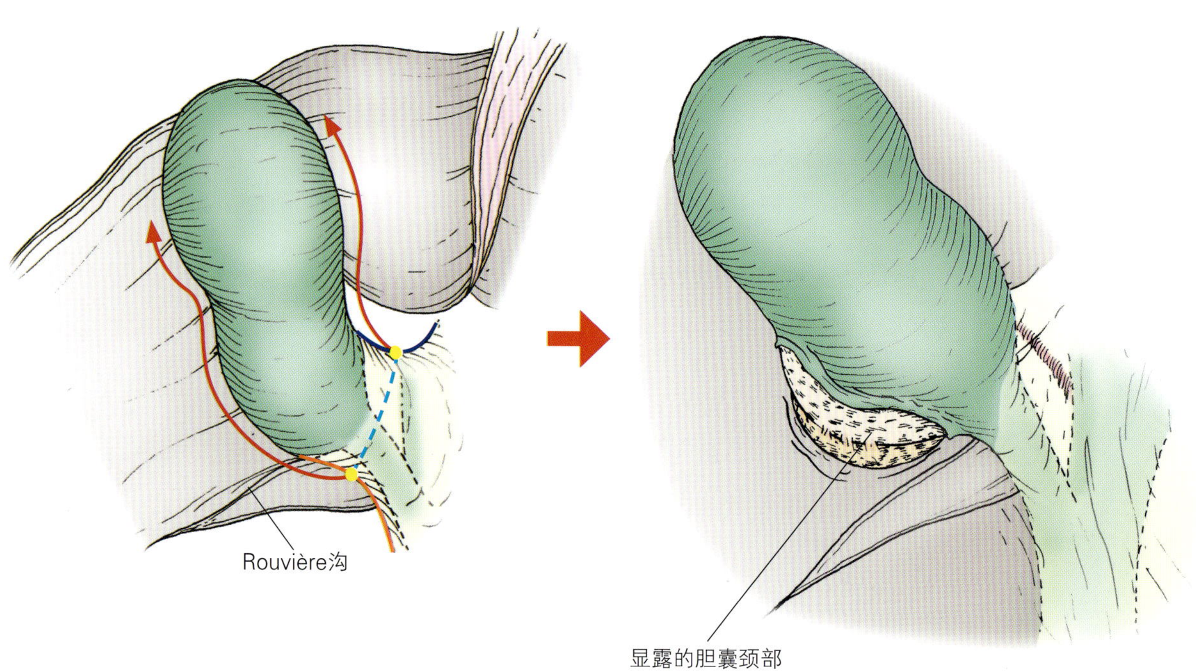

（二）掌握手术技巧

◉手术技巧概述

抓持胆囊底部向上牵拉以便观察胆囊的全貌。确认解剖标志，切开胆囊浆膜，以显露胆囊颈部。

◉如何掌握手术技巧

（1）首先，需要确认主要解剖标志，包括 Rouvière沟、肝S4段的下缘以及前哨淋巴结（sentinel node）的位置。根据这些标志，可以推测胆囊管的走行方向。

（2）然后进行浆膜切开，暴露胆囊颈部，确保胆囊及其周围组织结构清晰可见。

（3）如果胆囊充盈导致无法牢固抓提，可行胆囊穿刺吸净胆囊的内容物，使胆囊体积缩小，便于后续操作。

（4）如果胆囊颈部有结石嵌顿，导致无法抓提胆囊，需要先切开胆囊颈部，取出嵌顿的结石。

（三）手术评价

Q 确认解剖标志的意义?

▶在游离主要胆管和血管时解剖标志具有重要参考价值，能够避免对胆管、血管造成损伤。尤其是在慢性炎症导致Calot三角瘢痕挛缩的病例手术中，在游离胆囊颈部的过程中，肝总管可能会一同被向上牵起来。

▶例如，典型的胆管损伤情况是将胆总管误认为胆囊管，这是由于肝总管左侧壁被牵向胆囊一侧后被误认为是胆囊颈。为了避免这种误判情况发生，在游离时必须始终参考解剖标志。

▶此外，前哨淋巴结（sentinel node）这一解剖标志的背侧存在胆囊动脉，这对于避免胆囊动脉损伤导致的意外出血也很有用。

Q 当浆膜由于炎症性肥厚或瘢痕化而难以完全切开时，是否必须将胆囊两侧的浆膜切开至胆囊底部?

▶在临床中经常遇到因炎症反应导致浆膜切开困难的情况，此时，一种有效的策略是沿着预定的切线，用电刀在浆膜上轻轻切开一层，类似于做一个标记。这种做法可以有效地减小浆膜的张力，为后续的剥离操作提供便利。

Q 如何对肿大胆囊进行穿刺

▶对肿大胆囊进行穿刺时，建议使用较粗（如14G等）的穿刺针。穿刺针应从体表向胆囊底部进行穿刺。在吸引过程中胆囊变小后容易从穿刺针上滑落，应在吸引的同时使用钳子辅助支撑。

▶尽量吸净胆囊内容物，即使将胆囊内容物全部吸出，手术过程中仍可能有新生的胆汁流入胆囊，此外胆囊壁也会分泌液体。需要注意的是，吸引导致的胆囊缩小并不会使剥离操作变得困难。

▶最后，对穿刺部位进行缝合闭合，如果胆囊壁较薄，也可选择进行夹闭，以防止胆囊内容物漏出。

Q 如何切开胆囊颈部取出嵌顿结石？注意事项是什么？

▶ 首先，使用腔镜抓钳进行触诊，以确认结石的具体位置。在切开时，在结石的正上方、胆囊的腹侧进行切开。注意应避免切口位置太过靠近胆囊管。

▶ 使用电刀或超声刀在结石的正上方从胆囊壁切开，直到触碰到结石为止。然后，沿着胆囊的短轴方向，向左右扩大切口，扩大范围应达到结石的半周左右，最后取出结石。

▶ 在切开过程中，有时胆囊壁会发生出血。遇到这种情况时也不必慌张，应使用电刀或超声刀进行止血。

▶ 一旦切开胆囊壁，胆汁以及胆囊内腔的坏死组织、小结石、胆泥等会流到腹腔。此时应充分吸引干净这些物质，同时垫好纱布等，以尽量减少内容物在腹腔内的污染范围。

Step ❷

Focus 2 游离Calot三角

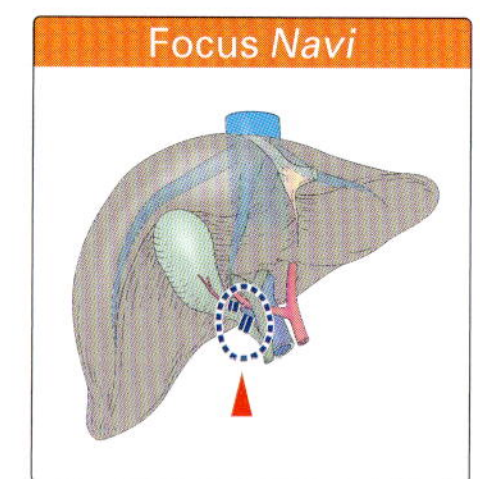

（一）操作开始及目标

- 显露胆囊床，胆囊颈部仅见胆囊动脉和胆囊管相连，这种状态被定义为安全的关键术野（critical view of safety，CVS）（图1-3-5）。

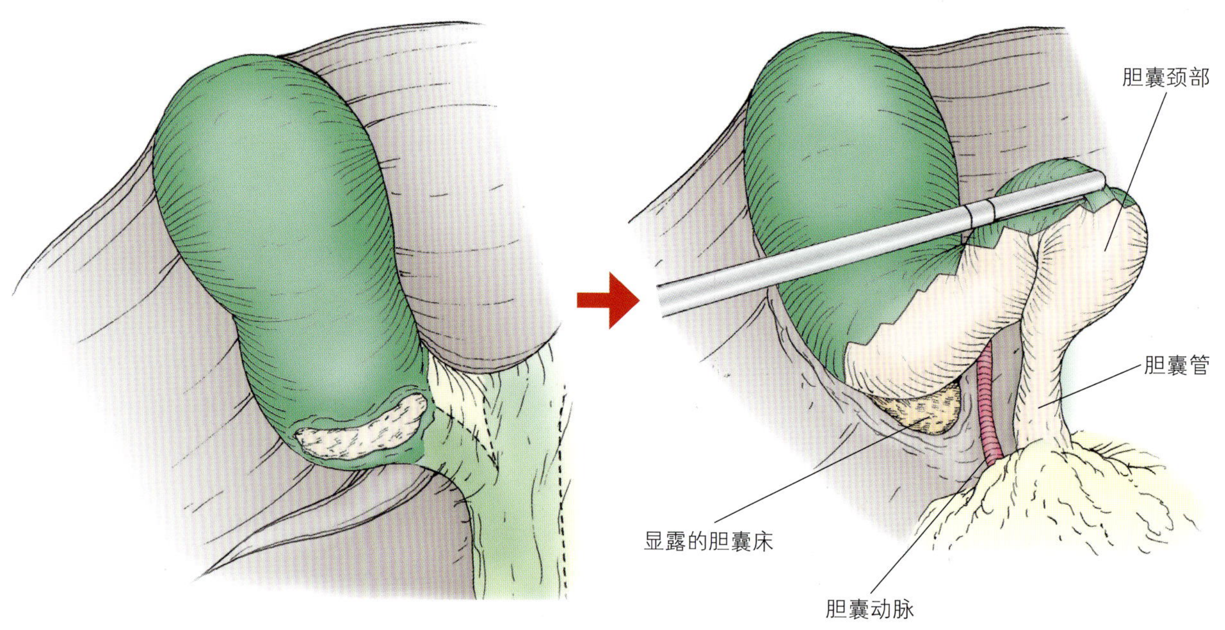

图1-3-5 确认获得安全的关键术野（critical view of safety，CVS）

从暴露的胆囊颈部向胆囊管方向进行剥离，直至完全显露Calot三角。最终确保获得安全的关键术野（CVS）。本图展示了将胆囊颈部抬起至腹侧，从胆囊的右侧和背侧进行观察的情形。

（二）掌握手术技巧

◉手术技巧概述

游离胆囊颈后，确认浆膜下的内侧层（SS-inner），然后沿着浆膜下的内侧层（SS-inner）继续游离Calot三角内的脂肪组织，以显露胆囊动脉和胆囊管（视频1）。

◉如何掌握手术技巧

（1）首先确认浆膜下内侧层（SS-inner）的位置。在胆囊颈体部游离浆膜下内侧层（SS-inner），显露出有光泽的胆囊壁，即浆膜下内侧层（SS-inner）。

（2）将胆囊颈部从胆囊床上进行游离。

（3）显露胆囊动脉和胆囊管。

（4）最后，确认获得安全的关键术野（CVS）。

视频1

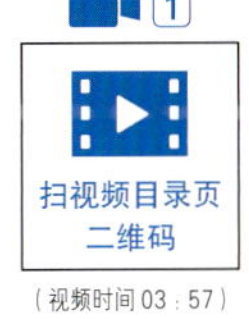

（视频时间03：57）

（三）手术评价

Q 什么是浆膜下的内侧层（SS-inner）？

▶浆膜下的内侧层（SS-inner）是指切开胆囊的浆膜显露浆膜下层后，深入到达浆膜下层的最深部（即胆囊内腔的方向），所露出的光滑的胆囊壁。当切开浆膜后，出现的浆膜下层被称为浆膜下的外侧层（SS-outer），而去除浆膜下的外侧层（SS-outer）后，所显露出的胆囊壁的层则被称为浆膜下的内侧层（SS-inner）。

▶在炎症反应明显的病例中，沿着SS-inner剥离胆囊较为安全。然而，在炎症反应不明显的病例中，如果试图严格沿着SS-inner剥离，容易造成胆囊穿孔，因此需要特别注意。

Q 胆囊动脉有可能有两条吗?

▶胆囊动脉分为深支和浅支。在处理靠近胆囊颈部的胆囊动脉时，需要分别用钛夹夹闭并离断深支和浅支。此外，也有可能出现胆囊动脉本身有两条以上的情况，这种情况并不少见。

Q 即使是胆囊管和胆囊动脉显示清晰的病例，也需要确认CVS吗?

▶确认CVS是为了防止误认胆管和血管等解剖结构导致损伤而进行的步骤，相当于手术中的“核对”环节。太专注于手术游离往往会导致副损伤，因此在进行下一步操作之前，应该“停下手中的工作”，再次确认CVS和解剖标志后再离断胆囊管和胆囊动脉。

Step ❸

Focus 3 将胆囊从胆囊床上游离开

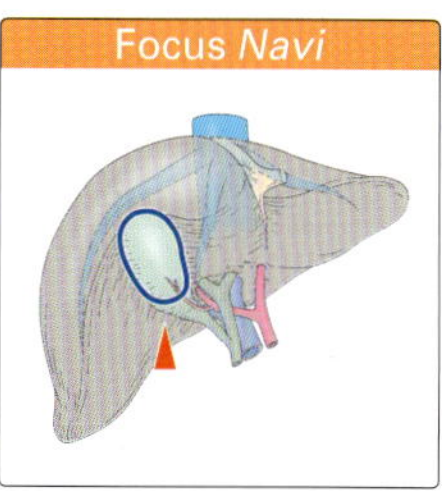

（一）操作开始及目标

- 注意不要向肝实质一侧过度游离。同时在切除胆囊的过程中，应确保不损伤胆囊床的血管（图1-3-6）。

图1-3-6 将胆囊从胆囊床上游离开

切断胆囊管及胆囊动脉后，从胆囊床开始向胆囊底部方向进行游离。在整个游离过程中，应密切关注浆膜下内侧层（SS-inner），并沿着该层进行游离，以确保手术的安全性和准确性。

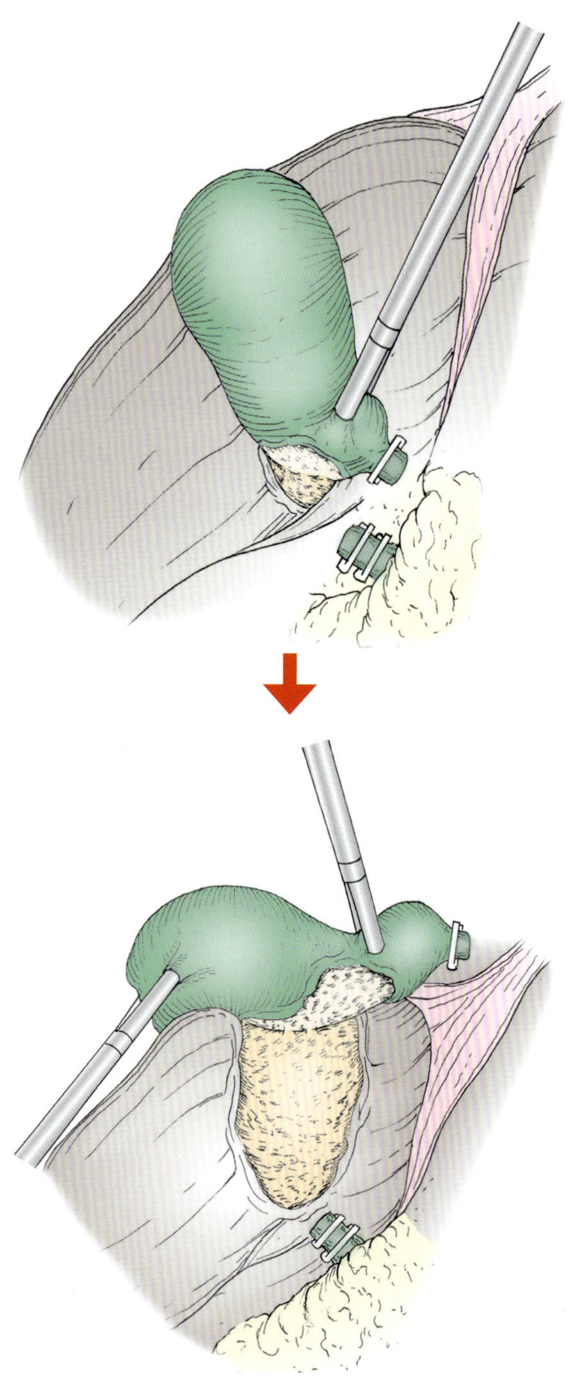

（二）掌握手术技巧

◉ **手术技巧概述**

在进行胆囊游离时，首先将游离后的胆囊颈部向上牵拉，然后把胆囊从胆囊床上游离开（2，3）。

◉ **如何掌握手术技巧**

（1）游离胆囊时，可以将胆囊颈部像翻书一样左右掀起，同时向上牵拉。

（2）在游离过程中，需要注意组织层面，避免造成胆囊穿孔或偏入到肝脏组织中。

（3）胆囊床表面可能有肝静脉走行，注意避免损伤。

2

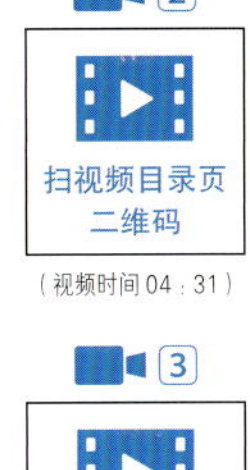

（视频时间04：31）

3

（视频时间02：27）

（三）手术评价

Q 如何沿着胆囊的浆膜下内侧层（SS-inner）游离?

▶为了实现在浆膜下内侧层（SS-inner）内游离胆囊，可沿着浆膜左右两侧切开的线进入SS-inner。接下来，以浆膜下层的深度为基准，使用钝性游离的方法将胆囊从胆囊床上分离。在游离时如果遇到细小血管，可以使用电刀进行灼烧止血。

▶需要注意的是，如果胆囊壁发生肥厚或硬化等情况，有可能会导致胆囊壁穿孔，因此必要时需锐性游离，谨慎操作。

Q 当胆囊床发生出血时，应该怎么处理?

▶首先，应立即进行压迫止血。压迫材料可以选择正在游离的胆囊或大网膜。在压迫的同时，使用吸引器吸净周围的血液，以保持术野清晰。压迫时间应至少5 min。

▶如果压迫止血不成功，且出血血管明显可见，可以使用血管夹进行止血。如果难以使用血管夹，可以先用压迫法控制出血速度，然后进行缝合止血。

Q 当胆囊床瘢痕化导致剥离层面显示不清时，应如何处理?

▶当胆囊壁的浆膜下层增厚并发生瘢痕化，导致游离层面显示不清时，可以使用电刀进行谨慎剥离。然而，这种方法存在胆囊穿孔或肝实质损伤的风险。

▶如果患者同时合并肝硬化或胆囊萎缩等情况，胆囊床向肝脏方向凹陷并形成瘢痕化时，可以考虑保留胆囊床侧的胆囊壁进行胆囊切除。在保留的部分胆囊壁上，应使用电刀烧灼黏膜，以彻底破坏其黏液分泌功能。

Step ❹

Focus 4 无法游离Calot三角时如何规避危险

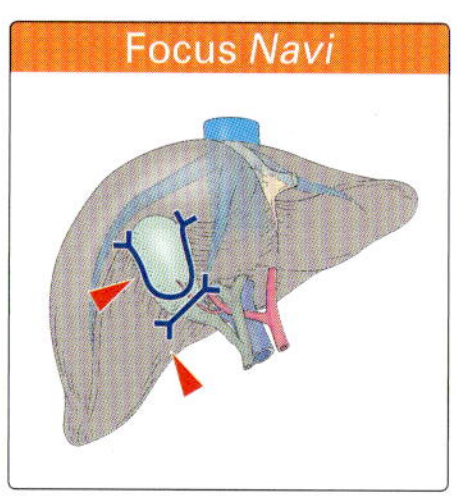

（一）操作开始及目标

- 在胆囊切除术时，当胆囊管开口部明显可见时，可以将它缝合、结扎。如果胆汁流出但胆囊管开口部位难以确定，则可以缝合保留侧的胆囊颈部的胆囊壁（图1-3-7）。

图1-3-7 胆囊次全切除术，胆囊颈部缝合结扎

当保留部分胆囊颈部时，应当仔细检查其内部，随后缝合、结扎胆囊管开口，或对胆囊颈部周围的胆囊壁进行缝合、结扎。

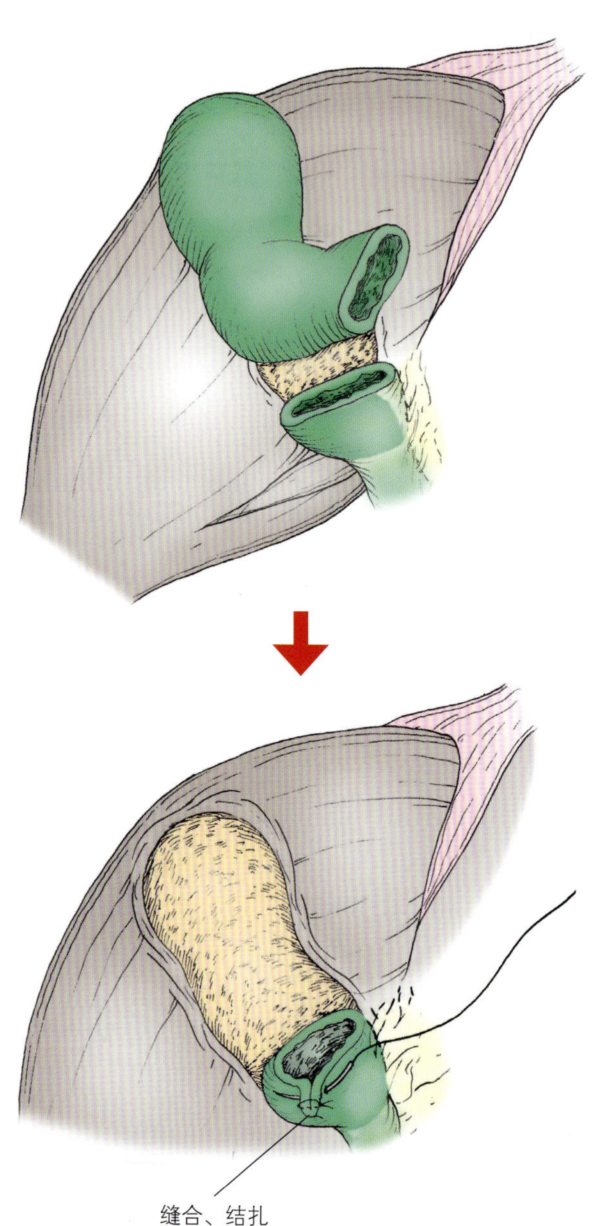

（二）掌握手术技巧

◉手术技巧概述

在放弃游离Calot三角时，可以保留部分胆囊颈部，尽量将胆囊体部至底部的胆囊壁切除（4）。

◉如何掌握手术技巧

在主要胆管及血管水平面之上切断胆囊颈部，尽量切除胆囊体部至胆囊底部的胆囊壁，并对残留的胆囊颈部黏膜组织进行烧灼处理。

4

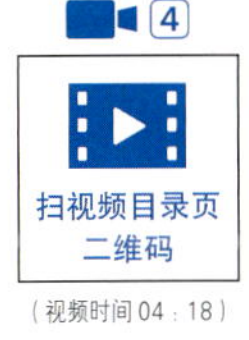

（视频时间04：18）

（三）手术评价

Q 如何确定胆囊颈部切断的高度?

▶当胆囊颈部嵌顿较大结石时，用电刀或超声刀对准结石与胆囊颈部嵌顿的最大直径切开胆囊壁。边切开边检查胆囊内腔，向左右扩大切除范围，将胆囊颈部横断。需要注意的是，如果切口从胆囊漏斗部太靠近胆囊管，不仅无法进行胆囊颈部的缝合、结扎，而且还会增加胆管损伤和血管损伤的风险。因此，在决定切开胆囊颈部的水平高度时，应确切地把握整体的胆囊位置。

Q 如果胆囊颈难以缝合、结扎，该如何处理?

▶观察残留的胆囊颈部管腔，如果可以找到胆囊管开口，则对胆囊管进行缝合、结扎。

▶当胆囊颈部无法缝扎时，用电刀尽可能烧灼残留的黏膜，并放置引流管，应选择至体外尽可能短的引流路径以确保引流通畅。

Q 如何从胆囊体部（或胆囊底部）向胆囊颈部游离?

▶当从胆囊颈部到Calot三角游离困难时，可尝试从胆囊体部进行游离。在明确胆囊壁（SS-inner）的情况下，沿着该层向胆囊颈部游离，直至达到Calot三角。也可以从胆囊底部开始向胆囊颈部游离。然而，如果在游离过程中不严格遵循沿着胆囊壁进行游离的原则，就有可能触碰到Glisson鞘，从而造成严重的胆管或血管损伤。因此，在进行游离操作时必须深入理解相关的解剖学结构，并在此基础上慎重操作。

Q 当胆囊难以从胆囊床剥离时，应如何处理?

▶若胆囊床因瘢痕化导致游离困难，在切除时可保留部分胆囊壁。然后用电刀对残留的胆囊黏膜进行烧灼。

Q 当患者存在胆囊瘘（cholecystostomy）时，应该如何处理?

▶关键在于彻底切除胆囊壁，并清除胆囊结石。随后应对胆囊黏膜进行烧灼处理，最后留置可靠的引流管。这种方法同样适用于胆囊萎缩的病例。

Step 5

Focus 5 取出胆囊

（一）操作开始及目标

- 在不污染切口的前提下，确保胆囊顺利取出。在此过程中，要特别注意避免胆囊破损，以防止结石掉落在腹腔中。

（二）掌握手术技巧

◉手术技巧概述

将胆囊装入标本收集袋中，从脐部切口取出。

◉如何掌握手术技巧

为了避免腹腔内残留异物，需要将胆囊装入标本收集袋中再取出。如果可能，则在5 mm戳卡的腹腔镜下实时观察胆囊取出的情况。

（三）手术评价

Q 当遇到体积较大或数量较多的结石，无法经脐切口取出时，应该如何处理？

▶可适当延长脐部切口的筋膜层。但在此过程中需要注意别损伤标本收集袋。可以在标本收集袋内切开胆囊并利用钳子等工具机械地弄碎结石，使其体积减小，以便取出。但此过程中也需格外小心防止损伤标本收集袋或导致其内容物泄漏至袋外。

▶即使切开足够长度的筋膜层，皮肤切开长度不够仍可能阻碍结石的取出，必要时可延长皮肤切口。

▶需密切关注腹壁的紧张程度。尤其在手术的后期阶段须确认肌肉松弛程度是否充分。如有必要，可以向麻醉医师请求追加肌肉松弛药。有时通过降低气腹压，也能有效地减轻腹壁紧张度，从而使标本取出变得更容易。

Step 6

Focus 6 冲洗、留置引流管、拔除戳卡、缝合切口

（一）操作开始及目标

- 在胆囊切除后，应对肝脏下面和右膈下区域进行充分清洗，以确保没有血液或异物残留。然后，在有效位置留置引流管。
- 在拔除戳卡后须确认戳卡孔有无出血。为了防止发生切口疝须缝合12 mm戳卡孔筋膜。

（二）掌握手术技巧

◉手术技巧概述

使用生理盐水清洗肝脏下方和右膈下区域。在必要时，可在肝脏下方的胆囊管断端附近放置引流管。在腹腔镜直视下拔除戳卡。

◉如何掌握手术技巧

（1）在手术过程中，应洗净腹腔内残留的血液和渗出的胆汁，同时检查有无胆漏或出血。避免在腹腔内残留大量冲洗液、血液或胆汁，否则有可能导致术后腹腔脓肿形成。此外，不要在吸引的时候吸入大网膜，以免网膜血管出血。

（2）确保引流管距离体表长度最短，并直线指向需要引流的部位，以免引流管发生偏移。观察戳卡的自然朝向，选择朝向目标引流区域的戳卡放入引流管。如果没有合适的戳卡孔，可以调整戳卡插入方向，确保引流管不偏移。插入戳卡时，应保持轻微的倾斜，使得其角度朝向手术区域，便于操作。

（3）拔除戳卡后注意检查戳卡孔是否有出血。对于直径>10 mm的戳卡孔，应缝合腹膜和肌层，防止切口疝的发生。

（三）手术评价

Q 引流管的体表位置该如何选择？

▶从右季肋下锁骨中线上的戳卡孔放置引流管是比较合适的。特别是在Focus 4所述的胆囊颈部残留的情况下，该位置是留置引流管的最佳位置。如果需要对膈下区域进行引流，可以选择在右腋前线上的戳卡孔。

六 并发症处理

• 在高度炎症反应的腹腔镜胆囊切除术中，可能出现的问题包括：①术中及术后出血；②胆汁漏；③胆管损伤；④消化道损伤。

（一）术中及术后出血（5）

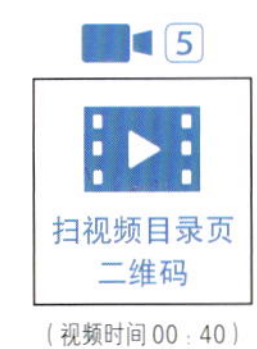

Q 术中及术后出血的常见部位有哪些？

▶术中出血的常见部位包括胆囊动脉、胆囊床上裸露的肝中静脉、粘连在胆囊上的大网膜、肝右动脉等。术后出血的常见部位包括大网膜和戳卡孔。

Q 术中及术后出血的原因是什么？

▶患者存在出血倾向或术者对解剖结构辨认错误、止血不充分等。

Q 术中及术后出血的预防方法有哪些?

▶ 在手术结束时必须确保确切止血，最后须确认戳卡孔有无出血。

Q 如何处理术中出血?

▶ 首先进行压迫止血，避免盲目使用钛夹或电凝止血。

（二）胆汁漏

Q 术中和术后胆汁漏发生的原因是什么?

▶ 术中胆囊或胆囊管穿孔、胆管损伤可能导致胆汁漏。术后胆汁漏可能来源于胆囊床、胆囊管断端或损伤的胆管。

Q 如何处理胆汁漏?

▶ 通过ERCP或DIC-CT检查确定胆汁漏的部位。留置引流管，可以预防胆汁性腹膜炎。此外，放置ENBD对胆汁漏出的部位进行减压，部分情况下胆汁漏可自行愈合。

（三）胆管损伤

Q 胆管损伤的常见部位有哪些?

▶ 可能的损伤部位包括胆总管、肝总管，以及左右肝管、副胆管。

Q 胆管损伤的原因有哪些?

▶ 将胆总管误认为胆囊管而导致的离断损伤是最典型的损伤类型。此外，在游离时可能导致肝总管和右肝管发生裂伤。另外，也存在合流部结石或胆囊胆管瘘导致胆管损伤的情况。

Q 胆管损伤的预防方法是什么?

▶ 在游离Calot三角和胆囊颈部时需要特别谨慎。在切断胆囊管之前，要确保获得CVS。对于因急性胆囊炎导致胆囊高度炎症性变化的病例，应考虑采取危险规避措施。

Q 胆管损伤的处理方法有哪些?

▶ 在术中通过造影检查明确损伤的位置和程度。

▶ 对于半周以下的胆管损伤，可缝合修复。

▶ 对于胆管的断裂性损伤或半周以上的大损伤，仅通过缝合修复可能导致术后胆管狭窄。因此，需要在损伤部位以外的部位插入T管，使T管的分支成为损伤缝合部位的支架。为了预防胆管狭窄，插入的T管通常需要保留3～6个月。

（四）消化道损伤

Q 消化道损伤的常见部位包括哪些?

▶ 消化道损伤的常见部位包括十二指肠和横结肠。

Q 造成消化道损伤的原因是什么?

▶ 当合并胆囊消化道瘘时，形成的紧密粘连可能导致游离时造成消化道损伤。

Q 消化道损伤的预防方法是什么?

▶ 应尽量靠近胆囊进行粘连松解。

▶ 如果术前存在胆囊气肿或胆道气肿，则需通过造影检查以明确有无与消化道相通的瘘管存在。

▶ 对于胆囊消化道瘘，应在瘘管周围进行粘连分离，然后切断瘘管并进行缝合。

Q 消化道损伤的处理方法是什么?

▶ 可以按消化道穿孔的处理方法进行缝合修复。

◇ 参考文献

[1] 急性胆管炎·胆囊炎診療ガイドライン改訂出版委員会編：急性胆管炎·胆囊炎診療ガイドライン2018，第3版，医学図書出版，2018.

[2] Endo I, Takada T, Hwang TL, et al: Optimal treatment strategy for acute cholecystitis based on predictive factors: Japan-Taiwan multicenter cohort study. J Hepatobiliary Pancreat Sci 2017; 24: 346-361.

[3] Honda G, Hasegawa H, Umezawa A: Universal safe procedure of laparoscopic cholecystectomy standardized by exposing the inner layer of the subserosal layer (with video). J Hepatobiliary Pancreat Sci 2016; 23:E14-19.

专栏

【欲速则不达】

对伴有慢性炎症性变化的病例进行腹腔镜下胆囊切除术时，由于游离组织耗时较长，且一般来说出血量较多，因此何时放弃组织游离转为危险规避手段或者中转开腹，是比较难以抉择的。有些医院以组织游离操作所需的时间作为变更术者或术式的基准。然而，长时间的手术可能导致术者疲劳和固执心态的发生，容易因对解剖结构辨认不充分而导致损伤或出血。因此，建议在手术进行2 h后，暂停手术、释放气腹，稍作冷静约5 min。尽管手术时间越短对患者的侵袭越小，但短暂的休息可以让手术团队更为清醒，有助于安全地完成手术。同样，当发生术中并发症时，通过更换术者或休息几分钟以调整心情，有利于选择最合适的处理方式。

第四节 Mirizzi综合征炎症累及胆管合并胆道修复的胆囊炎手术

飯田 敦[*1]，五井 孝憲[*2] [*1]独立行政法人国立病院機構敦賀医療センター [*2]福井大学第一外科

提升手术技巧的秘诀

1. 胆囊处于纤维化进展状态时，要求掌握沿着胆囊壁进行精细游离的技巧。
2. 清晰识别胆总管、三管合流部以及肝右动脉的解剖结构，建立良好的手术视野，并确保操作的精准与安全。
3. 具备熟练的胆道缝合修复技巧和判断力，必要时能迅速切换至备用术式（bail out surgery），确保手术顺利进行。

部分缩写

- ARPHD：aberrant right posterior hepatic duct，副肝管
- ENBD：endoscopic nasobiliary drainage，内镜下经鼻胆管引流术

手术操作须掌握的解剖（图1-4-1～图1-4-3）

图1-4-1 胆囊动脉走行的解剖及变异类型

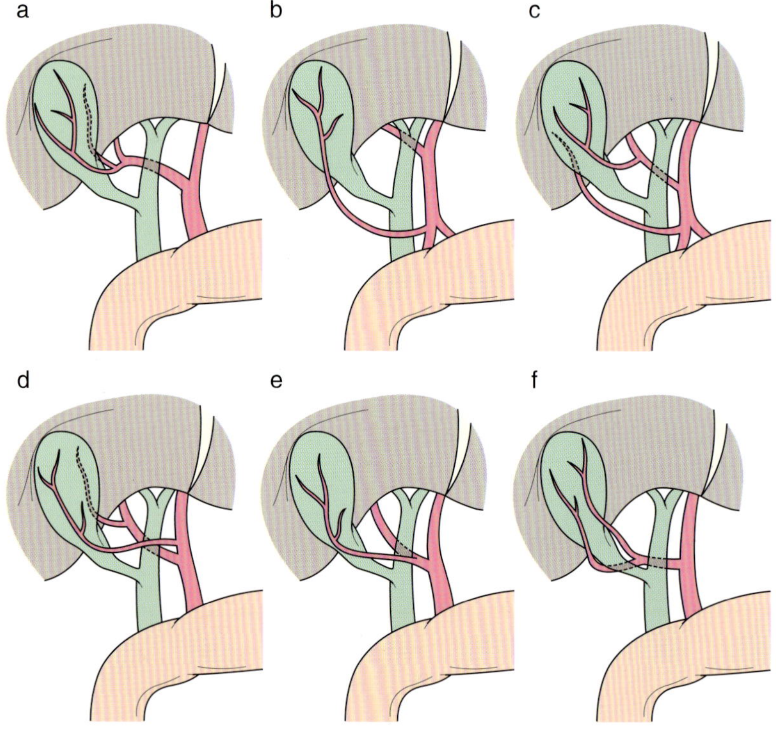

（文献1より引用，一部改变）

图1-4-2 胆囊管走行的解剖及变异类型

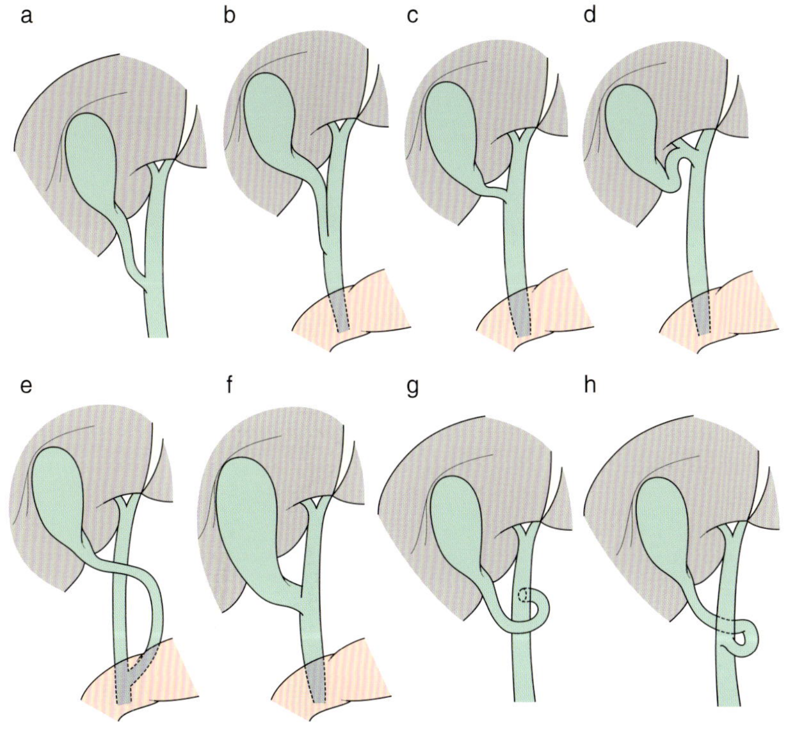

（文献1より引用，一部改变）

图1-4-3 副肝管的走行（久次副肝管分类法）

Ra指的是后区段支，Gb指的是胆囊。

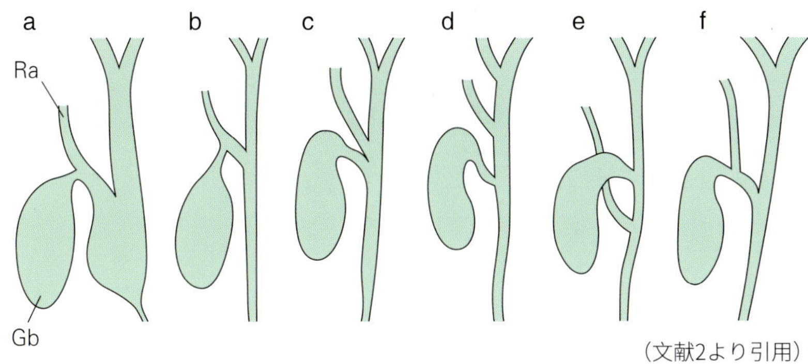

（文献2より引用）

- 有报告显示，在506例胆囊切除术的术前检查中，发现40例存在副肝管（ARPHD）。ARPHD位于所谓的infla-portal区域，即肝门部附近的区域，该区域包含肝动脉、门静脉、肝静脉、副肝管等结构。因此，在术前可以通过留意向下走行的后区段支来预判副肝管的存在。

确定疾病的起因和自然病程（加重过程）

1. 疾病的发病机制（原因）

- 胆囊结石掉入胆囊管并嵌顿在三管合流部。
- 对于初发病例可能表现为急性胆囊炎。然而，大多数病例为伴随着纤维化改变的慢性胆囊炎。对于过去曾反复发作胆结石的病例，以及结石一直存在于胆囊管内并反复引起慢性炎症的病例，随着炎症的进展，病情可能进一步加重。

2. 从发病到重症化

- 由于胆囊管梗阻导致急性胆囊炎，如果结石在胆囊管内的嵌顿未解除，可能导致菌血症、肝障碍，以及呼吸循环功能不全的发生。
- 此外，如果并发胆管炎，病情可能在早期即加重。

3. 并发症

- 急性梗阻化脓性胆管炎。
- 菌血症。
- 急性心功能不全。
- 胆囊管–肝总管瘘。

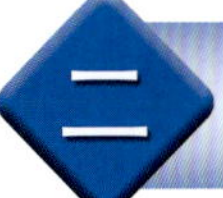

手术适应证和术式的选择

（一）手术适应证及术式选择（临床决策）

1. 适应证

- 呼吸、循环状态稳定，能够耐受全身麻醉的病例。
- 需采取胆道引流、胆囊引流等处置措施后，确保呼吸、循环和肝功能状态稳定的病例。

2. 禁忌证（不适宜手术或需选择开腹手术的情况）

- 呼吸、循环状态不稳定，不能耐受全身麻醉手术的患者。
- 怀疑并发恶性肿瘤等疾病。
- 由于基础疾病难以停用抗凝药物或难以耐受全麻手术，以及难以建立气腹的患者。
- 伴有胆囊破裂等并发症，在术前检查中发现局部解剖结构紊乱的病例。
- 无法获得患者知情同意的病例。

（二）手术时机的选择

- 鉴于胆囊炎多数情况下伴有胆管炎或结石引起的三管合流部狭窄，建议在实施ENBD进行胆道引流、全身抗炎治疗，等待炎症消退后，再进行手术。

（三）中转开腹手术

- 腹腔镜手术难以继续进行的病例。
- 解剖学结构辨认困难的病例。
- 尽管尽力避免，但如果在腹腔镜手术中无法控制出血或胆道损伤修复困难，也需要转为开腹手术。

（四）围术期管理的要点

1. 术前

- 酌情进行胆囊引流术或胆管引流术。
- 实施抗生素药物治疗，以及进行全面的全身性管理和基础疾病控制。

2. 术后

- 应密切关注局部引流液的特性。如果怀疑有胆汁漏，应及时实施内镜下经鼻胆管引流术（ENBD）进行胆汁引流。
- 术后管理参考胆囊炎术后。

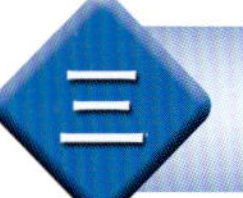

三 术前准备

（一）手术体位及器械（图1-4-4）

- 仰卧位、双手张开且头高身体向左倾，与腹腔镜胆囊切除术体位一致。
- 患者双腿并拢，术者和扶镜手站立在患者左侧进行操作。
- 硬性30° 斜视镜。
- 用L形单极电凝钝性游离。在进行冲洗吸引操作时，使用一种尖端可回缩以确保安全吸引的装置，并配合专用的脚踏开关进行凝固操作。根据组织不同，可使用超声凝固切开装置。
- 使用电凝专用脚踏开关的优点在于，在进行电凝和剥离操作时，可以减少因手动操作电凝开关引起的手部颤抖，从而实现约1 mm的精细操作精度（电凝尖端通常约为1.2 mm宽）。

图1-4-4 手术体位、人员站位及器械布局

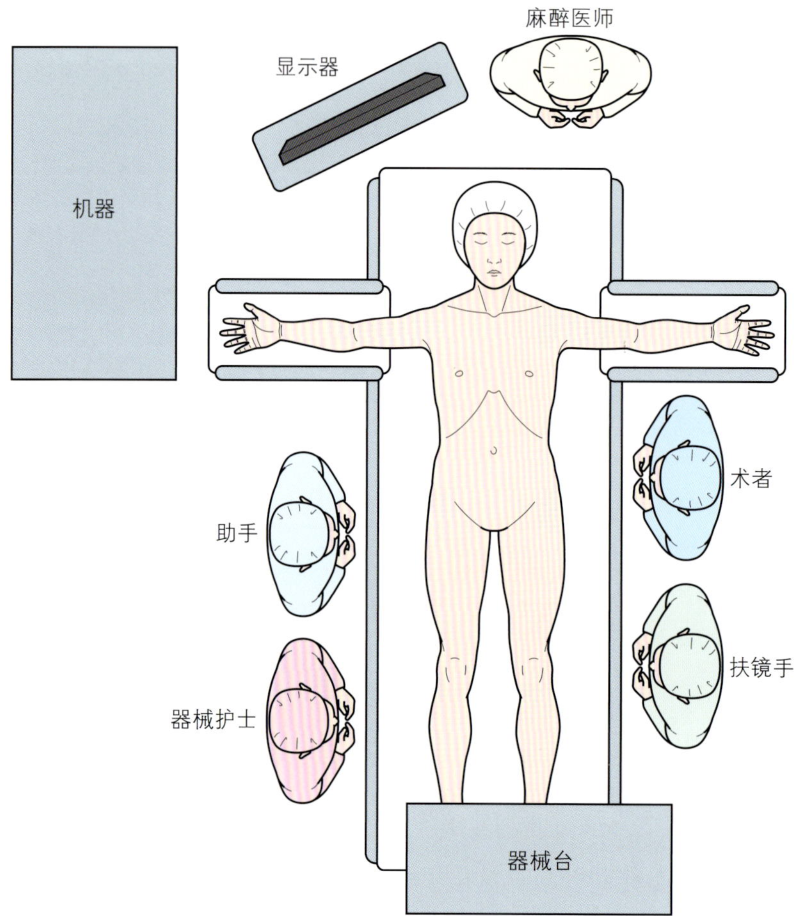

（二）腹壁切口（戳卡布局）（图1-4-5）

- 如图1-4-5所示，经脐放置10 mm戳卡，而术者和助手则选用3个直径为5 mm的戳卡。
- 助手戳卡应放置在术者戳卡的背侧，也就是右外侧。术者右手戳卡应置于剑突下及脐连线中点附近。
- 通过这种戳卡布局，可相对轻松地对胆囊颈部的腹侧和背侧进行操作。在进行胆道缝合时，这种方法相比于将术者右手戳卡置于剑突下的方式更为便捷。此外，当使用硬质斜视镜进行观察时，这种布局还能在一定程度上减少手术成员间体外的干扰。
- 另外，在剑突下正中偏左的位置，使用丝线将肝镰状韧带向上牵引的方法也有助于改善手术视野，提高操作的便利性。这种方式能够为手术提供更好的暴露操作空间，从而提高手术效率和安全性。

图1-4-5 戳卡布局

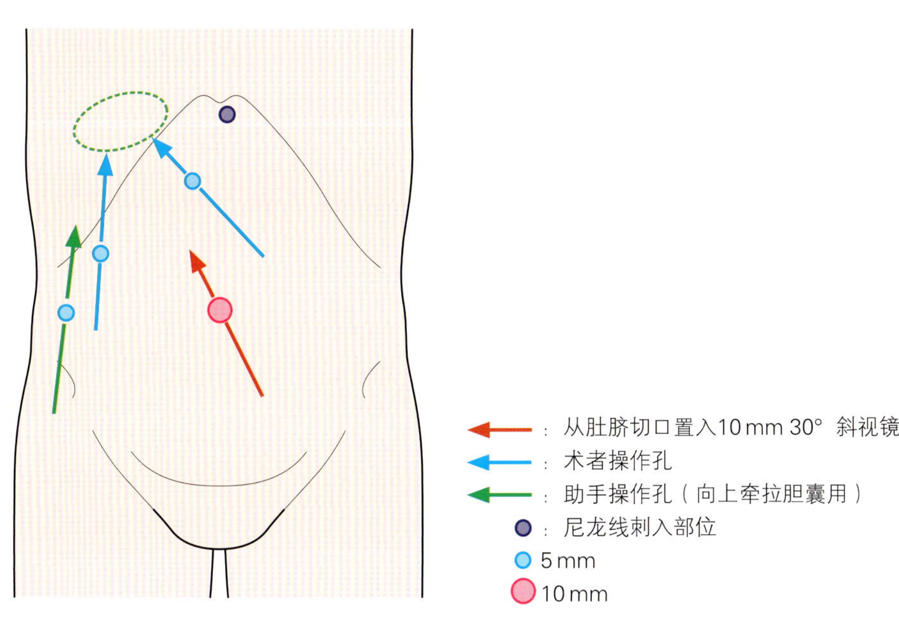

四 手术流程概况

（一）手术操作注意事项

- 谨慎地分离粘连，首先创造出一个适合腹腔镜胆囊切除术的手术视野。
- 此举有助于分离胆囊与腹壁、大网膜、肝右叶、横结肠、十二指肠等器官粘连时避免损伤脏器。助手可以使用抓钳抓提胆囊底部，并向患者的右侧、头侧进行适度牵拉。这样的操作能够形成一个良好术野，使得胆囊颈部周围区域直至胆总管（位于肝十二指肠韧带）的解剖结构清晰可见。
- 酌情从体外穿入2-0直针的尼龙线，用于向上牵开肝镰状韧带以显露肝门部（图1-4-6）。

图1-4-6 将肝镰状韧带向上悬吊，显露肝门部

从体外的剑突下穿入丝线，将肝镰状韧带向上牵拉。

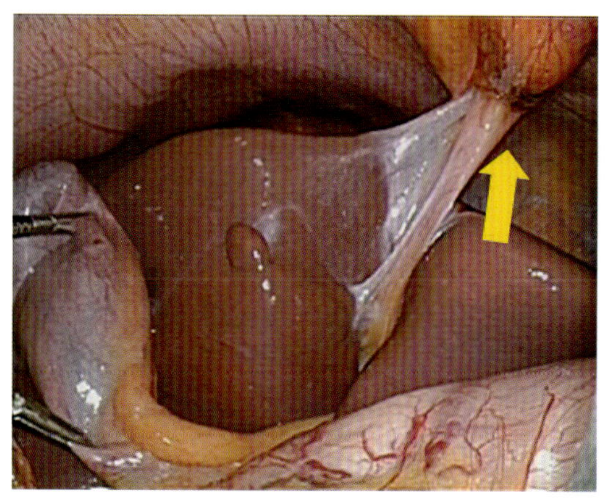

（二）实际手术流程

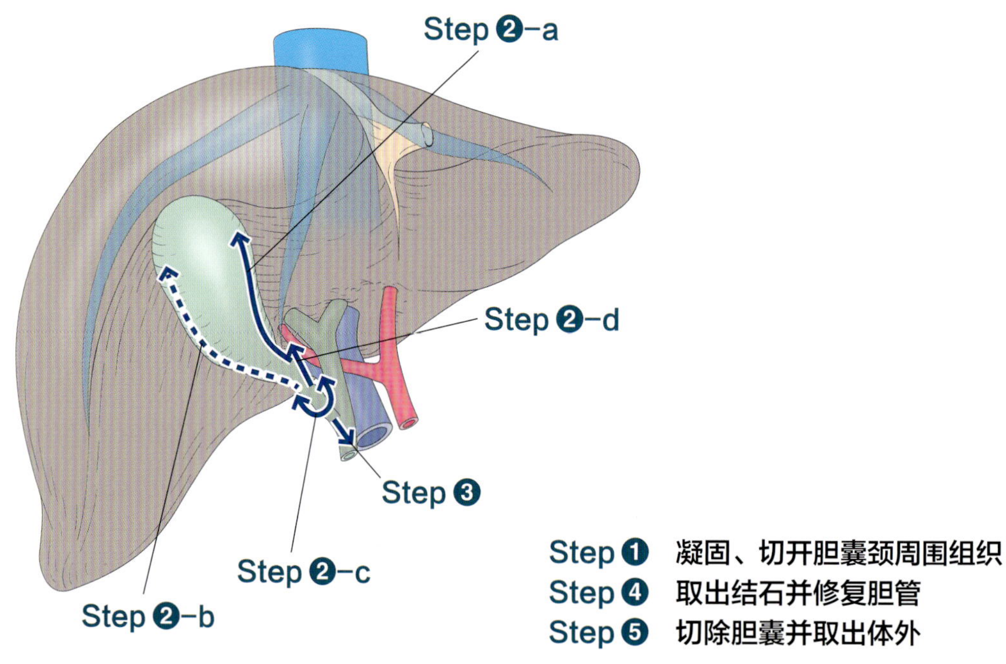

[Focus 需掌握的手术技巧（见下文）]

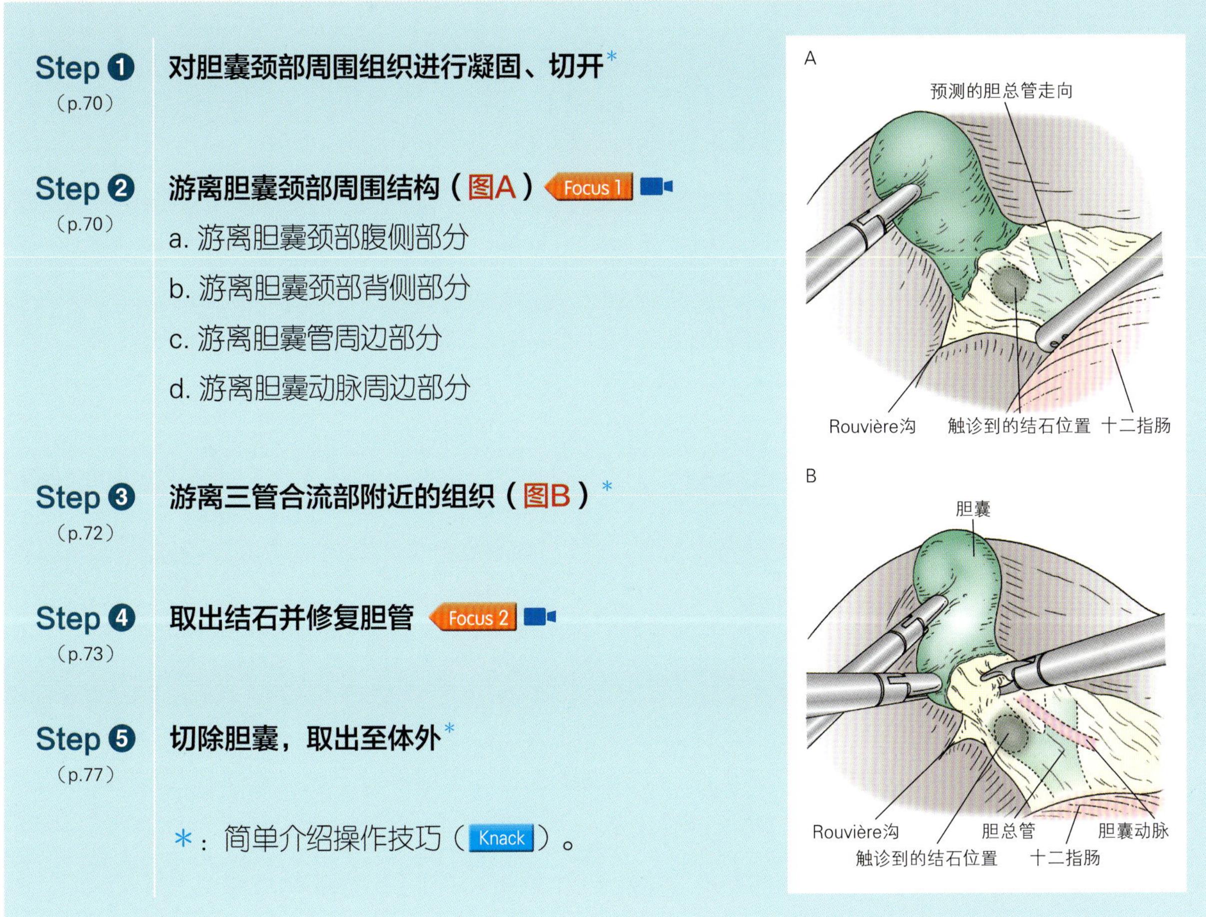

Step ❶ （p.70） **对胆囊颈部周围组织进行凝固、切开***

Step ❷ （p.70） **游离胆囊颈部周围结构（图A）** Focus 1

a. 游离胆囊颈部腹侧部分

b. 游离胆囊颈部背侧部分

c. 游离胆囊管周边部分

d. 游离胆囊动脉周边部分

Step ❸ （p.72） **游离三管合流部附近的组织（图B）***

Step ❹ （p.73） **取出结石并修复胆管** Focus 2

Step ❺ （p.77） **切除胆囊，取出至体外***

*：简单介绍操作技巧（Knack）。

五 手术技巧的提高

Step 1
Knack 对胆囊颈周围组织进行凝固、切开

- 该步操作与治疗伴有严重纤维化的慢性胆囊炎的手术相似，需要谨慎地沿着胆囊颈对周围粘连的组织和纤维组织进行凝固、离断处理。为了确保术野干燥，必须充分配合吸引操作，便于把需要离断的纤维组织以及微小血管都能清晰显露出来。

Step 2
Focus 1 游离胆囊颈部周围结构

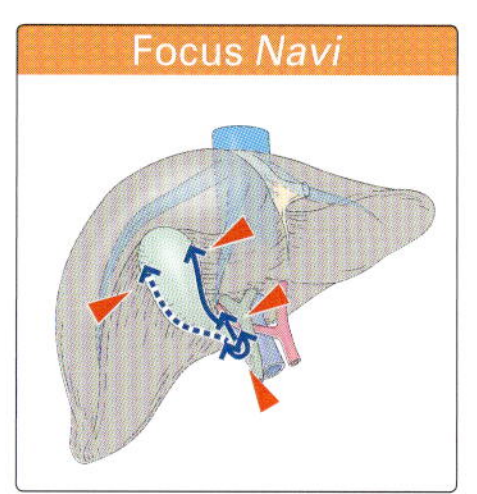

（一）操作开始及目标

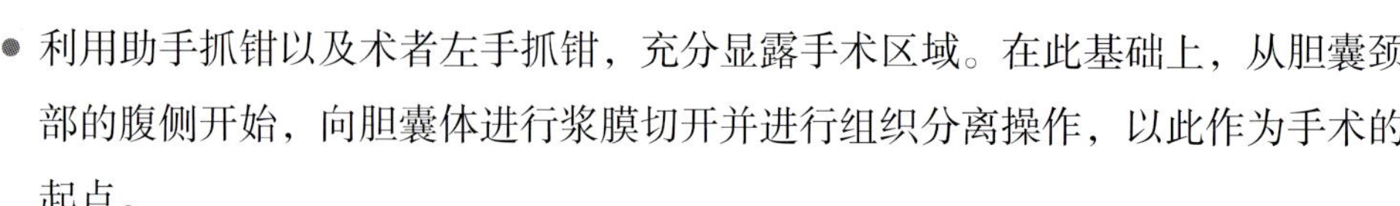

- 利用助手抓钳以及术者左手抓钳，充分显露手术区域。在此基础上，从胆囊颈部的腹侧开始，向胆囊体进行浆膜切开并进行组织分离操作，以此作为手术的起点。
- 接下来，在胆囊颈部背侧沿着胆囊壁游离。在背侧操作时，需要特别注意避免将电刀或分离钳尖端指向肝门部或胆总管，以防止发生意外损伤。
- 尽可能地分离胆囊颈与肝门部周围的粘连。当胆囊管和胆总管的走行能够清晰地显现其轮廓时，可以从胆囊颈部的游离面逐步扩大至胆囊管周围游离（图1-4-7）。

图1-4-7 游离胆囊颈部周围组织

随着对胆囊颈部周围粘连组织的谨慎剥离，局部解剖结构会逐渐变得更加清晰。

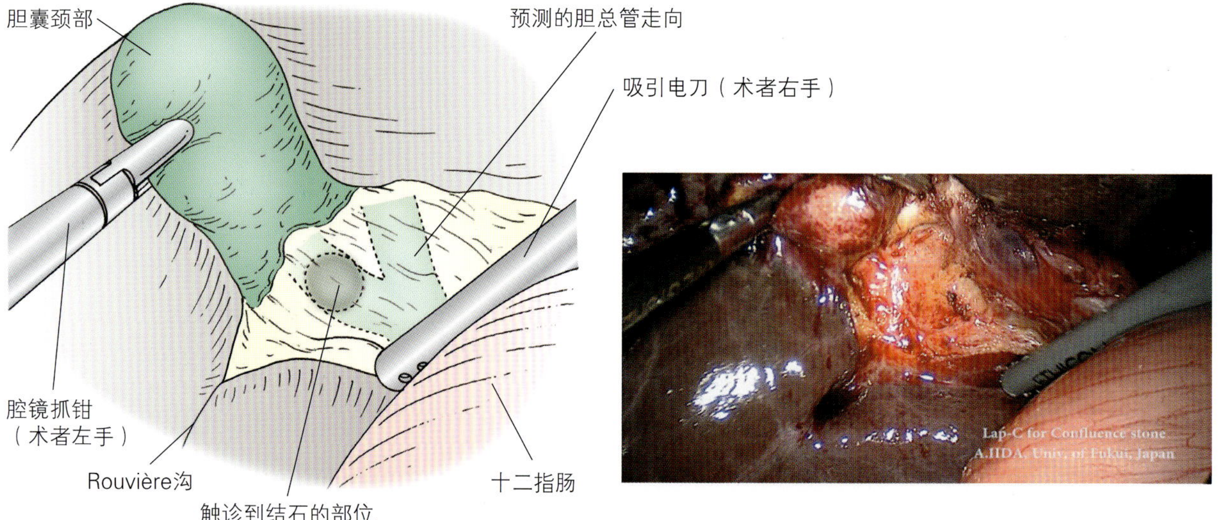

（二）掌握手术技巧

◉手术技巧概述

对伴有严重纤维化的慢性胆囊炎进行手术时，从三管合流部取出结石是至关重要的。为了防止术后可能出现胆道狭窄，进行修复操作也是十分必要的。这要求外科医师对解剖结构有深入的理解，并在手术过程中确保有良好的术野。

◉如何掌握手术技巧

（1）保持稳定的手术视野。

（2）间断局部吸引，这有助于清晰显露需要游离的组织。这就需要充分熟练掌握边吸引边游离的操作技巧。

（3）在使用游离钳时应始终仅使用其尖端进行操作，这能够确保游离操作更有效且安全地进行。

（4）还需具备使用电刀进行1～2 mm范围游离操作的技术。

（三）手术评价

Q 开展手术需要满足哪些条件？

▶在治疗胆道良性疾病时，游离炎症较重的组织的风险较大，因此需要通过术前治疗控制胆囊炎和胆管炎，使患者全身状态稳定，并要求术者具备充分的胆囊炎手术经验，待准备工作周密后方可进行手术。

Q 在处理高度纤维化的组织时，有哪些技巧？

▶首先确保术野清晰，并通过适宜的吸引保持术野干燥。在此条件下，对细微纤维组织进行精确的凝固、离断。

▶准确地判断重要血管及胆管的走向，以防止在手术过程中意外损伤这些重要结构。沿着胆囊颈部进行胆囊壁游离是减少损伤至关重要的操作细节。

Q 如何确保良好的术野？

▶最基本的操作要点是将胆囊底部牵向患者的头部右外侧，以此来充分显露从胆囊颈部至肝门部的整个区域。酌情经体外穿入丝线牵拉肝镰状韧带，以充分显露视野。

▶稳定的术野是安全推进手术的前提。

Step ❸

Knack 游离三管合流部附近的组织

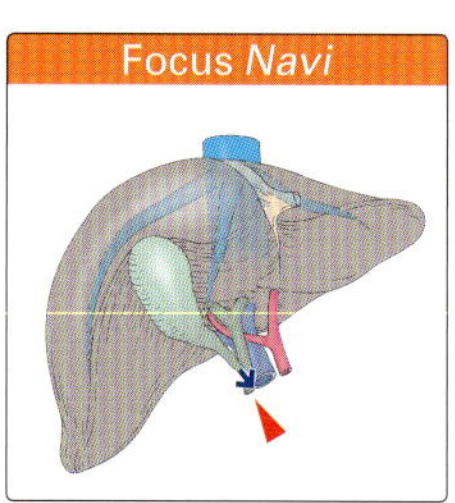

- 在不造成胆总管壁热损伤的前提下钝性分离三管合流部周围组织。最终目标是使胆囊管及三管合流部的轮廓清晰地显现出来（图1-4-8）。

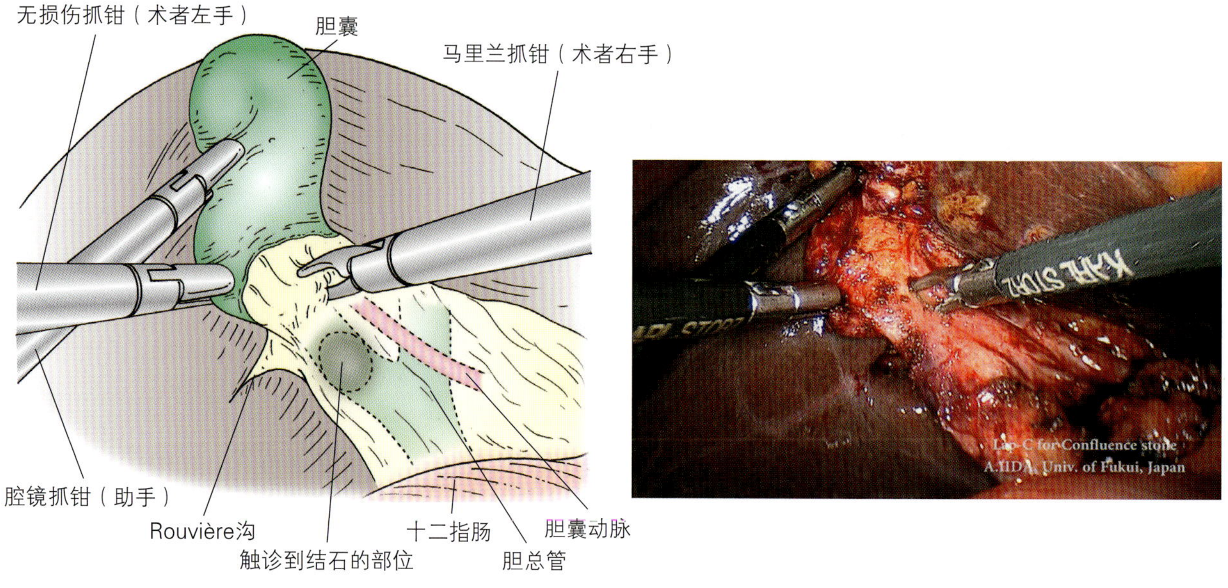

图1-4-8 游离三管合流部附近的组织

从胆囊颈部周围开始游离，胆囊管和胆囊动脉的走向会逐渐变得更加清晰可见。

Step ❹
Focus 2 取出结石并修复胆管

（一）操作开始及目标

- 在确定了胆囊颈与胆囊管相连之后，要继续明确胆总管的走向。使用腔镜抓钳进行触诊，以确认胆囊管中结石的嵌顿位置。
- 在确认的结石嵌顿处，胆囊管膨大部分的胆囊颈部一侧切开胆囊管，以取出结石（图1-4-9）。
- 为了完全覆盖胆总管壁的缺口部分，并防止胆总管出现狭窄，可以利用胆囊管壁制作成皮瓣，用可吸收缝线对胆总管进行皮瓣修补（图1-4-10）。

图1-4-9 确认结石位置并取出

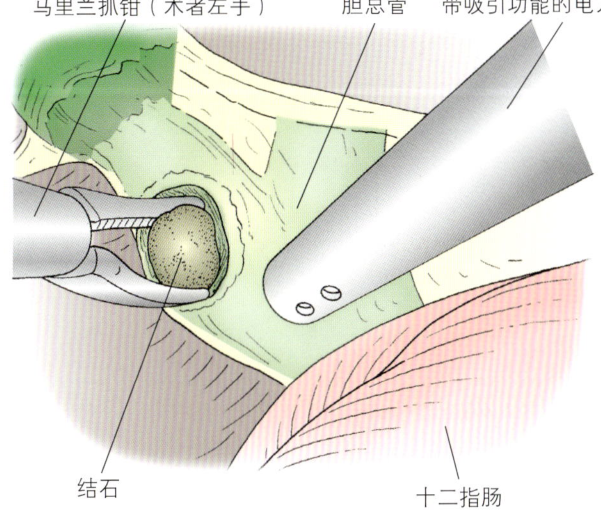

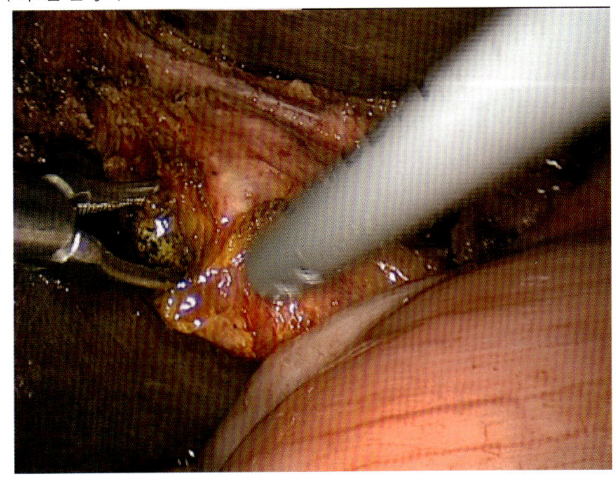

图1-4-10 关闭胆囊管切开处

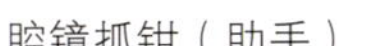

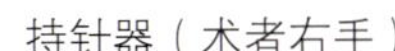

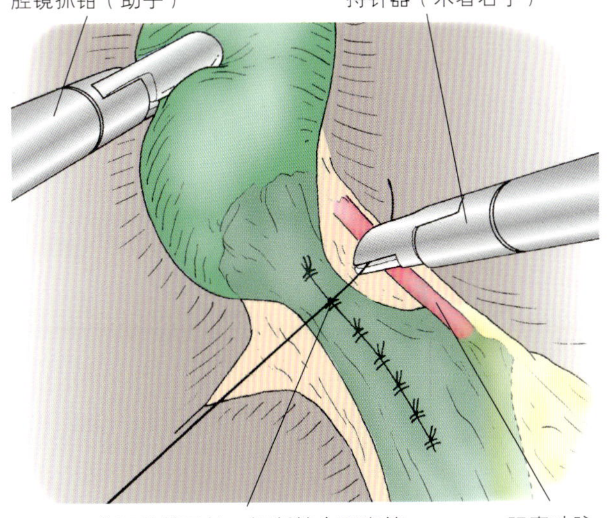

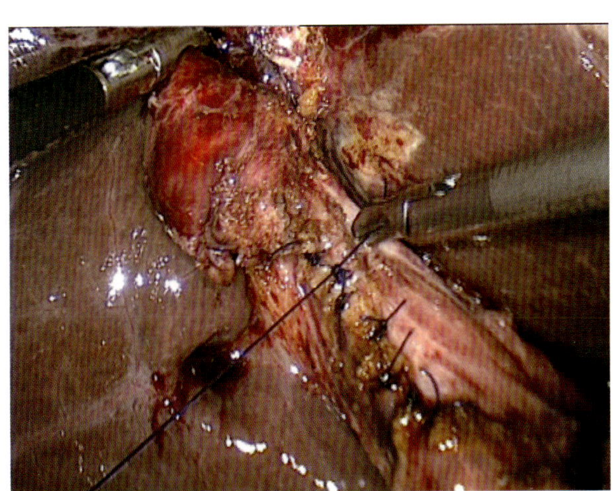

（二）掌握手术技巧

◉手术技巧概述

在进行伴有高度纤维化的慢性胆囊炎手术时，考虑到炎症反应可能影响到胆管，手术初期需要优先将三管合流部的结石取出（1）。成功取出结石后，可以利用胆囊管切开的部位制作皮瓣。在确保不造成胆总管狭窄的情况下，使用4-0 PDS线进行间断缝合修补（2）。

◉如何掌握手术技巧

（1）保持术野稳定，避免视野发生不必要的抖动，同时操作应轻柔且细致。

（2）仔细观察并确认胆囊管的内腔，随后进行确切的缝合修补。

1

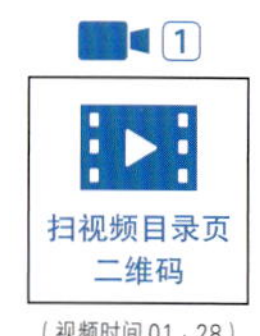

（视频时间01：28）

2

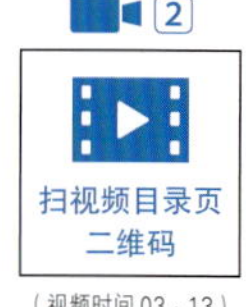

（视频时间03：13）

（三）手术评价

Q 如何确定胆囊管内结石的位置?

▶紧贴着胆囊壁从胆囊颈部到胆囊管部附近仔细地游离纤维粘连组织，若发现胆囊管部膨隆，这可能提示有结石嵌顿。用腔镜抓钳触诊该区域，能够明确结石的具体位置。

▶此外，术前的影像学检查，尤其是内镜下经鼻胆管引流术（ENBD）等胆道造影检查，有利于掌握胆总管部与结石的位置关系。

Q 如何取出胆囊嵌顿结石?

▶在结石嵌顿部位靠近胆囊颈部一侧切开胆囊管（图1-4-11a）。

▶术者左手使用分离钳，在确保不夹碎结石的前提下，小心翼翼地夹住结石并准确取出。同时，右手可以操作电刀，在必要时沿着胆囊管的纵轴进行最小限度的追加切开（图1-4-11b）。

▶左手钳子继续夹住结石，而右手吸引器触诊确定结石边界，以及吸引胆汁（图1-4-11c）。

▶谨慎取出结石并避免结石碎裂，再次仔细确认胆管内腔（图1-4-11d）。

Q 如何取出胆囊管内结石? 胆囊管断端如何处理?

▶若结石未进入胆总管，则在胆囊管结石嵌顿的位置，沿着结石最大直径与胆囊管走行方向垂直的位置切开胆囊管壁，用腔镜抓钳轻取结石。最后，使用ENDOLOOP®或缝扎法进行双重结扎封闭。

▶若结石已进入胆总管，或者是存在胆囊管-胆总管瘘的情况，需从患者的右侧沿着胆囊管至胆总管汇合处制作一个连续的纵向切口，通过该切口取出结石。仔细观察和确认胆总管内腔是否残留小的结石或胆泥，在不引起胆总管狭窄的前提下，使用5-0或4-0的单丝线对胆总管进行缝合（图1-4-12），对于胆囊管的断端，使用ENDOLOOP®进行结扎处理。如果缝合操作困难或者存在高风险，可以选择留置T管。

图1-4-11 确认及摘除三管合流部的嵌顿结石

a：切开胆囊管。　　b：取出嵌顿的结石（1）。

c：取出嵌顿的结石（2）。　　d：取出嵌顿的结石（3）。

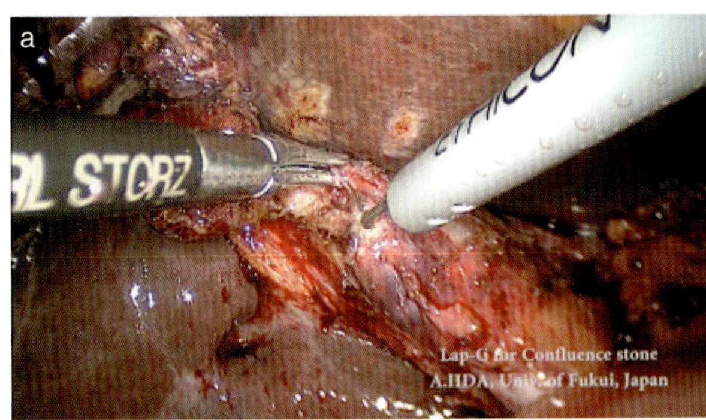

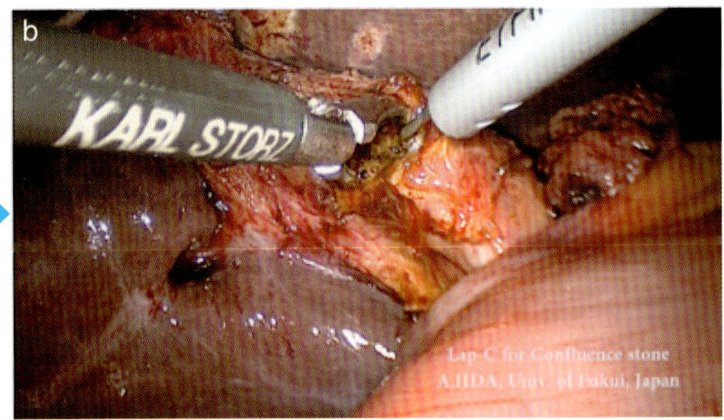

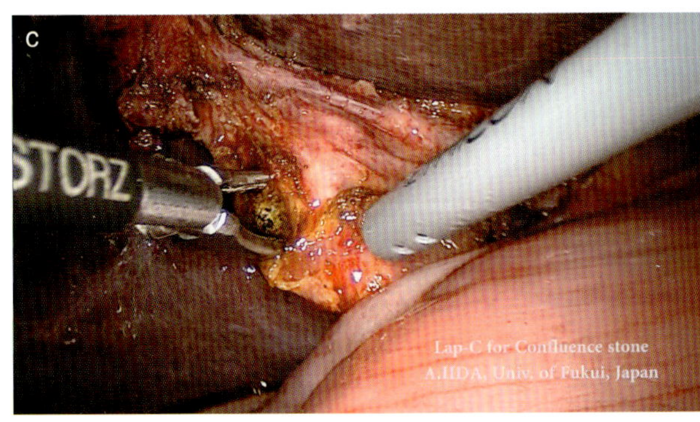

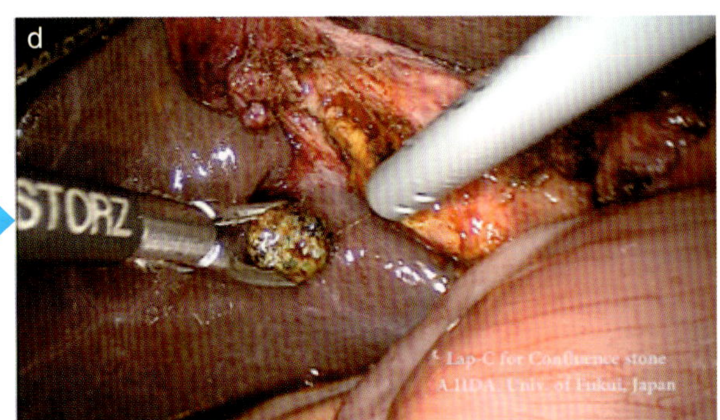

图1-4-12 缝合切开的胆囊管

a：仔细确认胆囊管内腔状况，确保不会引发胆管狭窄之后，将胆囊管壁制作成一个皮瓣，并从中枢侧开始间断缝合胆囊管，以封闭胆囊管。

b：从中枢侧开始，使用4-0 PDS线对胆囊管壁进行间断缝合。

c：在胆囊管壁的远端进行全层的间断缝合，完成后需最后确认有无胆汁渗漏。

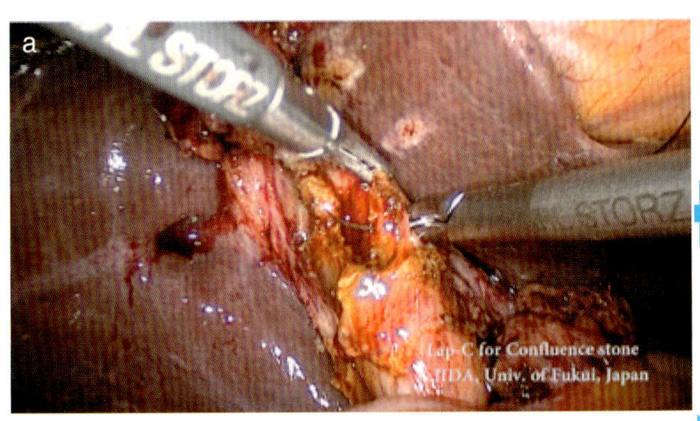

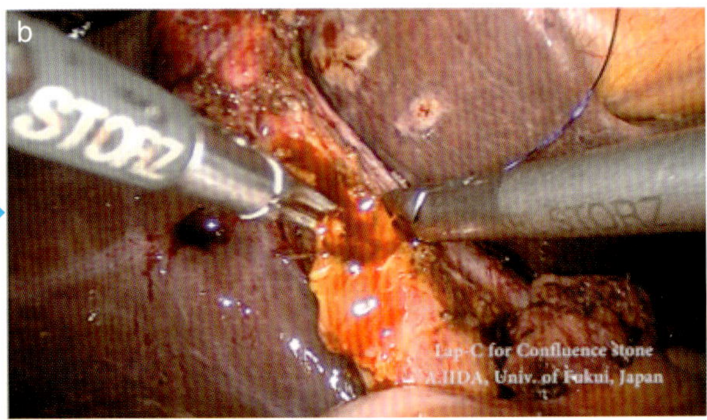

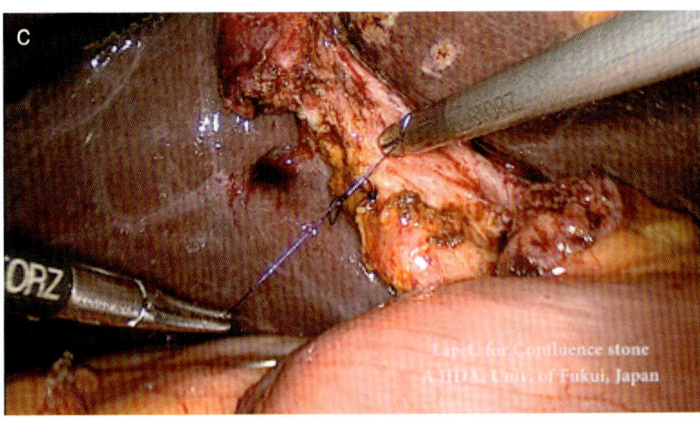

Q 在胆囊管断端封闭完成后，还需要进行哪些处理？

▶进一步使用腔镜套扎线（ENDOLOOP®）对胆囊管断端进行封闭处理。确认胆囊动脉走行，在其末梢侧夹闭胆囊动脉（图1-4-13）。

图1-4-13 封闭胆囊管断端，夹闭胆囊动脉

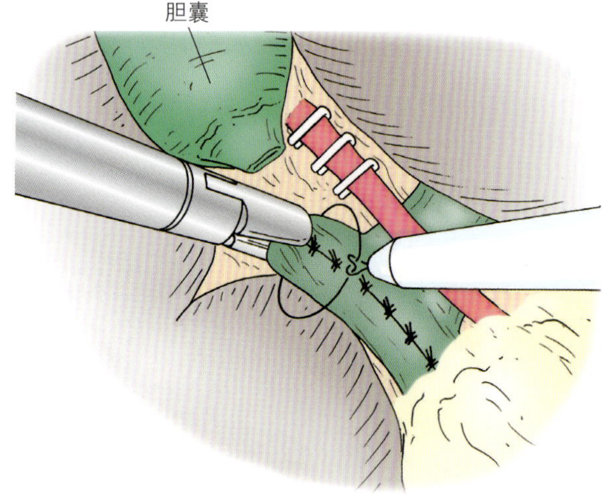

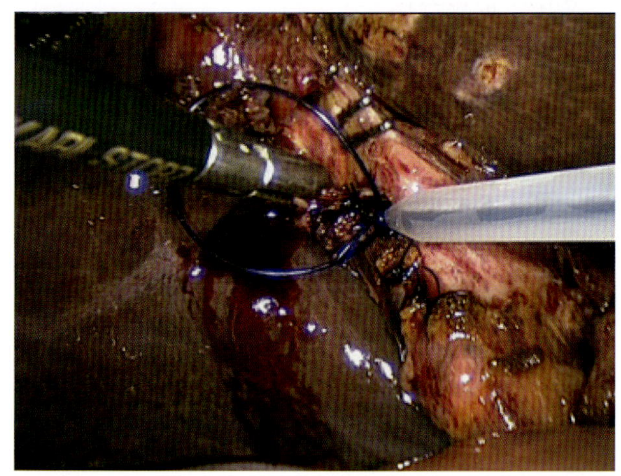

Step ❺

Knack 切除胆囊，取出至体外

- 对于萎缩的胆囊，从胆囊床上开始进行电凝和分离操作，最终将其完全取出至体外。在此操作结束前，助手需使用腔镜抓钳将胆囊底部向头外侧牵拉，以确保术野稳定（图1-4-14）。
- 安全起见，把结石放置在大网膜上或显眼且稳定的区域，最后将结石和已切除的胆囊放入标本收集袋中，取出至体外（图1-4-15）。

图1-4-14 切下胆囊

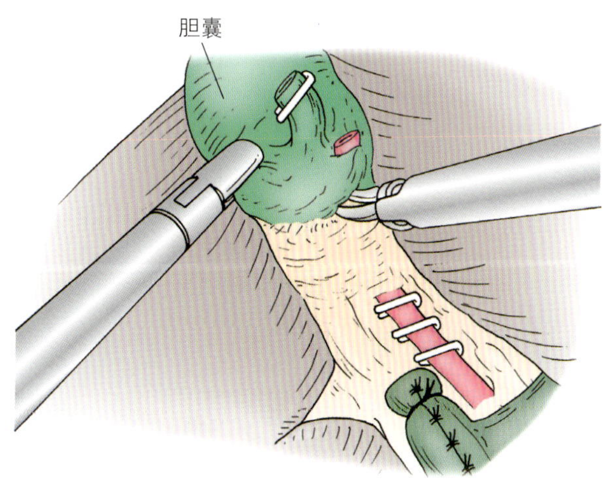

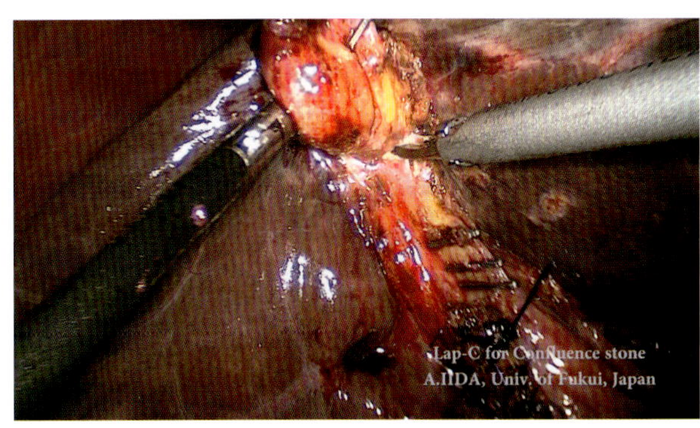

图1-4-15 取出

a：取出胆囊。

b：取出结石。

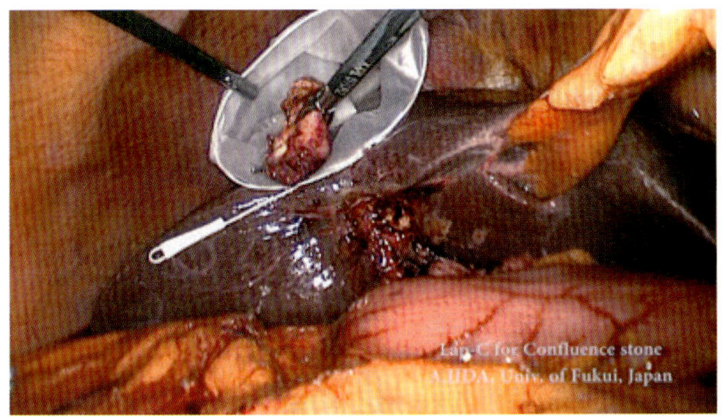

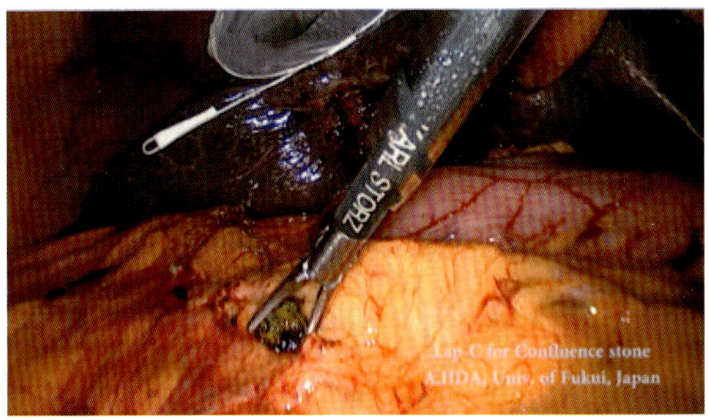

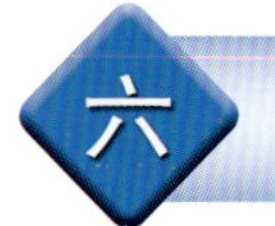

六 并发症处理

- 手术意外状况和相应的预防措施包括以下几点：①游离困难；②术中出血；③胆道损伤；④三管合流部缝合；⑤胆道引流。

（一）游离困难

Q 如果无法游离出三管合流部，应如何应对？

▶如果不能成功游离胆囊颈部周围的组织，可能需要改为胆囊次全切除术，这是一种备选（bail out surgery）术式。然而，这样并不能完全治愈Mirizzi综合征。

▶环形切开胆囊颈部并离断胆囊，可使胆囊黏膜和胆囊壁结构变得更清晰，便于确定胆囊管。

Q 如果无法游离胆囊颈周围组织，应如何处理？

▶如果腹腔镜下无法明确局部解剖结构，继续腹腔镜手术可能会增加手术风险和并发症。此时应该及时中转开腹手术，扩大视野后更加安全地手术。

（二）术中出血

Q 如何避免术中损伤肝右动脉？

▶在炎症严重波及胆管时，血管可能也会被周围组织紧密粘连。因此，手术过程中需特别小心，避免损伤肝右动脉、胆总管以及右肝管。

▶因炎症可能导致肝右动脉埋藏于胆囊壁内，术前须进行全面CT检查，了解肝右动脉走行。必要时可只对增厚的胆囊壁黏膜层进行局部剥离，不要过于执念于胆囊壁全层游离。

▶肝右动脉常隐藏在增厚的胆囊颈壁内，并有胆囊动脉从中分出。因此，应避免在靠近肝右动脉主干附近进行电凝、离断操作。如果肝右动脉主干埋藏于胆囊壁内，可以考虑保留部分黏膜层外增厚的胆囊壁，这样有利于保护好肝右动脉，防止主干出血，这是在处理高度炎症浸润的胆囊手术时比较安全的操作要点。

（三）胆道损伤

Q 如何预防胆道损伤？在胆管出现微小穿孔（pin-hole）时应如何处理？

▶如前所述，为了防止胆道损伤，应努力构建清晰的手术视野，同时需要外科医师有娴熟的组织分离技术，以确保局部解剖结构明确显现。

▶倘若在分离粘连的纤维组织过程中不慎在胆管上形成微小穿孔（pin-hole），应沿胆管的纵轴方向用4-0或5-0单丝可吸收缝线进行修复，且放置ENBD等胆道引流装置。

（四）三管合流部缝合

Q 在从三管合流部取出结石后，应如何缝合胆管壁?

▶ 在Mirizzi综合征病例手术中，一般取石后即可看见三管合流部的胆总管以及其内腔状况。

▶ 应沿着胆囊管的长轴从胆囊管右侧壁到胆总管右侧进行切开，以去除嵌顿的结石。随后，需观察胆总管的管腔有无狭窄。确定无狭窄之后，用4-0单丝可吸收线缝合胆总管的管壁。接着，利用腔镜套扎线（ENDOLOOP®）闭合胆囊管断端。如果缝合操作较困难，可通过放置T管进行引流。

（五）胆道引流

Q 胆道引流的主要目的是什么?

▶ 治疗术前梗阻性化脓性胆管炎。

▶ 用于术前诊断。

▶ 在手术过程中切开三管合流部时，胆道引流有助于直观检查胆总管的内部情况。

▶ 术后胆管减压，防止胆管缝合处压力过高而发生胆汁漏。

▶ 对于术中意外造成的轻微胆道损伤，可以帮助治愈其受损部位。

▶ 综上所述，胆道引流非常有用，尤其是ENBD更是如此，因此在术前应与消化内科医师沟通好（图1-4-16）。

▶ 某些病例术中放置C型管可能会非常困难。因此，在出现胆道损伤等需要术中和术后引流的情况下，如果内镜胆道引流遇到困难，则应考虑T管引流作为替代方案。

图1-4-16 术前ENBD引流管造影

在三管合流部附近发现结石嵌顿，且存在胆囊管–胆总管瘘道（箭头）。

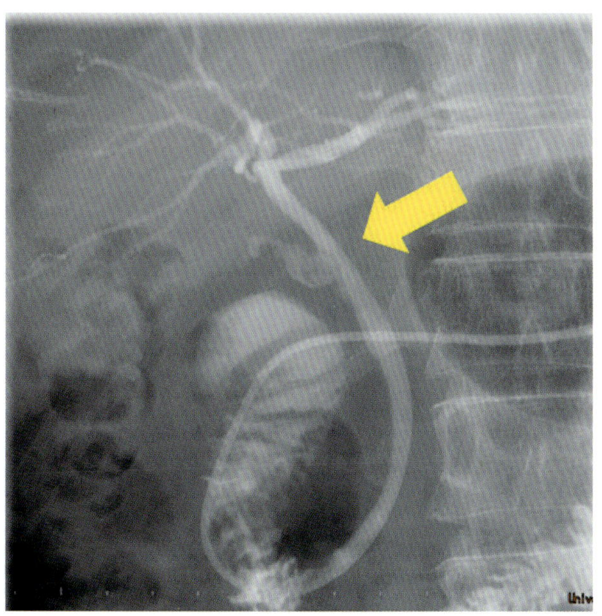

◇ 参考文献

[1] Greenfield LJ, et al: Surgery: Scientific Principles and Practice. 2nd ed, Lippincott-Raven, Philadelphia, 1997.
[2] 久次武晴, 山本裕士, 五十君裕玄, ほか:胆石症に伴う胆管の走行異常と奇形例の検討. 臨床成人病 1974; 4: 581-586.
[3] 倉田昌直, 本田五郎, 奥田雄紀浩, ほか：腹腔鏡下胆囊摘出術前の胆道精査による胆道走行異常のスクリーニングの有用性と対処法の検討. 胆道 2012; 26: 663-667.
[4] 飯田　敦, 西野拓磨, 横井繁周, ほか:胆囊炎症例におけるラパコレ―萎縮胆囊, Mirizzi症候群, 胆囊消化管瘻におけるラパコレ. 臨外 2017; 72: 68-71.
[5] 飯田　敦, 西野拓磨, 横井繁周, ほか:腹腔鏡下胆囊摘出術―高度炎症例の手技的ポイント. 杉山政則, 正木忠彦, 阿部展次編, 消化器外科手術　起死回生の一手, メジカルビュー社, 東京, 2017; p284-289.
[6] Tokumura H, Iida A, Sasaki A, et al: JSES guideline: Gastroenterological surgery: The gallbladder and common bile duct. Asian J Endosc Surg 2016; 9: 237-249.
[7] Sopar NJ, Strasberg SM: Avoid and classifying common bile duct injuries during laparoscopic cholecystectomy. Phillips EH, Rosenthal RJ, ed, Operative Strategies in Laparoscopic Surgery, Springer-Verlag, 1995; p65-72.

专 栏

【在处理炎性组织时，术者吸引操作的重要性】

正如文中所阐述的，在涉及炎性组织的手术中，尤其是胆囊炎手术，确保手术安全的关键因素之一是外科医师在炎性组织处理过程中对吸引操作的熟练程度。

首先，需要配备一个能够在间歇性吸引操作下保持术野稳定的气腹装置和吸引器。应通过频繁而适度的点吸，以清晰显现局部解剖结构，并在正确的层次上钝性分离紊乱的炎症组织。通过凝固、离断，可以更清晰地分辨出需要保留的脉管、离断的血管、待切除的大量炎症纤维组织以及胆囊周围的神经局部组织之后，局部解剖更是会“豁然开朗”。

笔者研发了一种手术吸引装置（ENDOPATH® Electrosurgery Probe Plus Ⅱ；Pistol hand control：Johnson and Johnson）。该设备配备了L形单极电刀，其尖端具有伸缩功能，特别适用于此类手术。根据设计初衷，该设备配有一个脚踏开关，用于精确控制凝固操作，以减少不必要的晃动。

对于复杂手术，需要开发出能让外科医师在不同术野都能高效工作的手术器械。

第二章　胰腺 / 脾脏

胰腺

- 第一节　低度恶性IPMN的腹腔镜下胰体尾联合脾脏切除术
- 第二节　低度恶性IPMN的腹腔镜下保脾胰体尾切除术（SPDP：Kimura法）
- 第三节　低度恶性IPMN的腹腔镜下保脾胰体尾切除术（SPDP：Warshaw法）

脾脏

- 第四节　脾功能亢进腹腔镜下脾切除术

第一节 低度恶性IPMN的腹腔镜下胰体尾联合脾脏切除术

橋田 和樹，北川 裕久 倉敷中央病院外科

提升手术技巧的秘诀

1. 正确认识胰腺周围的解剖。
2. 把握组织游离及离断的界线。
3. 学会术野展开。

部分缩写

- LGV：left gastric vein，胃左静脉
- IMV：inferior mesenteric vein，肠系膜下静脉
- IPMN：intraductal papillary mucinous neoplasm，胰管内乳头状黏液瘤
- SCN：serous cystic neoplasm，浆液囊性瘤
- MCN：mucinous cystic neoplasm，黏液囊性瘤
- US：ultrasonography，超声检查
- EUS：endoscopic ultrasonography，超声内镜
- Lap-DP：laparoscopic distal pancreatectomy，腹腔镜下胰体尾联合脾脏切除术
- SMV：superior mesenteric vein，肠系膜上静脉
- PV：portal vein，门静脉
- SpA：splenic artery，脾动脉
- SpV：splenic vein，脾静脉
- RGEA：right gastroepiploic artery，网膜右动脉
- RGEV：right gastroepiploic vein，网膜右静脉
- CHA：common hepatic artery，肝总动脉

手术操作须掌握的解剖

- 肿瘤的位置固然至关重要，与手术相关的血管也要做到心里有底。笔者所在医院采用螺旋CT重建3D血管模型，并通过薄层CT（thin slice CT）图像序列，力求将所有细微血管均纳入术前影像重建之中（图2-1-1）。
- 尤其在动脉系统中，胰腺背动脉与胰横动脉因其多变性而显得尤为重要；而在静脉系统内，胃左静脉（LGV）和肠系膜下静脉（IMV）亦存在丰富的变异形式。因此，充分认识这些血管的走行及其潜在变异意义重大。

图2-1-1 通过螺旋高分辨薄层CT进行的血管三维重建

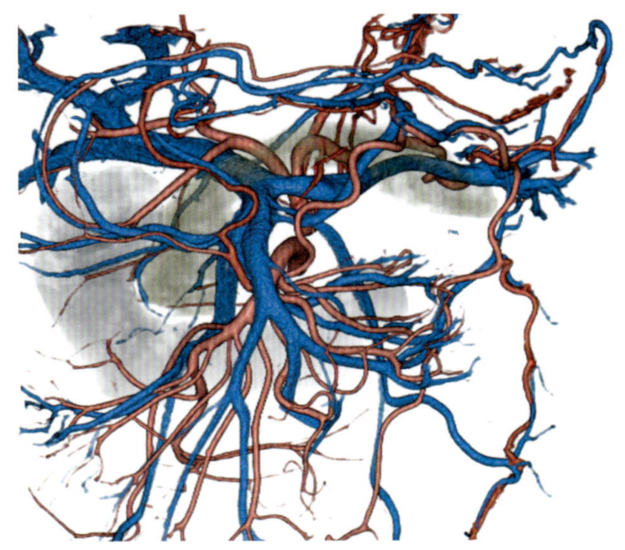

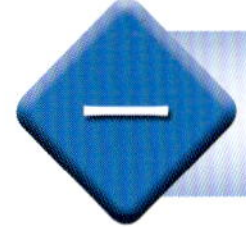

一 确定疾病的起因和自然病程（加重过程）

1. 疾病的发病机制（原因）

- IPMN、SCN和MCN等胰腺囊性疾病的发病机制尚不明确。近年来随着CT、MRI及US技术性能的显著提升与广泛应用，临床上体检发现此类疾病呈日益增多的趋势。

2. 从发病到重症化

- 胰腺囊性疾病相较于胰腺癌通常表现出低度恶性的生物学特性，然而不同类型的囊性病变的自然发展进程也各异，因此，通过影像学鉴别诊断手段准确区分各类病变至关重要。
- 在多数情况下IPMN一定时间内可能不发生变化，因此仅长期随访观察即可。然而值得注意的是，部分IPMN病例在随访过程中可能出现进展或恶化的可能。

3. 并发症

- 当诊断为神经内分泌肿瘤时，有必要进一步排查是否存在与多发性内分泌腺瘤综合征Ⅰ型（MEN-1）相关的病变。鉴于此类综合征可能涉及胰腺之外的其他内分泌器官，如甲状旁腺和脑垂体，故应进行针对性的细致筛查与评估。
- 在IPMN病例中，值得注意的是，患者可能同时或异时性合并胰腺癌。

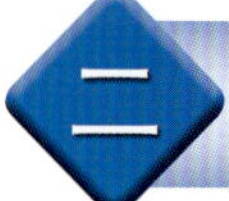

手术适应证和术式的选择

（一）手术适应证及术式选择（临床决策）

1. 适应证

- 对于无须进行淋巴结清扫的良性或低度恶性潜能的胰体尾肿瘤，如以IPMN为代表的病变，比较适合做Lap-DP。
- 通常情况下，在门静脉（PV）周围离断胰腺，但当肿瘤邻近脾门时则行胰尾部部分切除，最大限度保留正常胰腺组织。

2. 禁忌证（不适宜手术或需选择开腹手术的情况）

- 当胰颈部病变位于门静脉正上方时，切除线应选择在更贴近胰头部而非门静脉的位置进行。此时，由于自动切割闭合器可能不适用于处理胰腺断端，建议选择开腹手术。

（二）手术时机的选择

- 在随访过程中若IPMN出现恶化迹象，则应考虑手术切除。分支胰管型IPMN合并急性胰腺炎时，是有手术指征的。
- 此外，在影像学评估中，囊肿直径>3 cm、造影显示壁内结节<5 mm、囊壁增厚、主胰管直径介于5～9 mm并伴有上游胰管萎缩表现的主胰管狭窄、淋巴结肿大、血清CA19-9水平升高，以及2年内囊肿直径增长超过5 mm等情况，被定义为可疑特征（worrisome features），提示可能存在恶变潜能。如经EUS检查高度怀疑恶性病变，则可判定为手术适应证。
- 另外，出现梗阻性黄疸、造影下可见>5 mm的结节，或者主胰管直径>10 mm时，其恶性化风险显著增高，这些情况被称为高危因素（high-risk stigmata），也是有手术适应证的。在主胰管型IPMN中，主胰管直径在5～9 mm范围被视为可疑特征，需进一步精查；若发现主胰管直径>10 mm、并发黄疸或壁内结节，则应判断为手术切除的适应证。
- 若在胰腺切除标本断端病理检查中发现浸润性癌或细胞高度异型，则建议追加手术切除。
- 对于MCN和神经内分泌肿瘤在综合考虑患者的年龄和疾病风险后，一般认为所有病例均适合进行手术治疗。
- 对于诊断为SCN的病例，通常随访观察即可，但一旦出现严重的相关症状或囊肿增大至5 cm以上，则应视为手术适应证。

（三）中转开腹手术

- 对于肝动脉、门静脉或脾静脉（SpV）等重要血管的出血，若腔镜下很难止血则应当果断中转开腹。

（四）围术期管理的要点

1. 术前

- 通过CT或MRI，能够精确评估胰腺病变的形态特征及进展状态。此外，要掌握血管解剖位置及其毗邻关系。

- 对于源自胰管的病变，采用ERCP进行胰管造影，并结合胰液细胞学检查等手段，可实现对病变更精确的诊断。而对于囊性胰腺病变，利用超声内镜进行探查，有助于明确病变的性状以及是否存在壁内结节等关键信息。
- 若怀疑为内分泌肿瘤时，需对内分泌系统进行细致检查。

2. 术后

- 在并发症管理中，应特别关注胰瘘的发生。需细致观察并记录放置在胰腺断端邻近区域引流管排出的液体性状以及液体量的变化。逆行性感染被认为是增加胰瘘风险的因素之一，因此引流管的管理和维护也是非常重要的。自手术后第1天起，每日至少监测一次引流液中的淀粉酶，通常术后首日的数值最高，随后逐渐下降。若检测结果未见异常，则可在术后第3～5天考虑拔除引流管。
- 一旦发生胰瘘，有可能并发假性动脉瘤并引发出血，对此务必谨慎处理。确保有效的引流是最关键的，可能需要采取更换引流管、经皮穿刺引流或经内镜消化道穿刺引流等方法进行干预。当确诊为假性动脉瘤且伴有出血时，该情况极为危急，须立即通过介入（IVR）实施线圈栓塞以止血，并避免因出血导致的生命危险。

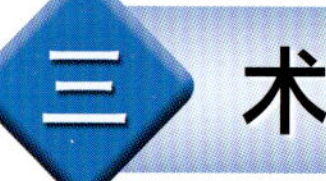

三 术前准备

(一)手术体位及器械(图2-1-2)

- 采用分腿位,并适度抬高患者的头部和左侧。在对胰头及胰体区域进行操作时,助手与术者分别站立于患者的左、右两侧,而扶镜手则位于患者两腿之间。在胰尾部手术操作时,则调整为:术者站在患者右侧,助手仍位于两腿间,而扶镜手则移至患者尾侧偏右的位置,此时需注意,患者的右脚外展角度应适当减小,左脚外展角度可相应增大。
- 主显示器被设置在患者头部上方,供所有手术团队成员观看同一实时画面进行手术。副显示器则配置在主显示器的右侧,以便在手术过程中实时对比CT图像或三维重建图像与实际术野图像,特别是在手术后期进行胰尾操作阶段,副显示器会直接面向术者,将术野图像展示于此能更自然地引导手术进程。此外,电刀等能量器械应放置于患者左侧区域。

图2-1-2 手术体位、人员站位及器械布局

a:胰头及胰体部周围操作时。

b:胰尾操作时。

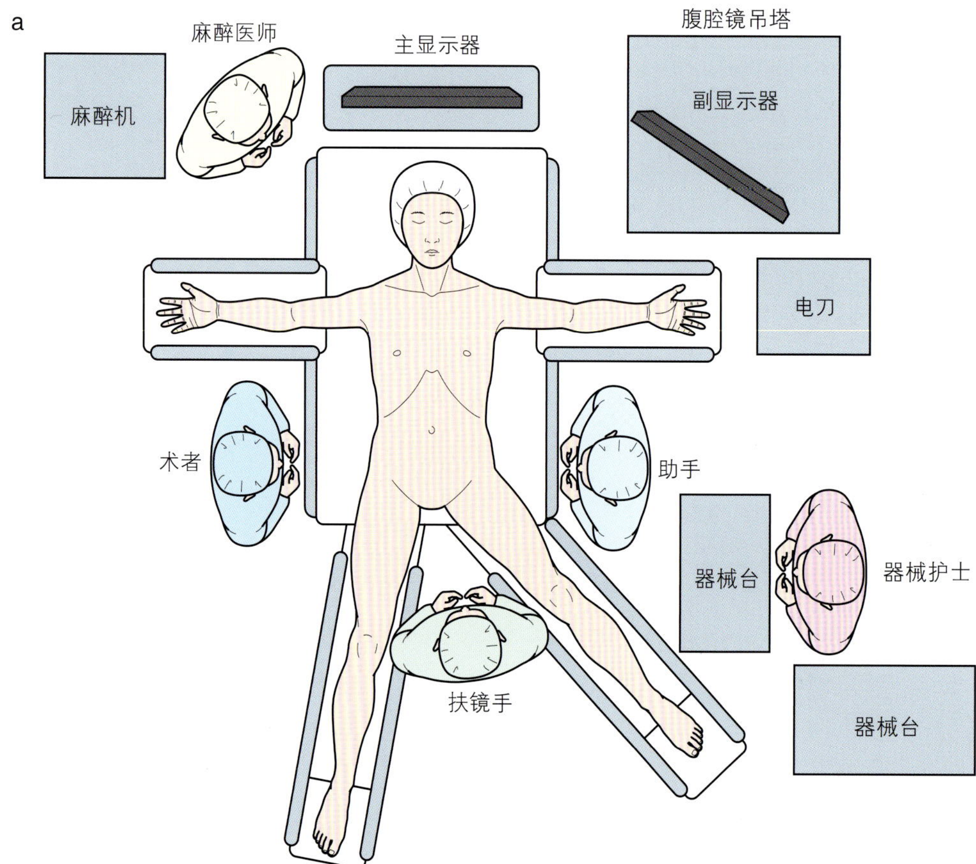

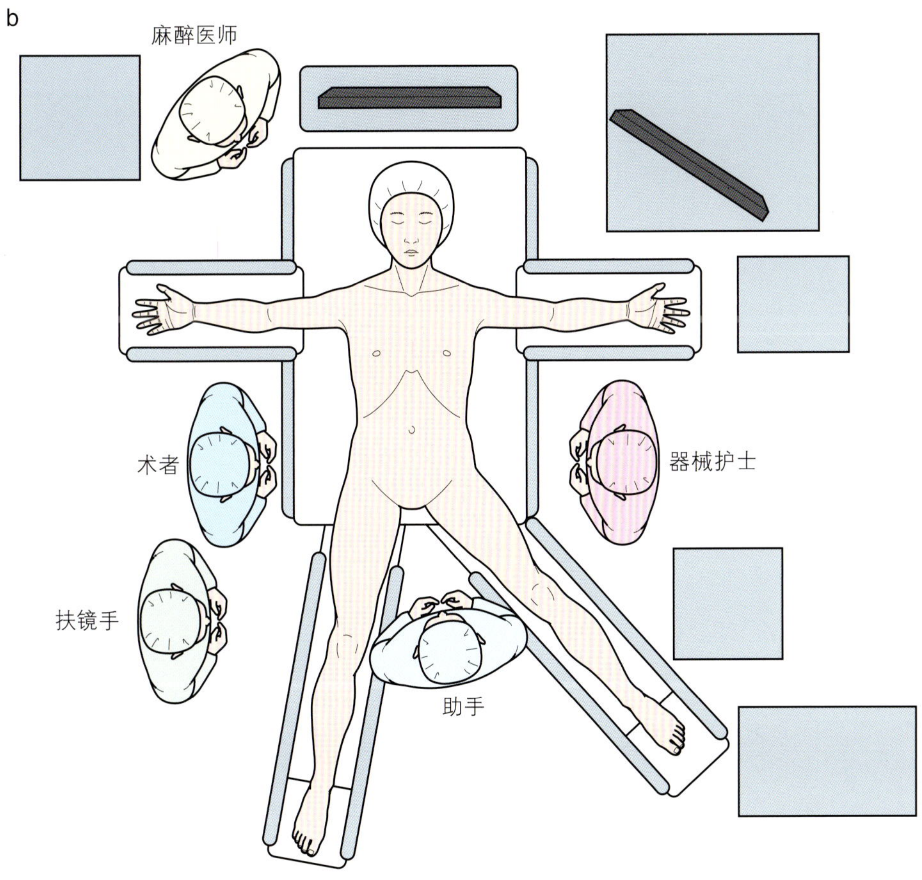

（二）腹壁切口及戳卡布局

- 经脐放入12 mm腔镜用戳卡，在右肋缘与锁骨中线交点处置入5 mm戳卡，在脐部戳卡和上一个5 mm戳卡的中点连线处放置12 mm戳卡，在脐水平线左侧与锁骨中线交点处置入12 mm戳卡，在其稍靠近头外侧的区域置入5 mm戳卡，分别作为术者和助手用戳卡（图2-1-3）。

图2-1-3 戳卡布局

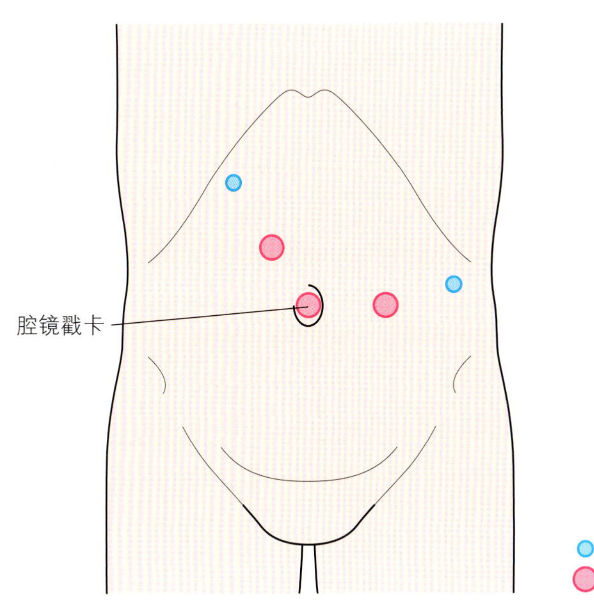

四 手术流程概况

（一）手术操作注意事项

- 在实施腹腔镜下胰体尾切除术时，需熟练进行肝脏及胃等腹部器官的牵拉与翻转技术，以充分暴露手术区域。熟练掌握这些操作是确保手术过程中无障碍操作的基础。
- 当出血时，门静脉周围因其复杂的解剖结构往往成为止血最大的挑战，因此准确辨识并安全显露胰腺下缘的肠系膜上静脉（SMV）极其重要。
- Lap-DP的标准手术步骤概述如下：

（二）实际手术流程

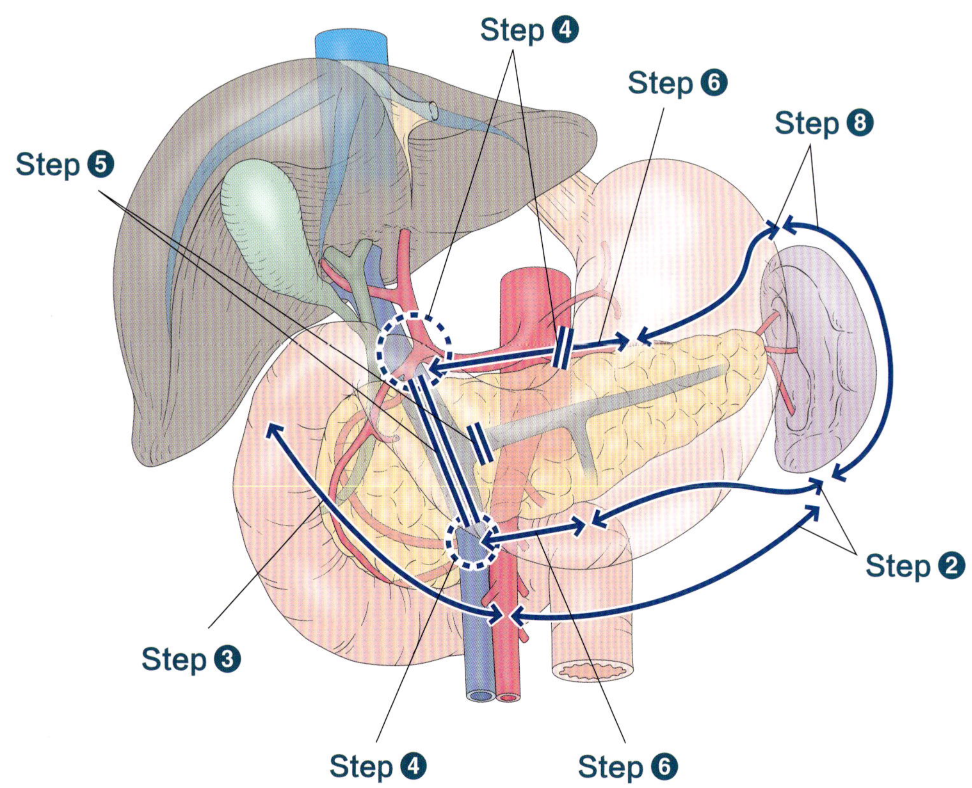

Step ❶ 向上牵开肝脏
Step ❼ 展开胃
Step ❾ 取出标本，留置引流管，缝合切口

[Focus 需掌握的手术技巧（见下文）]

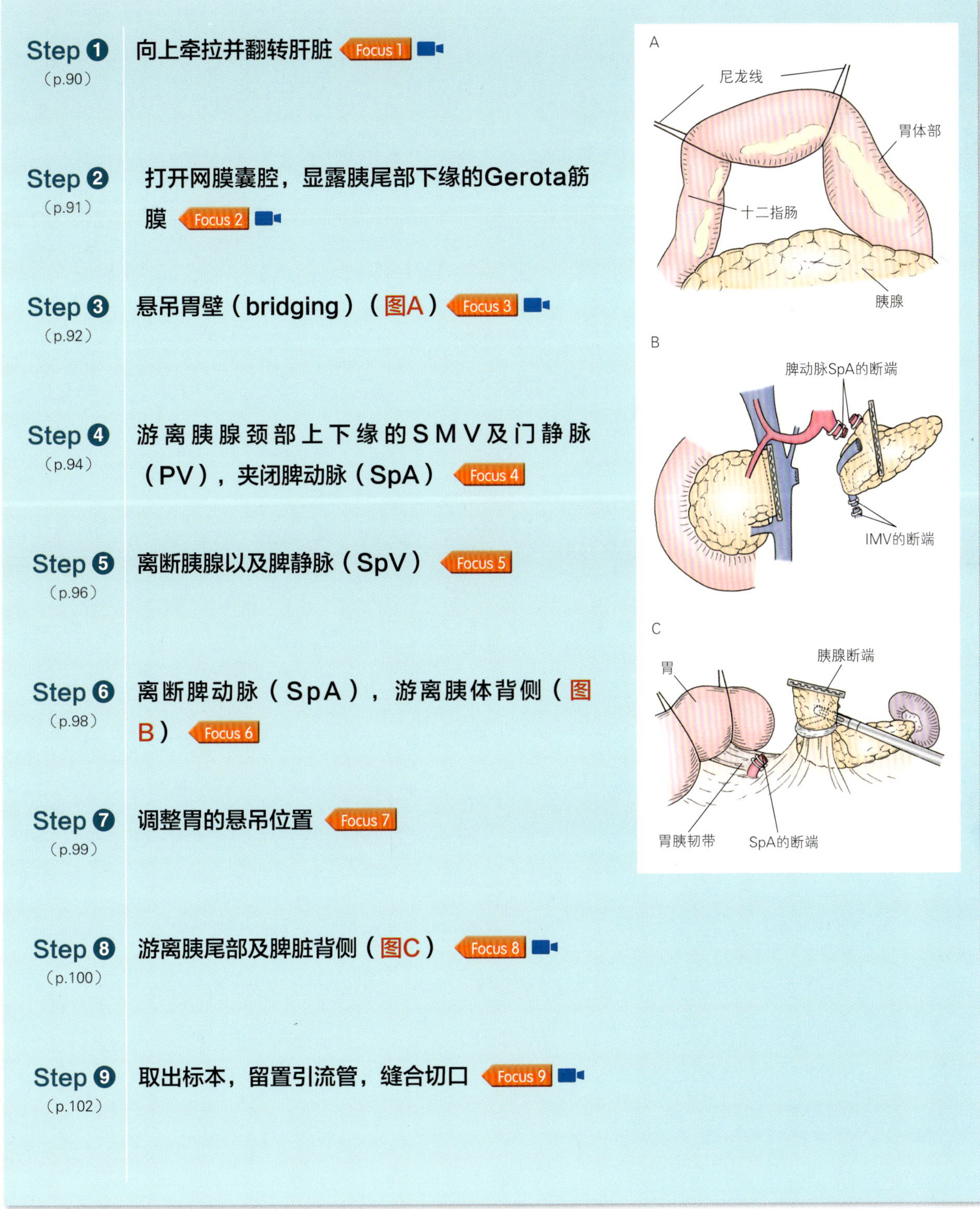

Step ❶ （p.90） 向上牵拉并翻转肝脏 Focus 1

Step ❷ （p.91） 打开网膜囊腔，显露胰尾部下缘的Gerota筋膜 Focus 2

Step ❸ （p.92） 悬吊胃壁（bridging）（图A） Focus 3

Step ❹ （p.94） 游离胰腺颈部上下缘的SMV及门静脉（PV），夹闭脾动脉（SpA） Focus 4

Step ❺ （p.96） 离断胰腺以及脾静脉（SpV） Focus 5

Step ❻ （p.98） 离断脾动脉（SpA），游离胰体背侧（图B） Focus 6

Step ❼ （p.99） 调整胃的悬吊位置 Focus 7

Step ❽ （p.100） 游离胰尾部及脾脏背侧（图C） Focus 8

Step ❾ （p.102） 取出标本，留置引流管，缝合切口 Focus 9

五 手术技巧的提高

Step ❶

Focus 1 向上牵拉并翻转肝脏

（一）操作开始及目标（图2-1-4）

- 悬吊肝脏以便显露术野。

图2-1-4 悬吊肝脏

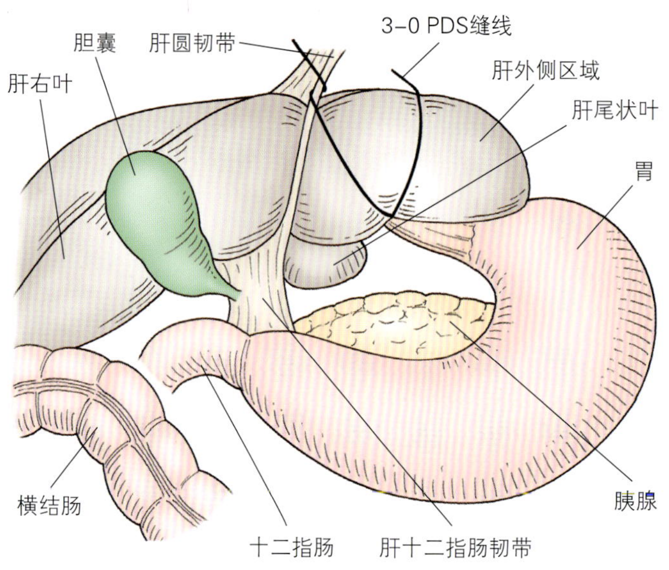

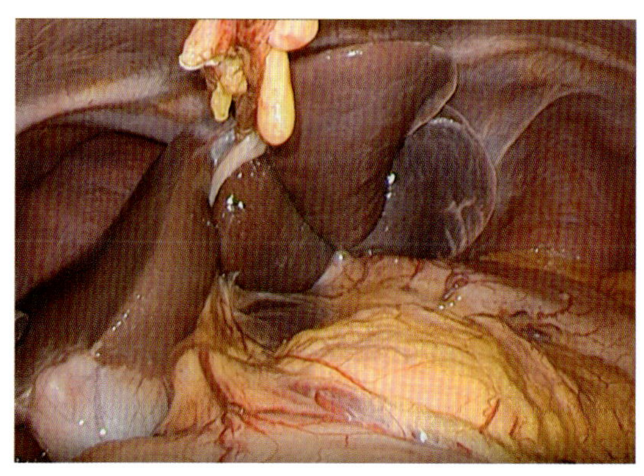

（二）掌握手术技巧

◉**手术技巧概述**

用3-0 PDS缝线在肝圆韧带上连续缝合两针，并在邻近膈肌脚处缝合一针。自剑突两侧穿出体表，牵拉肝左叶。通过将肝左叶向头侧及腹侧适度牵开，在胃前方创造出良好的术野（视频1）。

◉**如何掌握手术技巧**

（1）肝圆韧带处的缝线尽可能贴近肝脏实质进针，会获得更好的视野。

（2）在膈肌脚附近缝针时选择在足够坚韧的组织处缝合以防止因牵引导致的组织撕裂。

（3）将牵引线自剑突两侧沿肋弓正下方穿出体外，这样肝脏就被牵向头侧及上腹部。

视频1

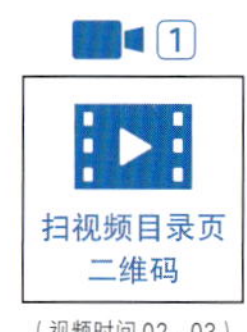

（视频时间 02：03）

（三）手术评价

Q 为何在肝圆韧带上缝合两针?

▶进行两针缝合旨在增强对肝圆韧带固定部位的摩擦阻力。此外，通过剑突右侧向体外方向牵引缝线，能够有效地抬起肝圆韧带结构，从而有助于细微调整术野所显露的范围。

Step ❷

Focus 2 打开网膜囊腔，显露胰尾部下缘的Gerota筋膜

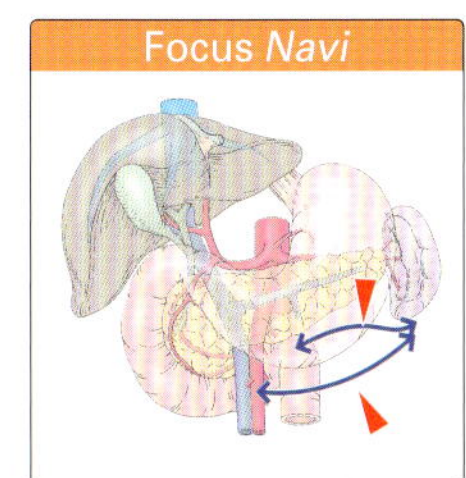

（一）操作开始及目标（图2-1-5）

- 首先打开网膜囊腔，显露脾下极及胰尾部的下缘的Gerota筋膜。

图2-1-5 打开网膜囊腔，显露胰尾部下缘的Gerota筋膜

a：离断大网膜。

b：显露Gerota筋膜。

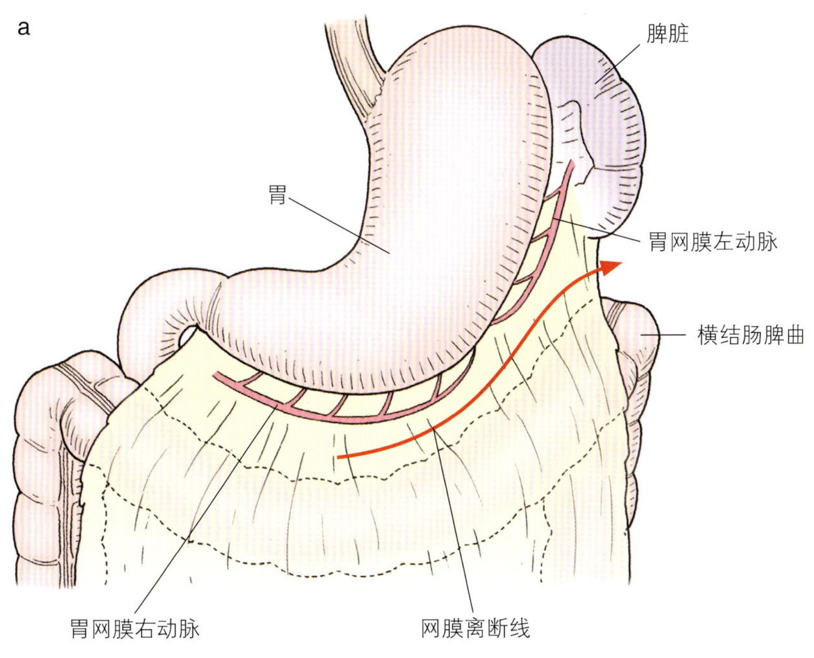

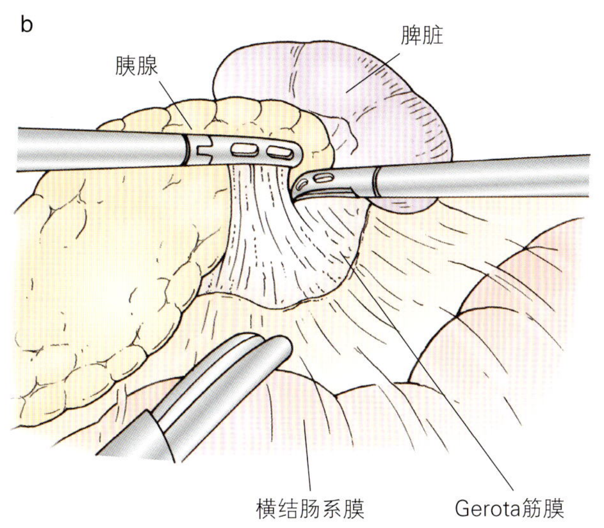

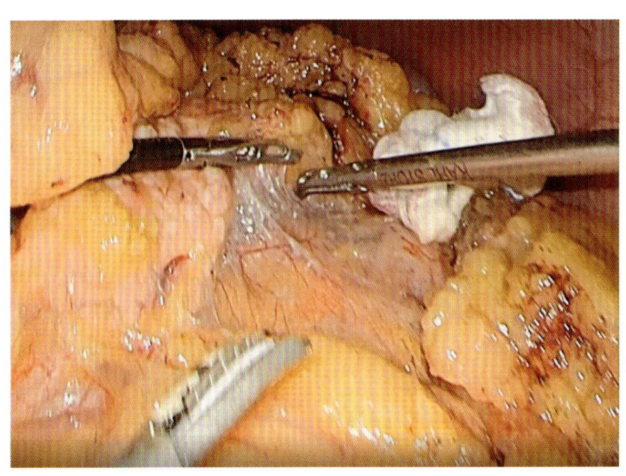

（二）掌握手术技巧

◉手术技巧概述

保留网膜右动脉（RGEA）和网膜右静脉（RGEV），离断大网膜，打开网膜囊腔。向着脾下极方向离断大网膜，并且离断脾结肠系膜。将横结肠脾曲向尾侧适度牵拉，继而在胰尾部下缘处切开一层后腹膜，显露出Gerota筋膜前面。

◉如何掌握手术技巧

（1）在距离网膜动静脉约3 cm处开始切开大网膜，切忌损伤该血管。逐渐向脾脏方向离断大网膜，切口呈线性延伸至脾下极附近。

（2）在网膜动脉左、右分支的交汇点处离断网膜动静脉，应当注意的是，一旦网膜囊完全游离后该交汇点会较难寻找。因此，在进行网膜囊开放之前，应预先确认并标记出网膜动静脉的左、右汇合分界处。

（3）在对脾下极周围组织进行操作时，建议调整为头高左侧高位，以便将大网膜和结肠组织向尾侧移动，从而确保脾下极区域的术野。

（4）充分离断脾结肠韧带之后，通过向尾侧牵引横结肠脾曲部，可以使得胰腺下缘部位的腹膜产生恒定张力。随后切开该层膜性组织，即可显露Gerota筋膜的光滑表面。

（5）由头侧向内侧游离Gerota筋膜前层，比较容易推进手术。

（三）手术评价

Q 为何网膜离断线选择在距离网膜动静脉（RGEA/RGEV）约3 cm的位置?

▶为了确保胃壁血供，需完整保留RGEA/RGEV。在手术过程中，若大网膜附着的脂肪组织过多，则在翻转胃以显露术野时，这部分组织会妨碍视野展开。因此，有必要靠近血管离断大网膜。

Step ❸

Focus 3 悬吊胃壁（bridging）

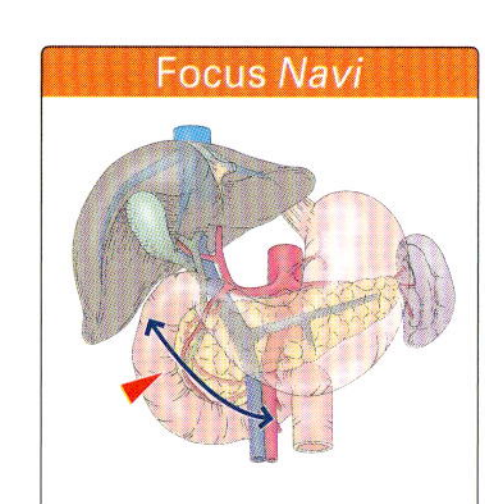

（一）操作开始及目标（图2-1-6）

● 打开保留了RGEA/RGEV的网膜与横结肠系膜之间的间隙，在小网膜侧打开一个小切口，将胃壁悬吊并妥善固定，从而充分显露胰腺体部上缘。

图2-1-6 悬吊胃壁（bridging）

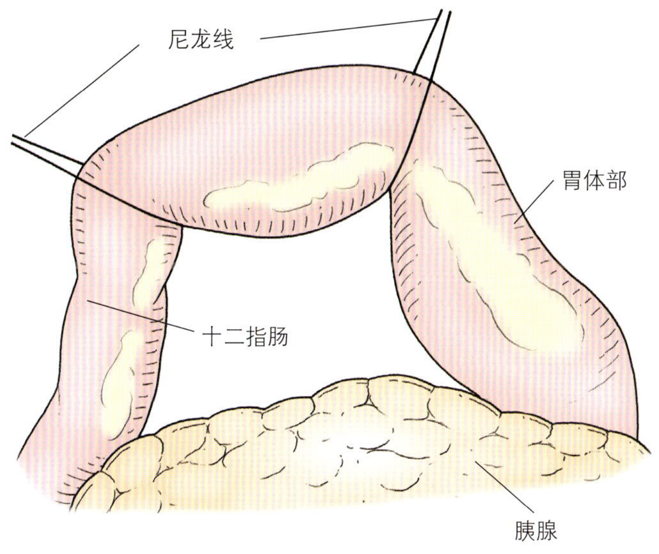

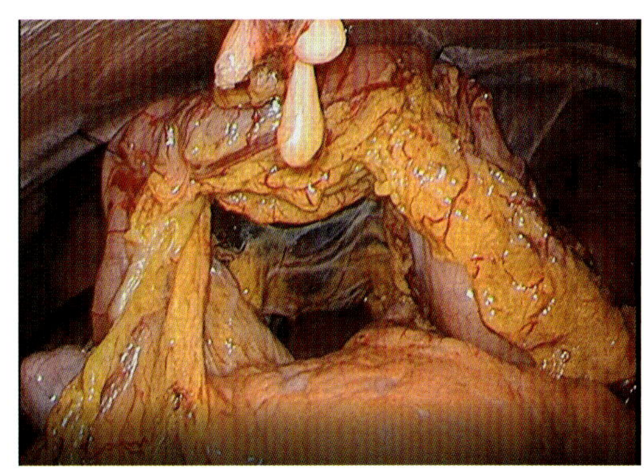

（二）掌握手术技巧

◉手术技巧概述

在先前 Focus 2 所描述的切开起点处，向右侧逐步离断大网膜，从胰头前方向肝脏方向延伸离断线，直至十二指肠降段前方。在此过程中，仔细分离含有RGEA/RGEV的胃系膜与横结肠系膜之间的疏松间隙，直至充分暴露Henle干（即胃结肠静脉干）。随后，在小网膜上打开一个小切口，并通过该切口将两根3-0尼龙缝线穿过胃的后壁，牵向体外，从而悬吊固定胃体。这一操作旨在有效提供胰腺体部上缘的良好术野（2）。

◉如何掌握手术技巧

（1）从左侧向右侧切开大网膜，因此术者的位置调整至患者左侧，会更加便于操作。

（2）在分离胃系膜与横结肠系膜之间间隙时，助手抓持含有RGEA/RGEV的胃系膜，并适度向腹侧方向牵拉，可更好显露层与层之间的间隙。

（3）十二指肠与胰体前方与胃后壁常常存在生理性粘连，容易辨识不清。为确保手术操作更为精确和安全，首先将胰体前面的粘连组织游离至足以清晰辨识胃十二指肠动脉（GDA），以便后续游离有解剖参考标识。

（4）在悬吊胃壁时，右侧的3-0尼龙线穿过胆囊腹侧向体外，而左侧尼龙线则通过剑突左侧牵向体外。右侧尼龙线建议在靠近幽门环位置进行牵引，这样十二指肠球部也可被适当的张力牵向腹侧，从而有效地为胰体上缘区域提供清晰、良好的术野。

2

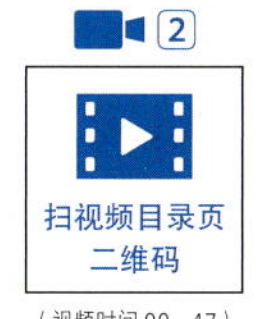

（视频时间00：47）

（三）手术评价

Q 悬吊胃壁是否可以通过在胃壁上用针穿刺而进行？

▶ 胃后壁穿刺并固定牵引线也可以实现胃壁悬吊，但其局限性在于不能灵活调整牵引方向。

▶ 采用悬吊法对胃壁进行牵拉具有显著优势，能灵活且频繁地调整胃壁的牵拉位置。

▶ 在 Focus 7 步骤中，依据手术进程及目标解剖区域的不同，可以适时调整胃壁的悬吊位置。只需相应移动牵引线，即可确保获得合适的术野。

Step ④

Focus 4 游离胰腺颈部上下缘的SMV及门静脉（PV），夹闭脾动脉（SpA）

Focus Navi

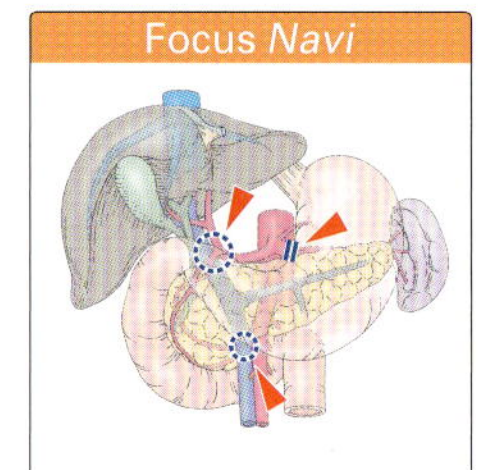

（一）操作开始及目标（图2-1-7）

● 在胰腺下缘区域显露肠系膜上静脉（SMV），同时在胰腺上缘确保门静脉（PV）得以充分显现。此外，还需对脾动脉（SpA）的根部进行夹闭处理。

图2-1-7 在胰腺下缘显露肠系膜上静脉（SMV），在胰腺上缘显露门静脉（PV）并夹闭脾动脉（SpA）

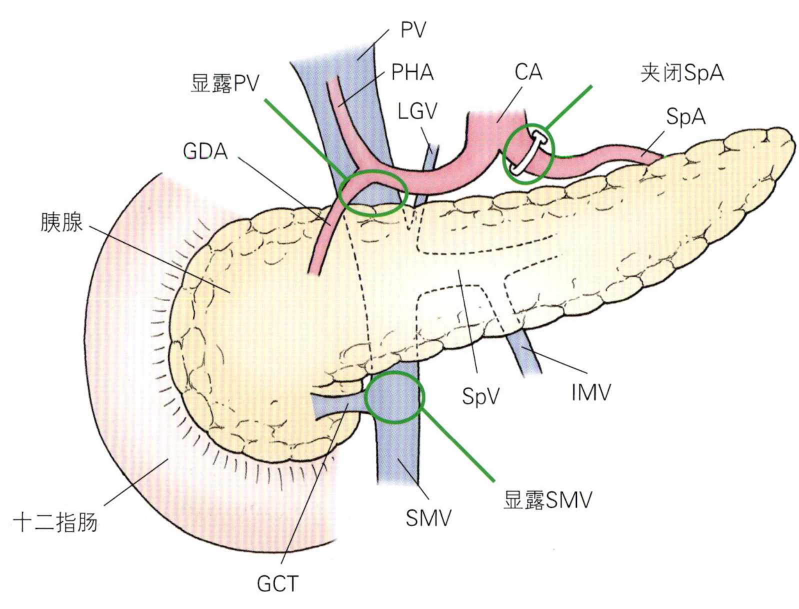

（二）掌握手术技巧

◉手术技巧概述

首先在胰腺下缘显露SMV前壁，随后沿着肝总动脉（CHA）游离至脾动脉（SpA）起点。接着，在脾动脉（SpA）的起始部位夹闭该血管。继续游离位于肝总动脉与胰腺之间的组织结构，最终成功在胰腺上缘显露脾静脉（PV）前壁。

◉如何掌握手术技巧

（1）在腹腔内脂肪较为丰富的病例中，确认SMV的位置可能具有挑战性。此时，可采用以下策略：通过识别胰腺下缘附近的Henle干、胃结肠静脉干（GCT）或结肠中静脉作为解剖标志，有助于更准确地追踪并确定SMV的所在位置。

（2）CHA的位置可通过胃十二指肠动脉（GDA）进行追踪，这样相对简便且安全。在游离第8a组淋巴结背面的神经丛外侧层（outermost layer）时，从尾部向头部方向游离，可轻松辨识出CHA的腹侧部分。如同胃癌淋巴结清扫一样，切除第8a组淋巴结有助于改善术野。继续沿着神经丛最外侧层向左侧追踪，最终能够清晰显露脾动脉的起始部。

（3）可通过神经外侧层游离CHA、GDA与胰腺之间形成的三角区来显露胰腺上缘门静脉（PV）前壁。如果为了避免损伤胰实质而一味地向神经层内侧面游离，这样会增加不必要的神经丛游离。

（三）手术评价

Q 为何需要先夹闭脾动脉（SpA）？

▶在手术过程中，提前对脾动脉进行夹闭是为了有效降低术中出血的风险。特别是在准备切断脾静脉时，预先处理脾动脉以降低静脉血流量。

Q 为何仅需夹闭脾动脉的起始段?

▶在进行脾静脉离断操作之前，为防止发生淤血性出血风险，必须先夹闭脾动脉。脾动脉起始部紧邻胰腺切缘，容易暴露在胰液漏的范围内，故脾动脉残端需用血管夹双重夹闭以确保安全。

▶为了能够安全地上3枚血管夹，则要充分游离脾动脉。而在胰腺及脾静脉离断后，进一步显露脾动脉会更为便利。因此，在此阶段准确地显露脾动脉，并在此基础上施行单血管夹夹闭，旨在有效阻断血流。

Step ❺

Focus 5 离断胰腺以及脾静脉（SpV）

Focus Navi

（一）操作开始及目标（图2-1-8）

- 在胰腺颈部的背侧构建隧道，随后离断胰腺与脾静脉。

图2-1-8　切端胰腺，离断脾静脉

a：胰腺离断后的示意图。
b：胰腺离断后。
c：SpV离断后的示意图。
d：SpV离断后。

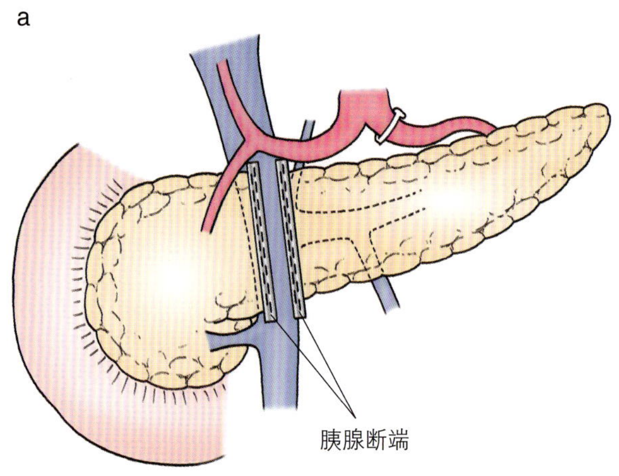

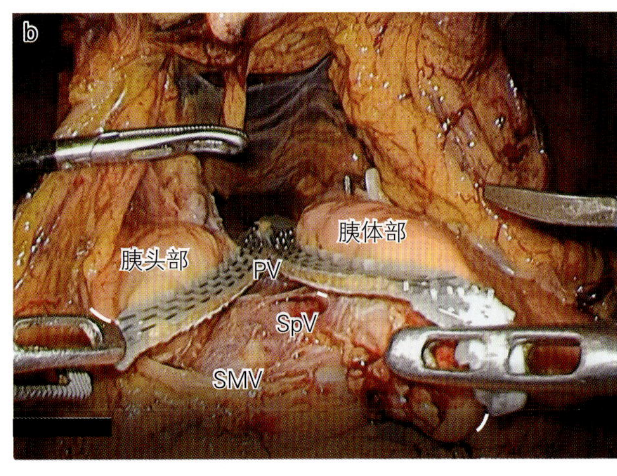

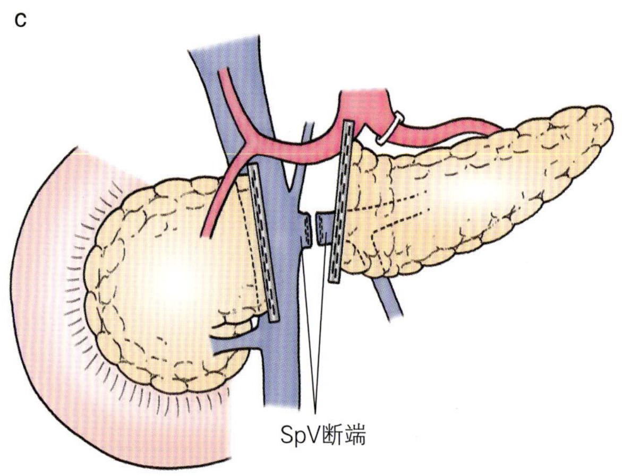

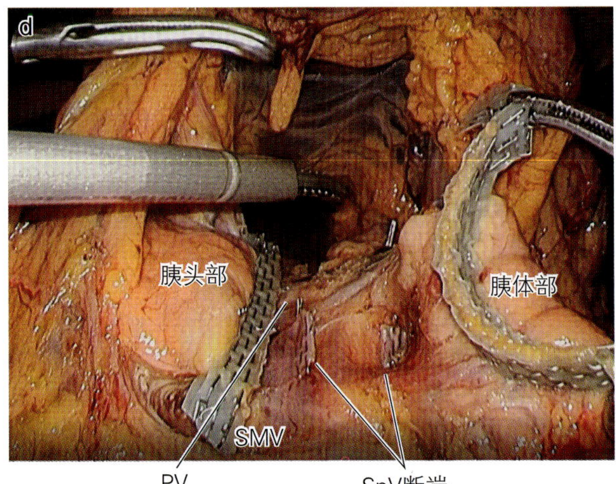

（二）掌握手术技巧

◉手术技巧概述

在胰腺预定离断线的门静脉（PV）前方游离出一条隧道，插入直线切割闭合器进行充分压榨后激发离断。接着，在肠系膜上静脉（SMV）汇入处确定脾静脉（SpV），同样使用直线切割闭合器切断脾静脉。

◉如何掌握手术技巧

（1）在胰腺背侧游离隧道时，充分利用腹腔镜的放大可视优势观察疏松的游离层，这样更为安全。

（2）建立胰腺隧道后，将棉带穿过胰腺颈部进行牵拉，便于后续顺利置入直线切割闭合器。一般采用Endo GIA™ Tri–Staple™ 60带有加强补片的黑色钉仓。操作时将脐部原戳卡更换为Versaport™ Plus™ 10～15 mm多功能戳卡（Covidien公司生产），便于置入直线切割闭合器。

（3）为了防止胰腺外膜被撕裂，在离断胰腺时需缓慢压实胰腺。在笔者所在的医院切割闭合器需花5 min左右夹闭，之后保持闭合状态压迫5 min，最后以每30 s推进5 mm的速度逐步切断胰腺组织。

（4）离断脾静脉（SpV）则使用Endo GIA™ Tri–Staple™ 30弧形灰色钉仓。

（三）手术评价

Q 如果发现胰腺压得不够充分，应该如何应对?

▶在确认压得不够充分时建议延长压迫时间。根据我们的经验，即便对于较厚的胰腺组织，通过适当地延长压实时间也能使胰腺压缩到适当的厚度。在激发离断前需确保切割闭合器是完全闭拢的，即金属钉座和钉仓处于平行对合状态，再激发离断胰腺。

Q 在处理脾静脉时是否可以采用钛夹替代直线切割闭合器?

▶尽管钛夹可作为一种备选方案，但鉴于钛夹存在可能松动和脱落的风险，因此处理脾静脉时更倾向于用更为可靠与安全的直线切割闭合器。

Step 6

Focus 6 离断脾动脉（SpA），游离胰体背侧

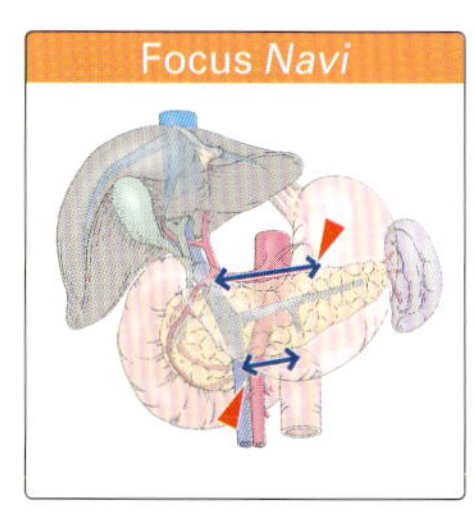

（一）操作开始及目标（图2-1-9）

- 首先游离胰体背侧，随后离断脾动脉（SpA）。

图2-1-9 离断SpA

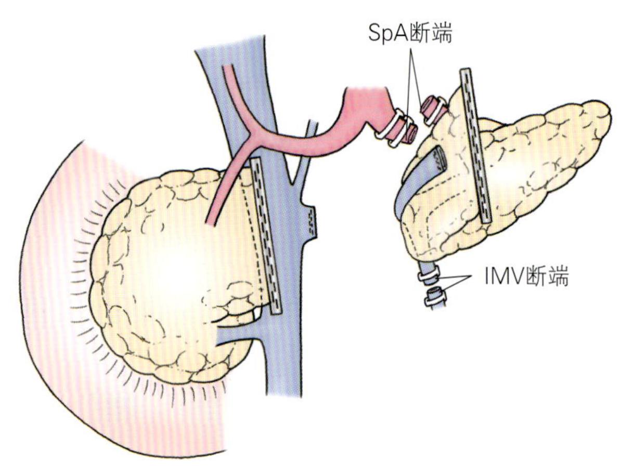

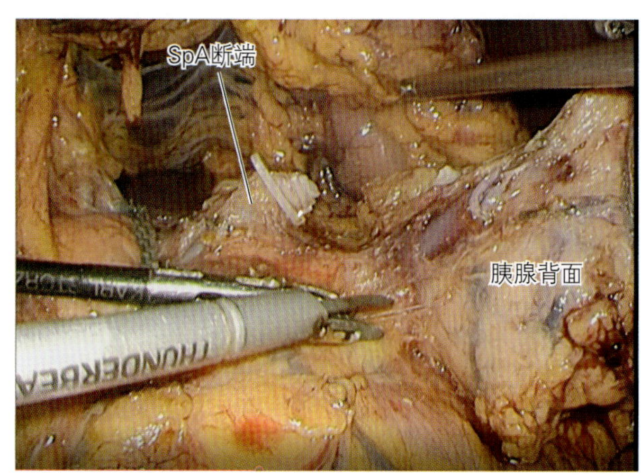

（二）掌握手术技巧

◉ 手术技巧概述

首先游离出胰体背侧的Gerota筋膜前层。如果IMV与SMV汇合，则保留IMV；若与SpV汇合，则在胰腺下缘切断IMV。继续游离胰体部至脾动脉（SpA），达到足够长度，再用血管夹双重夹闭后离断脾动脉（SpA）。

◉ 如何掌握手术技巧

（1）助手右手抓钳夹持胰腺切缘上的闭合钉并向腹侧牵拉，同时左手抓钳牵拉横结肠系膜，并向尾部方向保持恒定张力。

（2）在游离胰体背侧时可见脾动脉（SpA）起始处的闭合钉。继续游离直至充分显露足够长度的脾动脉，随后用血管夹双重夹闭后离断脾动脉。

（3）在胰体部可能存在胰背动脉或胰横动脉的分支。通过术前影像学检查确定这些血管的具体位置，精准确切地夹闭之后进行离断。

（三）手术评价

Q 游离胰体背侧时若难以找到Gerota筋膜前层，该如何是好？

▶离断胰颈部与脾静脉（SpV），随后沿脾静脉后壁向左侧游离胰腺背侧。然而确实有时难以辨识游离层面。胰尾部处Gerota筋膜前层显露更为清晰可见，建议先显露出胰尾下缘处的Gerota筋膜前层，

作为解剖参照。由此向右侧逐步深入并进入到胰体背侧最适游离层，确保在正确的解剖平面内游离胰体部。

Step 7

Focus 7 调整胃的悬吊位置

（一）操作开始及目标（图2-1-10）

- 离断网膜左、右动静脉相汇处的大网膜，并进一步离断脾胃韧带。随后重新调整胃的牵引线至胃贲门侧，以确保获得从胰尾部至脾门间的良好术野。

图2-1-10 调整胃的悬吊位置

a：离断脾胃韧带。

b：调整胃的悬吊方向与力度。

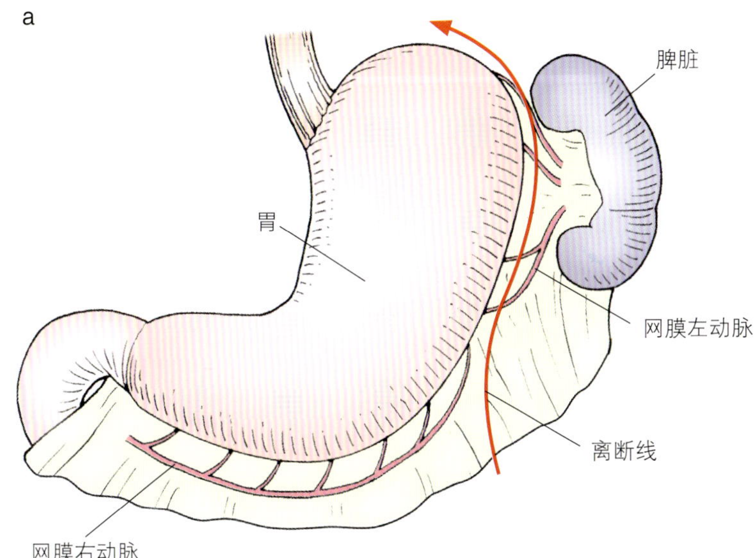

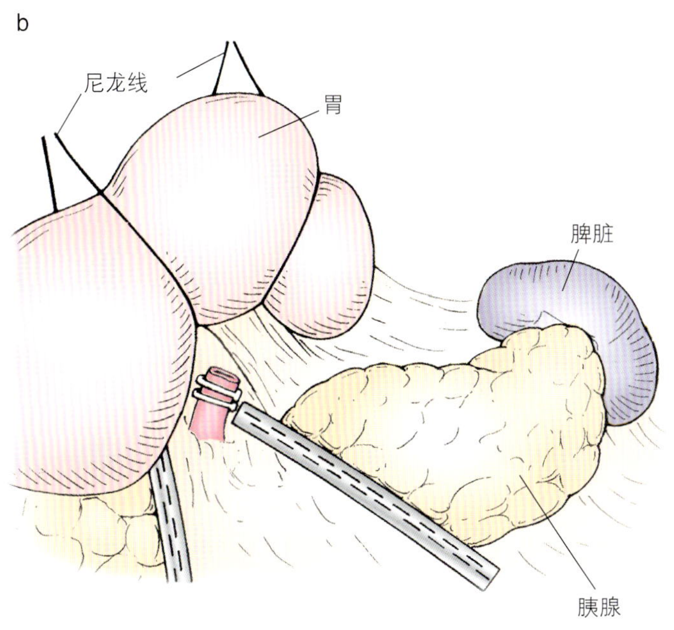

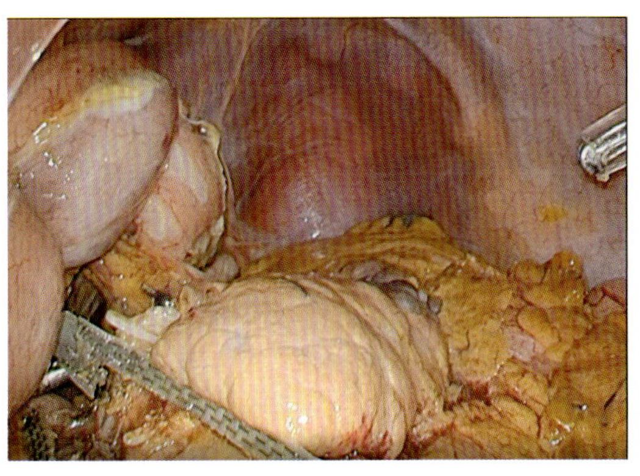

（二）掌握手术技巧

◉手术技巧概述

离断网膜左、右动静脉汇合处的大网膜，并离断脾胃韧带，以便充分显露胃体中部及上部的胃壁大弯。随后重新调整胃的牵引线至贲门侧，旨在进一步拓宽术野（3）。

◉如何掌握手术技巧

适当放松左侧悬吊胃的牵引线，可轻微提升胃壁，从而有利于对胃大弯部位的操作。在处理胃体上部至胃窦部大弯时，进一步将牵拉线向胃的口侧移动，以展现更为开阔的术野。此外，在完成胃大弯侧的处理后再次将悬吊线移到贲门侧并适当牵引，这有助于获得从胰腺尾部上缘到脾脏上极区域极为清晰和广阔的术野。

3

（视频时间 00：47）

（三）手术评价

Q 胃上部大弯侧的血管可以保留吗？

▶尽管胃上部大弯侧的血管是可以保留的，但由于来自脾胃韧带的血供离断了，因此保留这些血管实际益处有限。沿着胃壁离断时，仅凭借能量器械的凝固离断模式便可安全切除。然而若选择保留这些血管，则需在脾门附近游离出胃短动脉、网膜左动脉及其伴行静脉并离断之，这无疑将增加手术难度，增加出血风险。此外在术中悬吊胃壁时，未被切除的脾胃韧带可能因重力下垂而妨碍术野。基于上述原因，在实际操作中往往会沿着胃壁离断脾胃韧带。

Step 8

Focus 8 游离胰尾部及脾脏背侧

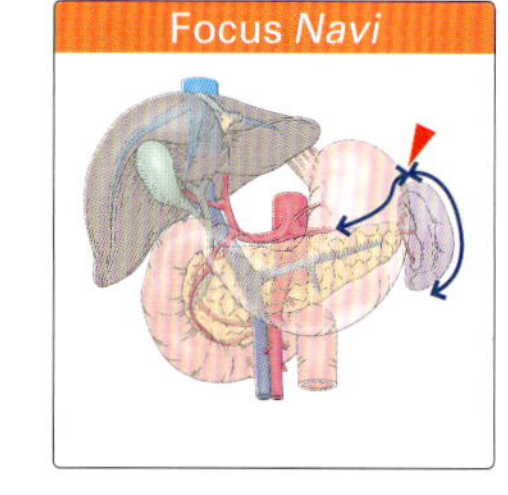

（一）操作开始及目标（图2-1-11）

- 翻转胰腺，继续游离胰尾部背侧间隙。

图2-1-11 翻转胰腺

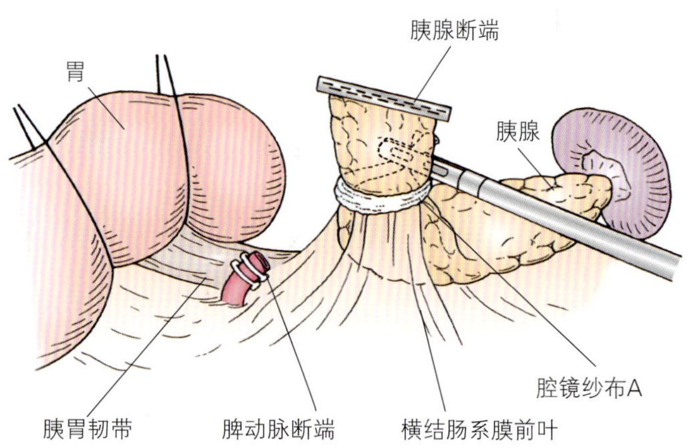

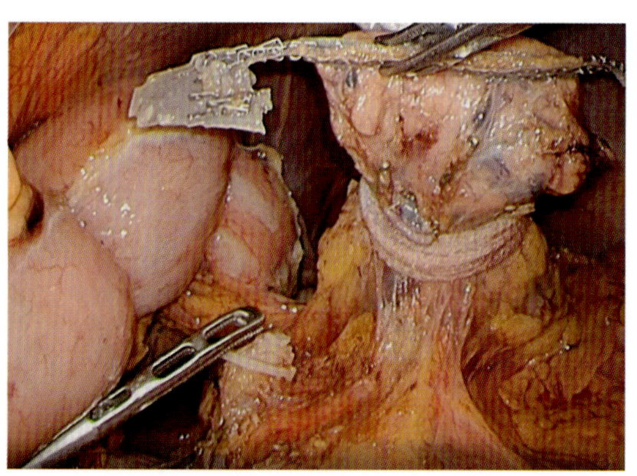

（二）掌握手术技巧

◉手术技巧概述

在离断脾动脉之后，向尾侧游离数厘米。随后用腔镜纱布包住胰腺，并向腹侧牵拉进行悬吊。接下来，继续从胰腺背侧游离一直到脾脏背侧（视频4）。

◉如何掌握手术技巧

（1）术者位于患者右侧，助手在患者两腿之间，而扶镜手则位于患者右腿外侧。此外辅助显示器可确保所有人员均能朝向脾脏方向。这样助手可以在自然的体位下操作，有效避免了镜像效应。

（2）游离胰腺背侧可以借助腔镜纱布悬吊胰腺来取得良好视野。助手右手抓钳抓持将纱布牵拉的胰腺向腹侧方向提，同时助手左手抓钳牵拉横结肠系膜向尾侧以显露术野。随着游离推进，胰腺腹侧的张力会逐渐减弱，因此在手术过程中需不断调整纱布位置，确保游离层面始终维持适宜张力。

（3）在游离胰头部时，需要离断胃后动静脉，此时可选择血管夹夹闭或直接用凝固离断装置离断血管。

视频4

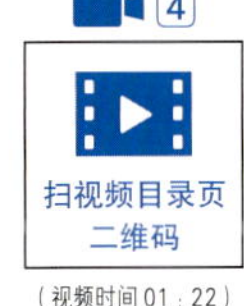

（视频时间01：22）

（三）手术评价

Q 胰腺背侧游离时非得用腔镜纱布吗？

▶利用纱布条进行牵拉以显露胰腺背面的做法在直肠癌手术中也被广泛应用。只需一把抓钳就能轻松完成对胰腺的显露，而且相比于直接钳夹，这种方法能更好地保护器官，减少损伤，在腔镜胰腺癌手术中可以采用此法。

▶手术游离到脾脏附近时仅凭借抓钳去显露胰腺背侧间隙，会变得越来越困难。而采用纱布悬吊，则对那些尚不太熟练腔镜下操作的年轻外科医师来说也能充分且安全地显露出胰腺背侧间隙。

Step 9

Focus 9 **取出标本，留置引流管，缝合切口**

（一）操作开始及目标（图2-1-12）

- 离断脾外侧，以及背侧的后腹膜，取出标本。接着在腹腔内放置引流管、关闭切口。

图2-1-12 悬吊脾门

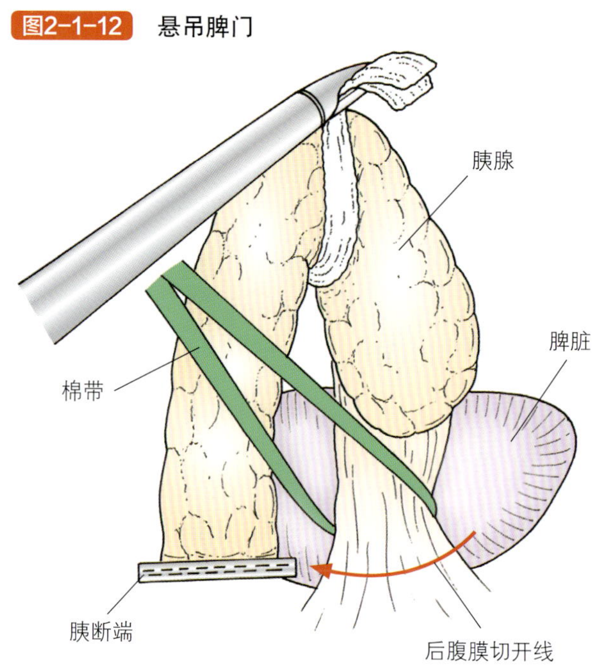

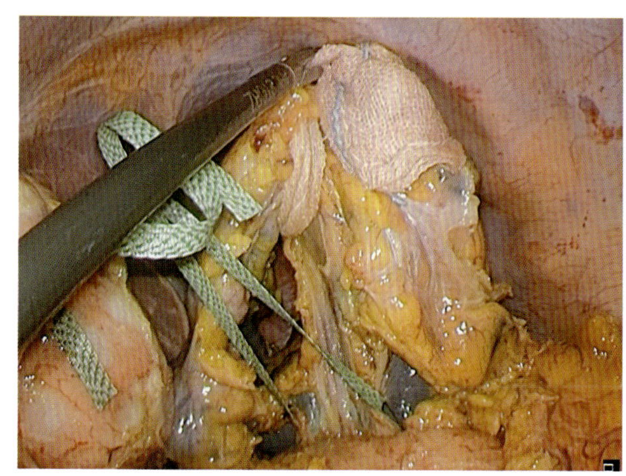

（二）掌握手术技巧

◉手术技巧概述

切开脾外侧和背侧后腹膜，完全游离标本之后，用标本取物袋（EndoCatch™ Ⅱ）装好。适当延长肚脐切口并取出标本。最后放置引流管，在胰腺断端以及左侧膈下各1根（5）。

◉如何掌握手术技巧

（1）在切开脾脏外侧和背侧后腹膜时，由于脾脏腹侧牵拉不足或术野暴露不充分而导致难以精确界定切除边界。此时，一种有效的解决办法是在脾门区域缠绕并提起棉带（这一操作被称作"悬吊脾门"），通过这种方法能够清晰显现切除线，进而便于外科医师更准确地进行手术（图2-1-12）。

（2）在使用标本取物袋EndoCatch™ Ⅱ进行标本取出时，需将脐部原戳卡更换为BarPort™ Plus 10～15 mm戳卡。由于戳卡与EndoCatch™ Ⅱ内径相吻合，因此可保证气腹压，顺利地取出标本。

5

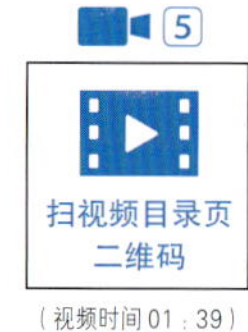

（视频时间 01：39）

（三）手术评价

Q 当遇到标本体积过大，无法直接顺利放入标本收集袋中时，应如何操作？

▶ 由于脾脏通常比胰腺体积大，可优先考虑将体积更大、更重的脾脏先行装入袋内。首先，利用两把抓钳贯通脾脏背侧抬起脾脏。将EndoCatch™ Ⅱ标本收集袋紧贴脾脏背侧放到脾脏的头侧，缓慢地向前拉动EndoCatch™ Ⅱ的外筒部分，使内部标本收集袋口打开，便能将脾脏稳妥地放入标本收集袋内。完成脾脏装袋后，体积较小的胰腺通常就能轻松地装入标本收集袋中。

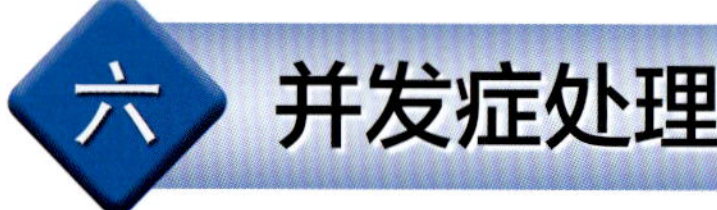

六 并发症处理

胰瘘

Q 术中能否预判胰瘘的发生?

▶ 当胰液漏至腹腔时，胰腺断端周围可能出现组织变白的现象，这被称为皂化反应，皂化反应实质是胰酶对脂肪组织的消化作用，形成脂肪酸和钙离子的盐析物。若在胰腺切缘发现明显的脂肪组织变白迹象，则高度提示胰瘘的风险。

Q 拔除引流管的时间点应如何确定?

▶ 依据国际胰瘘研究小组（International Study Group of Pancreatic Fistula，ISGPF）的分类标准，判断是否发生胰瘘通常在术后第3天进行，若此时引流液中淀粉酶水平达到血清淀粉酶值的3倍以上，则符合诊断标准。未达此标准时，可根据情况考虑拔除引流管。

▶ 长期留置引流管可能导致逆行性感染并促进胰瘘形成，应尽早拔除胰腺断端周围的引流管。

▶ 然而部分患者在胰腺断端引流管拔除后可能才出现胰瘘甚至形成左膈下脓肿，该处脓肿很难经皮穿刺引流。因此，应在拔除胰腺断端引流管后延迟数日再拔左膈下引流管，以降低相关并发症的发生风险。

◇ 参考文献

[1] Tanaka M, et al: Revisions of international consensus Fukuoka guidelines for the management of IsyoPMN of the pancreas. Pancreatology 2017; 17: 738-753.

专栏

【发明家的梦想】

年幼时，我的梦想是成为医师或发明家。在家人和朋友的鼓励与支持下，我完成大学学业并通过国家医师资格考试，如愿以偿地成为了一名医师。然而，力求不断创新、开拓新方法成为发明家的愿望却始终潜藏于心。在过去的临床工作中，我已研发了多种手术器械，尽管其中许多设想未能如愿。今天，我要介绍一种简易且实用的体外牵引线导出技术。

所需工具仅为临床常用的22G加长穿刺针、3-0尼龙线以及蚊式钳。通过将尼龙线穿过加长穿刺针芯内，并用蚊式钳固定其两端（图2-1-13）。

随后，将穿刺针刺入腹腔约3 cm，然后回撤针头约2 cm，预先穿过的尼龙线便会形成一个线圈。借此线圈套住牵引线从体内引出至体表，接着牵拉蚊式钳并拔除穿刺针，即可顺利地将牵引线导出体外。

除此之外，也可用较粗的18G针管内腔引出牵引线，或是采用两次穿过针头引入尼龙线来做成线圈。虽然市面上有数款专门用于导出牵引线的工具，它们往往强调防针刺和易于操作的特点；但我坚信，即便我的方法需要一定的熟练度，其简洁性和实用性也尤为使之值得尝试。

前不久，我的恩师市立静冈医院院长宫下正先生刚卸任。他曾多次教导我：“外科医师不应满足于重复同样手术，而应勤于思考，勇于创新。”这也是我一直奉行的理念：外科医师应该是发明家。

图2-1-13 体外牵引线的导出方法

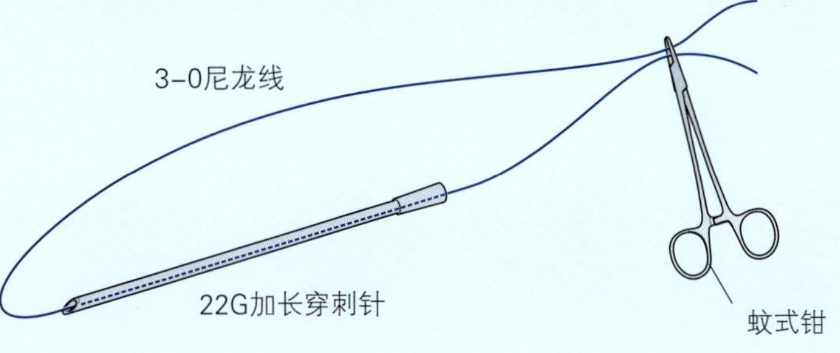

第二节 低度恶性IPMN的腹腔镜下保脾胰体尾切除术（SPDP：Kimura法）

增井 俊彦，高折 恭一 京都大学肝胆膵·移植外科

提升手术技巧的秘诀

1. 胰腺虽被视为腹膜后位器官，但在胚胎发育期肠回转时，其表面被数层筋膜所覆盖。在进行SPDP手术时，一旦进入到Toldt融合筋膜胰腺侧，即可确认脾静脉。
2. 脾动脉大致位于胰体尾部上缘的腹侧，然而在其根部通常贴近胰腺背侧。另外，值得注意的是，尽管脾静脉总体位于胰腺背侧，但在胰头侧和胰尾侧，脾静脉很少有胰实质分布。
3. 不同病例的解剖存在差异性，胰尾部末端被脾附近的血管分支所包绕。因此，在手术过程中，通过从胰腺下缘进行充分游离以清晰界定胰尾边界显得更加重要。此外，需在胰尾侧准确显露出脾静脉，并结合术前影像学诊断结果进行细致操作。

部分缩写

- SPDP：spleen preserving distal pancreatectomy，保脾胰体尾切除术
- IVC：inferior vena cava，下腔静脉
- Ao：aorta，主动脉
- PV：portal vein，门静脉
- IPDA：inferior pancreaticoduodenal artery，胰十二指肠下动脉
- SMA：superior mesenteric artery，肠系膜上动脉
- SMV：superior mesenteric vein，肠系膜上静脉
- IPMN：intraductal papillary mucinous neoplasm，胰管内乳头状黏液瘤
- SPN：solid pseudopapillary neoplasm，实性假乳头状瘤
- MCN：mucinous cystic neoplasm，黏液囊性瘤
- NET：neuroendocrine tumor，神经内分泌瘤
- ASPDV：anterior superior pancreaticoduodenal vein，胰十二指肠上前静脉
- IMV：inferior mesenteric vein，肠系膜下静脉

手术操作须掌握的解剖

- 胰腺背部，其尾侧被Toldt融合筋膜所覆盖，头侧则被Treitz融合筋膜所覆盖，在胰腺前方则是与网膜囊相延续的浆膜组织（图2-2-1）。SPDP手术无须清扫淋巴结，须在Toldt筋膜的胰腺侧进行游离，找到并维持正确的游离层。

图2-2-1 胰腺周围膜解剖

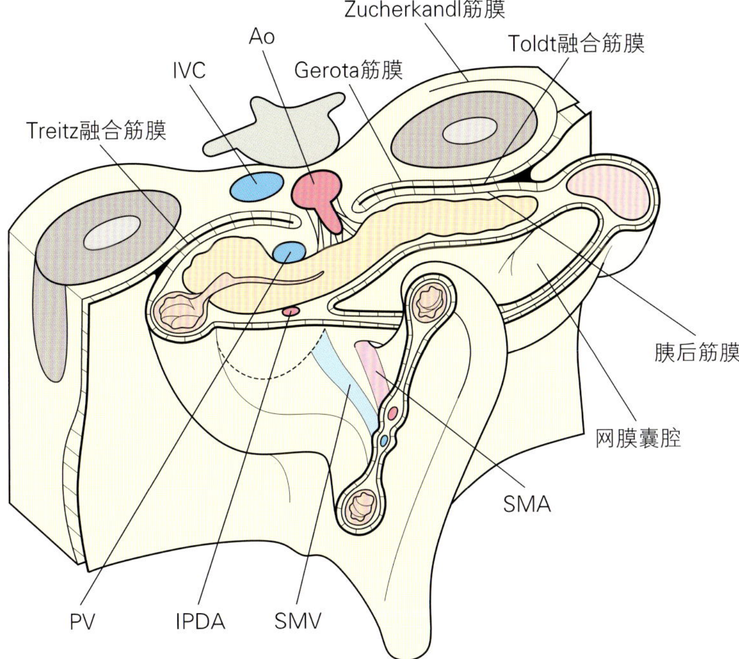

（篠原　尚，ほか：イラストレイテッド外科手術 第3版，医学書院，2010，p.9 より引用改变）

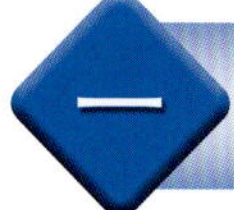

确定疾病的起因和自然病程（加重过程）

1. 疾病的发病机制（原因）

- SPDP手术适应证涵盖IPMN、SPN、MCN以及直径不超过10 mm的NET，此外，还包括无须进行淋巴结清扫的胰腺转移性恶性肿瘤。上述疾病的发病机制目前尚未完全阐明。
- 文献报道称，IPMN与常规胰腺癌存在类似的遗传基因变异。具体来说，在胰管内具有黏液分泌功能的变异上皮细胞呈现乳头状结构增生，由此引发肿瘤细胞呈乳头状生长及过度黏液分泌，进而导致胰腺导管扩张。
- IPMN根据其在解剖学上分布的特征，可被划分为不同类型：当病变局限于主胰管时，定义为“主胰管型”；当病变主要位于分支胰管时，则称为“分支型”；若病变同时累及主胰管以及分支胰管，则归类为“混合型”。

2. 从发病到重症化

- IPMN在组织病理学上表现为从良性过度增生逐步演变为非浸润性癌，继而可进展为微小浸润癌，直至最终发展成为源自IPMN的浸润性胰腺癌的连续病程。
- 分支型IPMN通常表现为形成多个小囊肿，并随着时间的推移逐渐增大。
- 主胰管型IPMN的特征表现为主胰管不断增大，且随着黏液积聚和不断流出进而导致十二指肠乳头区域变大。
- IPMN的囊腔内出现结节且不断变大均提示可能存在非侵袭性癌或微小浸润性癌。
- 随着疾病的进展，IPMN可形成与囊肿或扩张胰管相交通的肿瘤，并进一步浸润到周围组织或发生远处转移，从而演变为源自IPMN的浸润性癌，且其预后通常与胰腺癌相类似。

3. 并发症

- 在IPMN伴大量黏液分泌时，主胰管因黏液梗阻出现类似胰腺炎的症状。
- IPMN的一个显著特征是：其病变可能累及主胰管、小叶间胰管乃至小叶内胰管等不同部位，且上皮细胞常表现出不同程度的异型增生。异型改变不仅呈现连续性分布，亦可呈非连续性或者多灶性改变。
- 有文献指出，IPMN患者中，行胰腺切除术后异时性胰腺癌的年发病率约为1%，因此，在手术切除后的随访期间对此类患者应进行严密监测。

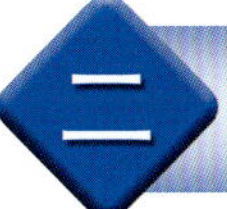

二 手术适应证和术式的选择

（一）手术适应证及术式选择（临床决策）

1. 适应证

- MCN和SPN根治性切除术的效果较好，因此一旦确诊，通常建议尽早手术切除。
- 神经内分泌瘤（NET）的手术适应证包括直径<10 mm的非功能性NET，以及胰岛素瘤。
- 主胰管型IPMN的直径>10 mm时，通常提示存在黏膜内癌的高风险征象（high-risk stigmata），因此推荐手术切除。
- 在分支型IPMN中，若囊内结节直径达5 mm以上并伴有黄疸等恶性征象［即符合高危征象（high-risk stigmata）］，则通常建议采取手术治疗措施。
- 主胰管型与分支型IPMN均有可能出现胰腺炎或压迫症状等可能预示恶变，即便不完全满足上述高风险标准，也有手术指征。

2. 禁忌证（不适宜手术或需选择开腹手术的情况）

- 需要注意的是，手术时务必尽可能保留邻近淋巴结及组织。
- 对于MCN、SPN及转移性胰腺癌病例，若浸润到脾动静脉，则联合切除脾动静脉。
- 如果是高龄患者，肿瘤直径<40 mm且无壁内结节的MCN病例，随访即可。
- IPMN病例存在潜在的周围组织浸润风险或已有淋巴结转移时，须行包括脾切除在内的胰体尾切除并辅以区域性淋巴结清扫。
- 分支型IPMN即使囊肿直径>30 mm，若未发现恶变的证据且患者为老年人时也可选择随访观察。
- 直径>10 mm的非功能性NET，以及除胰岛素瘤之外的功能性NET，通常建议进行淋巴结活检或清扫术。

（二）手术时机的选择

- MCN、SPN的发病机制尚未明确，随访期间需要频繁地进行昂贵的影像学检查，因此一旦诊断明确则建议积极手术切除。
- IPMN在呈现高危征象（high-risk stigmata）等恶性改变时，建议手术治疗。
- 所谓的Worrisome feature如主胰管直径为5～10 mm、囊肿直径>30 mm、囊肿体积增大、囊壁强化，以及血清CA19-9水平升高等情况，建议进行EUS评估，并采取相应的随访措施。
- NET的手术时机应根据其病理分级、瘤体大小以及患者个体因素综合判断后确定。

（三）中转开腹手术

- 最常见的中转开腹手术的原因是严重粘连及止血困难。
- 即便是松解粘连后，术野仍难以暴露或出血状况难以控制时，应及时中转开腹手术。这两种情况通常与既往胰腺炎病史相关联，因此术前准确评估患者是否有胰腺炎病史至关重要。
- 若在手术过程中发现淋巴结转移或局部浸润，可考虑继续进行腹腔镜下胰体尾联合脾脏切除术或

Warshaw手术，并非必须转为开腹手术。

- 然而，当手术过程中遇到肿瘤侵犯主要血管，如主要动脉或门静脉，并且需要进行联合切除及血管重建操作，或者在术中冰冻病理检查中意外发现肿瘤向胰头浸润，需要游离胃十二指肠动脉做胰切除时，必须及时转为开腹手术。

（四）围术期管理的要点

1. 术前

- 通过影像学检查以确认主胰管扩张的程度，并评估囊肿的具体位置和范围，同时明确脾动脉与胰腺之间的解剖毗邻关系，以及胰尾与脾脏间的相对位置。
- 确认手术史、手术方式，并确认是否存在胰腺炎病史。
- 为了降低感染风险，术前应确保血糖得到有效控制。

2. 术后

- 采取与标准胰体尾切除术相类似的策略预防和处理可能出现的胰瘘问题。
- 行保留脾动静脉的胰体尾切除术，可能存在诱发脾静脉血栓形成的风险，建议通过增强CT检查来确认是否存在脾静脉血栓。在特定情况下，血栓可能延伸至门静脉系统并导致门静脉血栓形成，但此类血栓通常随着炎症反应的消退而消失或减轻。

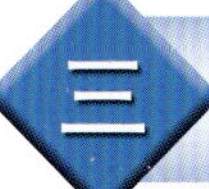

三 术前准备

（一）手术体位及器械（图2-2-2）

- 通常采用分腿位或截石位。依据患者体型差异，选择能够使头部保持高位的分腿位将有利于手术操作。
- 在游离脾脏周围时，建议预先安置右侧挡板以方便体位向右侧旋转。
- 除了标准腹腔镜手术器械之外，还需配备以下专用器械：

  在胰腺切除术中，采用3排×2列的自动切割闭合器（如Echelon®或Endo GIA™系列），不管胰腺组织的厚度如何，通常选用黑色钉匣进行闭合。有的医院喜欢采用Neoveil®材料的补片以增强吻合口的愈合效果。
- 在脾动脉和脾静脉离断时主要采用钛夹和超声刀进行凝闭与切割。根据解剖部位不同，也可应用血管闭合系统进行处理。
- 在处理脾静脉小分支时，采用尖端精细的马里兰钳能更好地发挥作用。

（二）腹壁切口（戳卡布局）（图2-2-3）

- 采用腹腔镜下幽门侧胃切除术的戳卡布局方式。合并脾脏切除时，根据对胰腺切除部位不同，应相应调整戳卡插入位置。
- 在脐部置入一个直径为12 mm的戳卡，通过该戳卡位置将切除胰腺组织移至体外。

图2-2-2 手术体位、人员站位及器械布局

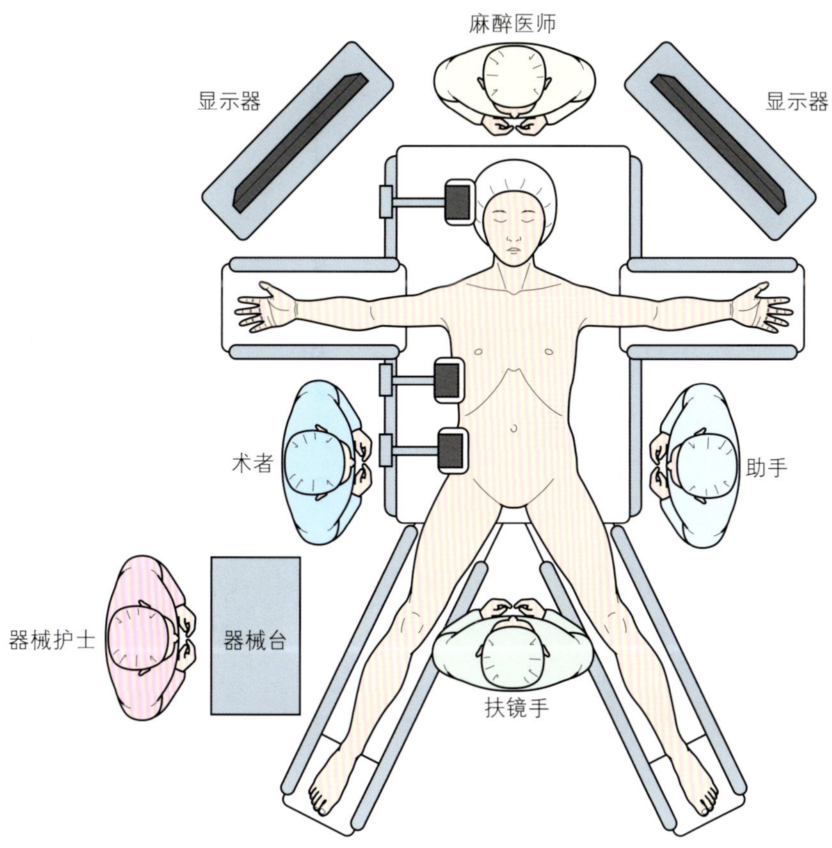

图2-2-3 腹壁切口（戳卡布局）

a：戳卡布局。

b：术后创口。

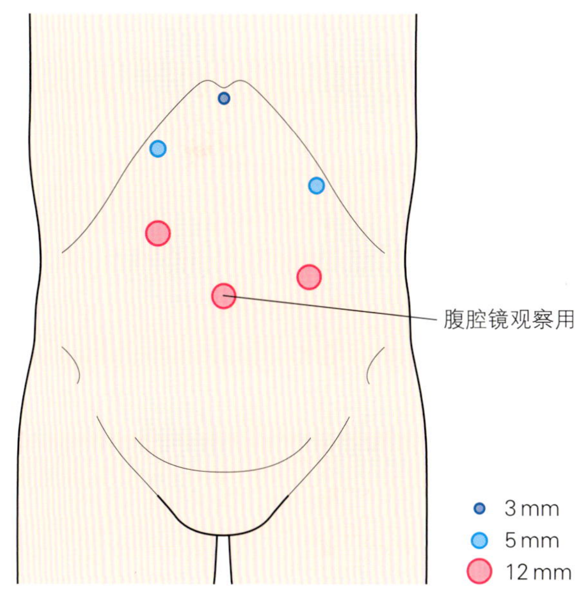

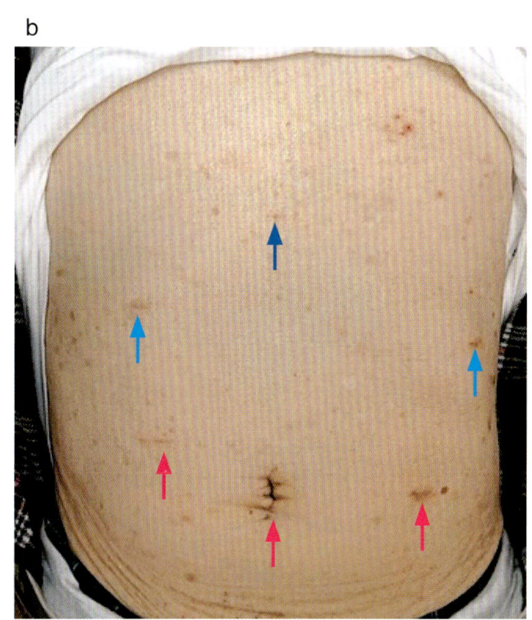

- 于左、右锁骨中线脐部稍上方置入12 mm戳卡，在左、右肋弓下方各置入5 mm戳卡。
- 在右侧肋弓下方稍偏向头侧正中的位置置入戳卡，以便于游离胰尾部。
- 通过腹腔镜确认右侧戳卡的位置，确保其轴线与胰腺上缘和下缘保持平行。
- 已有多种悬吊肝外侧区域和胃体部的方法被报道了。笔者采用的方法是，通过剑突下途径插入Nathanson肝脏拉钩，以实现对悬吊部位的灵活调整。此外，为防止胃部滑动影响视野，笔者在胃壁上缝合牵引线，并将其引至腹腔外部，从而确保手术过程中视野的稳定性。

四 手术流程概况

（一）手术操作注意事项

- 在进行任何操作时，必须充分考量患者的个体差异性。特别是在处理肥胖症患者、既往患有胰腺炎或因以往手术导致腹腔内粘连的病例时，通过对每位患者的临床特征详尽评估后可确保手术过程中定位精确、路径正确，从而避免发生不必要的失误。
- 门静脉可以进行大口钳夹，而动脉的游离需要抓提分离周围的神经组织。
- 手术流程如下所示，在实际操作过程中可能会根据实际情况灵活调整步骤先后顺序。

（二）实际手术流程

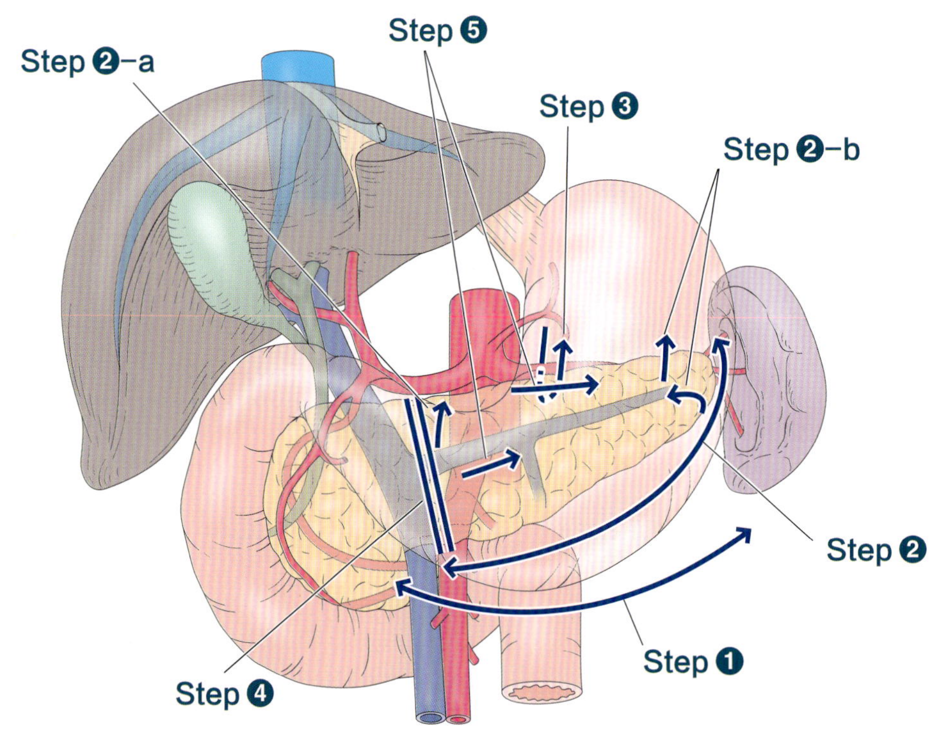

Step ⑥ 取出标本
Step ⑦ 冲洗腹腔，关腹

[Focus 需掌握的手术技巧（见下文）]

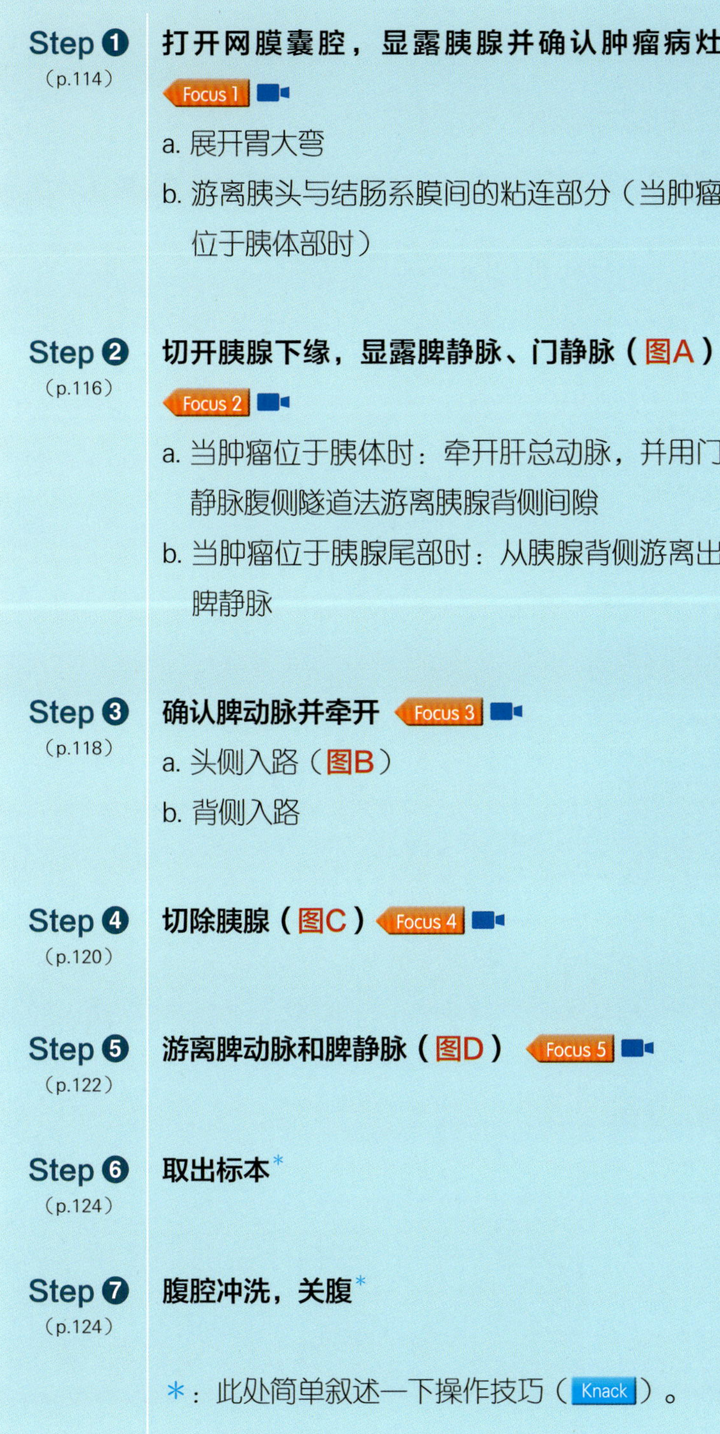

Step ❶ （p.114） **打开网膜囊腔，显露胰腺并确认肿瘤病灶** Focus 1

a. 展开胃大弯

b. 游离胰头与结肠系膜间的粘连部分（当肿瘤位于胰体部时）

Step ❷ （p.116） **切开胰腺下缘，显露脾静脉、门静脉（图A）** Focus 2

a. 当肿瘤位于胰体时：牵开肝总动脉，并用门静脉腹侧隧道法游离胰腺背侧间隙

b. 当肿瘤位于胰腺尾部时：从胰腺背侧游离出脾静脉

Step ❸ （p.118） **确认脾动脉并牵开** Focus 3

a. 头侧入路（图B）

b. 背侧入路

Step ❹ （p.120） **切除胰腺（图C）** Focus 4

Step ❺ （p.122） **游离脾动脉和脾静脉（图D）** Focus 5

Step ❻ （p.124） **取出标本***

Step ❼ （p.124） **腹腔冲洗，关腹***

*：此处简单叙述一下操作技巧（Knack）。

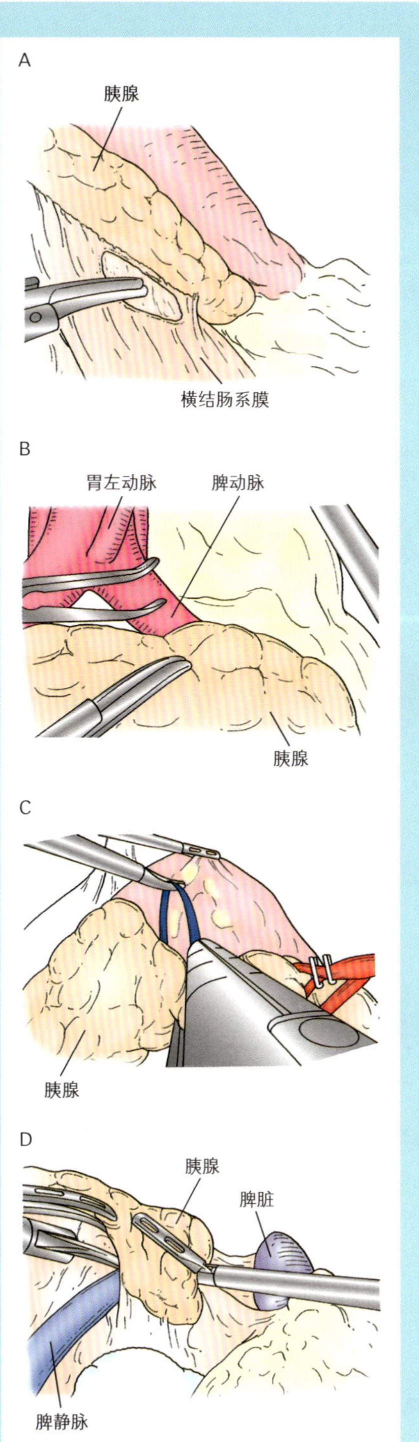

五 手术技巧的提高

Step ❶

Focus 1 打开网膜囊腔，显露胰腺并确认肿瘤病灶

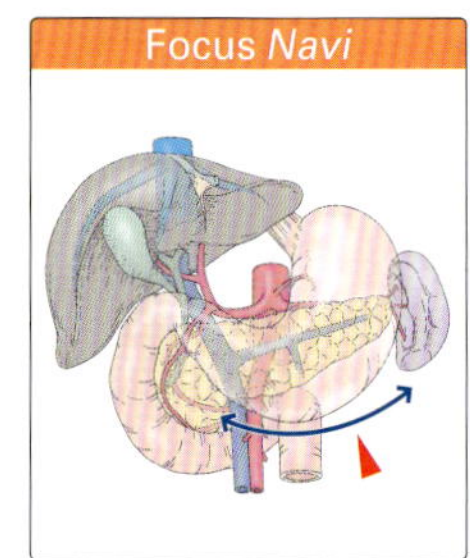

（一）操作开始及目标（图2-2-4）

- 在距离网膜动静脉4～5 cm的脂肪组织稀疏区域向脾脏下极方向离断大网膜，一直到网膜左动静脉根部。

图2-2-4 打开网膜囊腔，显露胰腺并确认肿瘤病灶

a：打开网膜囊腔。

b：显露胰腺前面。

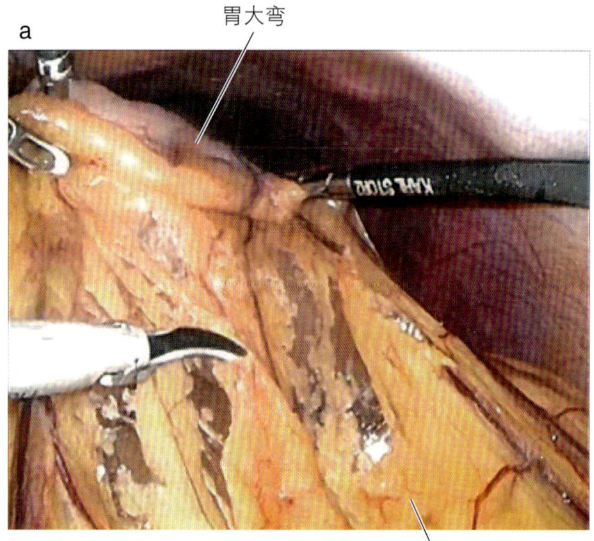

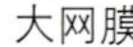

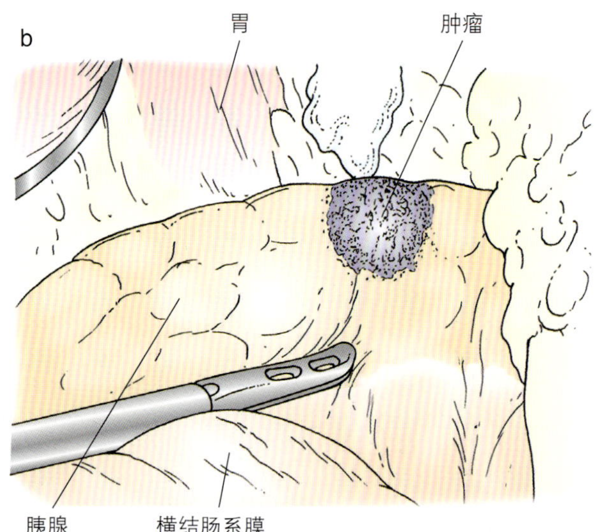

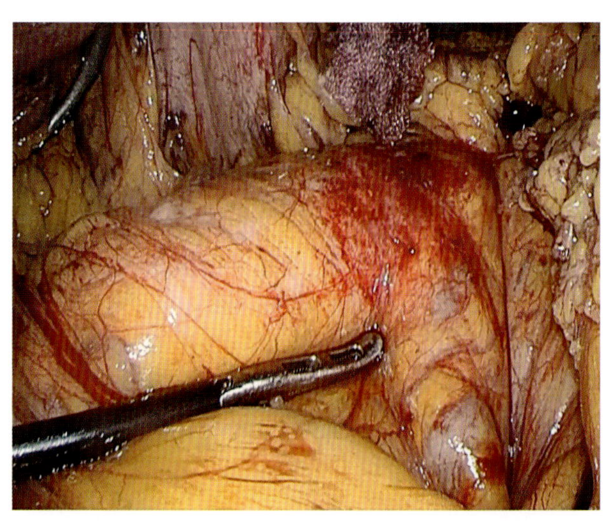

- 向右侧离断胃结肠韧带以充分显露胰头及胰前筋膜并游离胰头、十二指肠降部以及横结肠系膜三者的融合间隙，尽量游离到胰十二指肠上前静脉（ASPDV）。
- 术中超声确定肿瘤、脾门以及脾动静脉之间的解剖关系，以评估是否能保留脾动静脉。

（二）掌握手术技巧

◉手术技巧概述

首先显露肝外侧区域，并向脾下极方向离断大网膜。在确认网膜左动静脉后，在该血管尾侧离断大网膜。离断胰头部前方的大网膜前层，并沿着胰头与横结肠系膜之间的自然解剖间隙游离，进而显露出十二指肠降段。充分显露胰腺前方，将超声探头放置于胰腺表面以确定肿瘤的位置及其边界（视频1）。

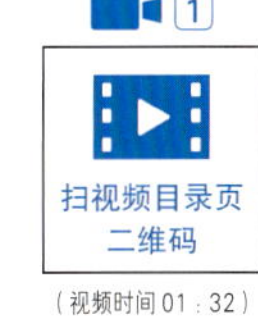

◉如何掌握手术技巧

（1）在离断大网膜时应从脂肪组织较稀疏的部位开始。胃大弯中侧靠左区域通常粘连较少，该处容易进入到网膜囊腔。

（2）在游离胰头时，术者位于患者左侧，沿着胰腺走向充分拓宽胰腺与横结肠系膜之间的间隙，并充分游离出胰前筋膜。

（三）手术评价

Q 如何进行胃的术野展开？

▶助手右手将胃中部大弯侧的脂肪组织向腹侧头侧方向提起，左手抓提幽门附近大弯侧的脂肪组织。术者左手钳牵拉大网膜使其形成类似张开的帆布状，术者在其正中央进行切断。

Q 如何决定大网膜切开方向？如何确认网膜左动脉？

▶在打开网膜囊腔后，放入纱布至网膜囊与脾门之间以显露脾门，确认容易辨识的脾下极。

▶靠近脾下极时用超声刀将网膜前叶和后叶离断，就可显露出网膜左动静脉。

Q 胰头显露的范围？

▶助手左手牵拉幽门周围脂肪组织向头侧及左侧，右手向尾侧牵拉横结肠系膜。术者左手钳抓提肠系膜基底部附近，右手运用超声刀游离胰前筋膜，一直到确认胰十二指肠上前静脉汇入门静脉的位置。

▶与广泛淋巴结清扫的胃切除术不同，该术式只需适度显露十二指肠降段即可。

Step ❷

Focus 2 切开胰腺下缘，显露脾静脉、门静脉

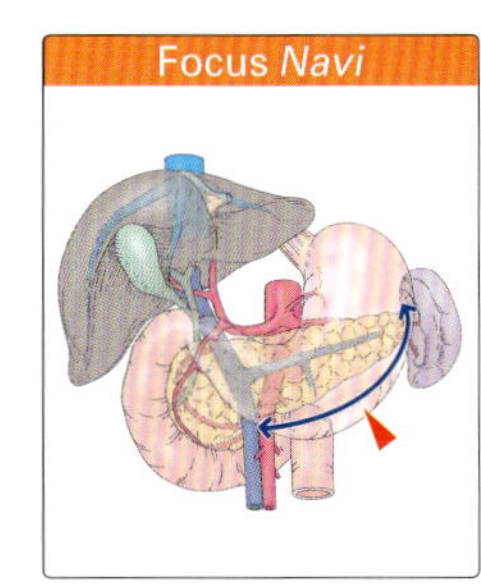

（一）操作开始及目标（图2-2-5）

- 在胰体下缘与横结肠系膜附着处进行切开，进入Toldt融合筋膜腹侧，并沿胰腺背侧继续游离至胰腺上缘。游离胰腺尾侧时，尽可能完全地将胰尾的头侧尾侧间隙游离，充分显露与脾脏间的间隙，此时从胰腺上缘的切开到胰尾的充分游离就显得非常重要。游离出脾静脉并用牵引带牵开脾静脉下极分支。
- 从门静脉左侧向胰腺尾侧游离脾静脉与胰腺之间的间隙，确认肠系膜下静脉（IMV）。
- **当肿瘤位于胰体部时：**清扫胰腺上缘淋巴结，显露肝总动脉后用血管带将其牵向腹侧，以便显露背侧的门静脉。在完成对门静脉腹侧的隧道游离后，用血管带向腹侧牵拉胰腺。
- **当肿瘤位于胰尾部时：**从肠系膜下静脉汇入门静脉处分离胰腺与脾静脉之间的组织，并牵开脾静脉。如果是胰腺尾部切除，也可一开始就游离牵开脾静脉，作为游离胰腺的起点。

图2-2-5 切开胰腺下缘，显露脾静脉、门静脉

a：切开胰腺下缘。

b：牵开胰腺。

a

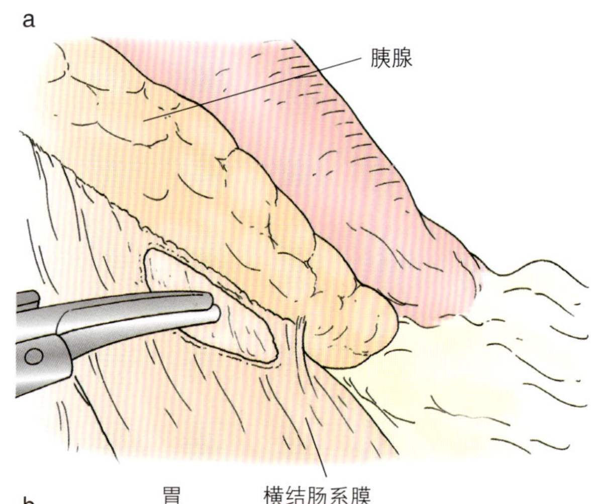

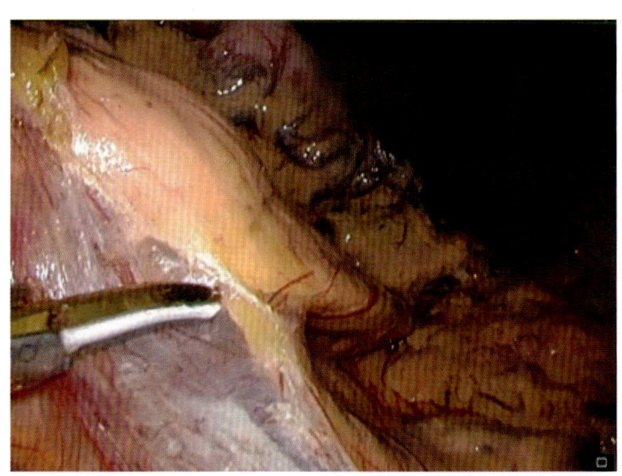

b

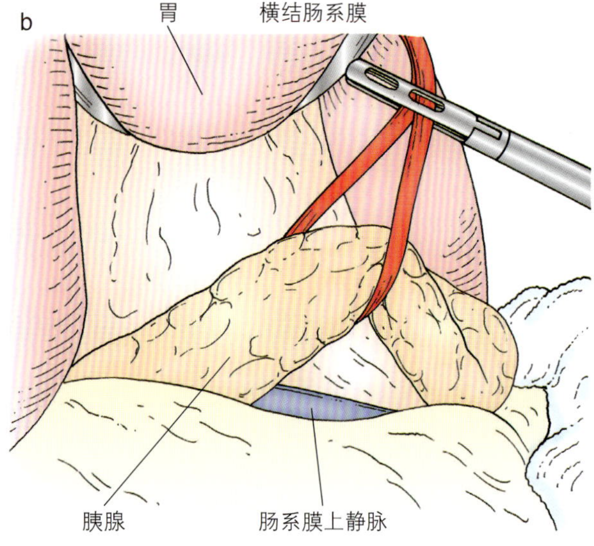

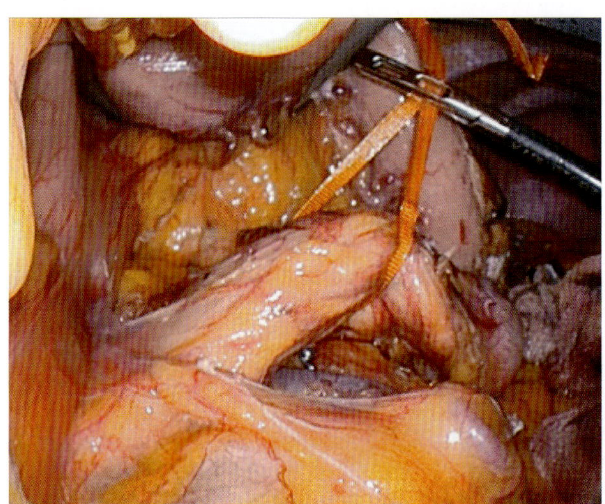

- 同时在胰腺切除线背侧放入牵拉血管带，对胰腺进行牵开，以便游离。

（二）掌握手术技巧

◉手术技巧概述

展开胃，从预计离断的胰腺位置偏向胰头数厘米处开始游离，向脾脏下极方向推进，沿胰腺下缘切开后腹膜进行游离。沿着胃结肠静脉干或肠系膜下静脉向血管根部游离，以显露门静脉腹侧。若肿瘤位于胰腺体部，首先应用血管带对肝总动脉进行临时牵开，随后通过对门静脉腹侧的胰腺背侧间隙“隧道”法游离，用血管带牵开胰腺。若肿瘤位于胰腺尾部，则自胰头背侧区域游离确认到脾静脉，并用血管带把胰腺牵开（视频2）。

◉如何掌握手术技巧

（1）在切开胰腺下缘的后腹膜时，通过将胰腺向腹侧提起，紧贴胰腺下方与横结肠系膜间切开，即可进入Toldt融合筋膜腹侧的疏松组织层。

（2）对于胰腺尾部，应尽可能地离断来自脾静脉的分支血管，游离胰腺尾部和脾静脉，以降低意外出血的风险。

（3）门静脉周围的胰腺下缘有许多微小静脉，在切开胰腺周围间隙时建议使用超声刀仔细止血。充分游离胰腺与门静脉腹侧及脾静脉以及胰腺背侧之间的间隙。

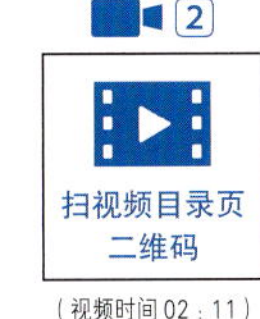

（视频时间02：11）

（三）手术评价

Q 切开胰腺下缘时如何展开术野？

▶术者左手握持腔镜抓钳用于轻轻按压胰腺，助手的两支钳子牵拉横结肠系膜，保持良好的张力充分显露术野。胰腺与周围脂肪组织之间的自然凹陷作为切除起点，应用胰腺与脂肪组织之间的间隙来进行操作，则可有效避免损伤横结肠系膜。

Q 胰腺下缘的解剖剥离应进行至何深度？

▶理想的解剖剥离终点是沿着胰腺下缘尽可能地进行，直至接近左侧膈肌的肌性边缘。

▶当在胰腺体部背侧成功显现脾静脉时，即可认为到达最适游离层。

Q 难以辨识门静脉时应如何处理？

▶在脂肪较厚的病例中，门静脉腹侧及胃结肠静脉干腹侧可能被脂肪组织覆盖而难以鉴别。多数情况下，肠系膜下静脉一般在脾静脉与肠系膜上静脉汇合点的附近汇入。因此，在胰体部游离出肠系膜下静脉后，向中枢侧游离即可找到脾静脉或肠系膜上静脉水平位置，切开胰腺下缘脂肪组织，找到门静脉。

▶在行“隧道”法游离胰腺背侧时，门静脉左侧、胰腺背侧区域充分止血对于脾静脉的确认是至关重要的。

Step ❸

Focus 3 确认脾动脉并牵开

Focus Navi

（一）操作开始及目标（图2-2-6）

- 通过头侧或背侧入路游离脾动脉。

图2-2-6 确认脾动脉的位置并夹闭

a：在胃左动静脉的左侧切断胰胃韧带。

b：牵开脾动脉。

a

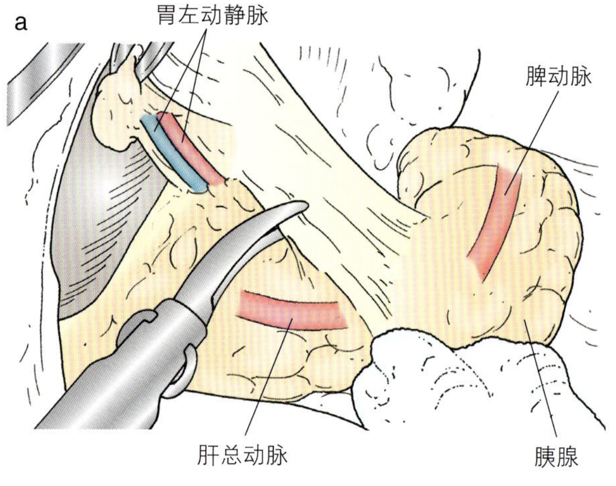

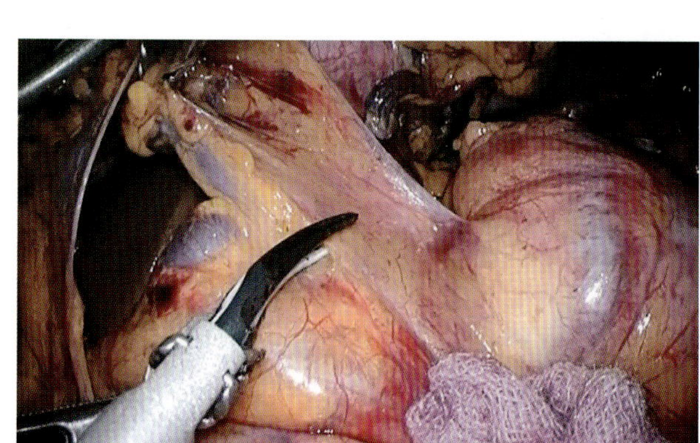

b

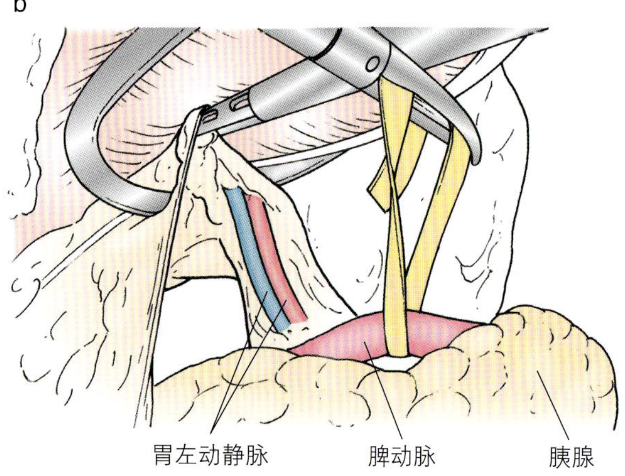

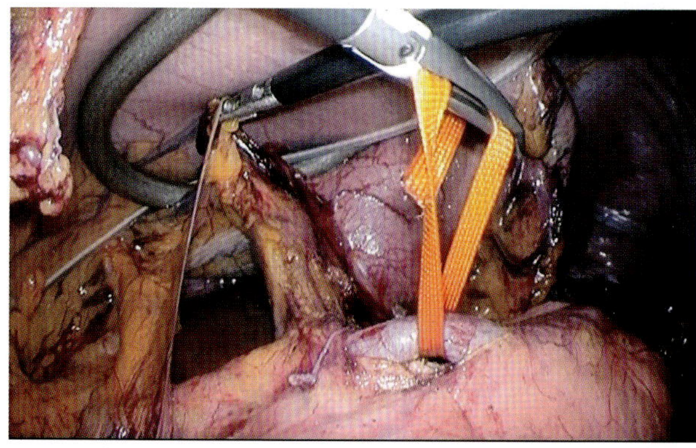

（二）掌握手术技巧

◉手术技巧概述

头侧入路：对于消瘦的女性患者或脾动脉根部和胰体部分得比较开的病例，助手用右手抓持包含胃左动静脉的胃胰系膜向头侧抬起。与此同时，向尾侧压胰体部，切除胃左动静脉左侧的脂肪，显露脾动脉根部，就可以在脾动脉根部进行血管带牵开。继续扩大胃胰系膜的游离与胰腺背侧间隙相连接（3）。

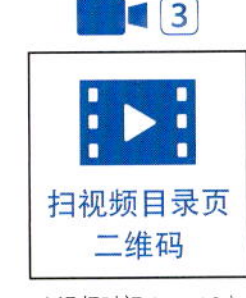

背侧入路：首先从头侧切开胃左动静脉左侧的胃胰系膜，使之与背侧游离层相交通。助手两把钳子将胰腺下缘向头侧推，使其充分翻转，从背侧游离11点钟方向的脂肪组织，就会显露出脾动脉根部，可以从背侧进行血管带牵开。术者站在患者两腿之间比较容易操作。

◉如何掌握手术技巧

（1）无论是头侧入路还是背侧入路，操作越简单越会保护好脾动脉。术前CT检查确认脾动脉根部与胰体部头尾方向的位置关系会更容易预测到脾动脉的走向。

（2）从背侧游离时，脾动脉根部接近胰上缘，向腹侧牵拉，所以从胰下缘看时，注意脾动脉出现在左侧斜上方，而不是在显示器的前方。另一方面，如果先将脾静脉从胰脏中游离出来，脾动脉则多出现在脾静脉的背侧，即显示器的前方。在难以确认脾动脉的情况下，也可先露出膈肌脚，从腹腔动脉干的隆起处开始游离，确认脾动脉。

（三）手术评价

Q 脾动脉难以确认该如何是好？

▶在难以确认脾动脉时，如果牵开肝总动脉，向左侧追踪胰上缘，就一定能发现脾动脉。即使没有牵开，只要在胰上缘确认到肝总动脉，就会很容易找到脾动脉。

Q 胰腺上缘的游离层如何与背侧游离层相互交通？

▶从胰上缘游离时很难确保方向的准确性，因此也很难准确地与胰腺背侧的游离层相连接。脂肪组织较厚时，在胰腺背侧放入纱布使胰腺后间隙被顶起来，这样有利于鉴别。

Q 如何确认脾动脉？

▶特别是从背侧确认脾动脉时，为了避免误认，牵开脾动脉后，一定要从腹侧确认绑带的位置和肝总动脉的走向。

Step 4

Focus 4 切除胰腺

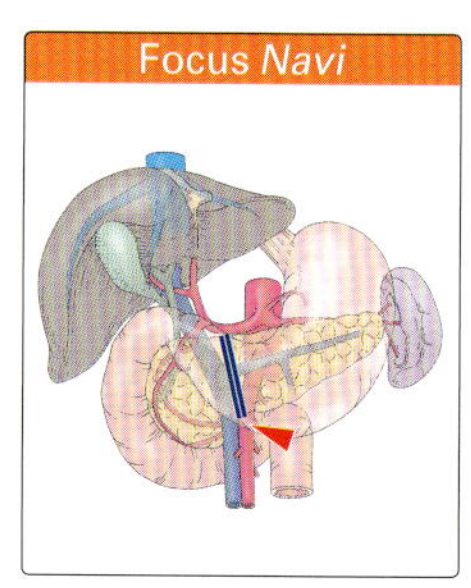

（一）操作开始及目标（图2-2-7）

- 目标是在保持胰腺包膜完整性的前提下，用切割闭合器离断胰腺。
- 在硬化性胰腺等特殊情况下，若无法使用切割闭合器进行操作，则改用超声刀离断，并确保主胰管得到妥善的夹闭或结扎。

图2-2-7 切除胰腺

a：游离脾动静脉。

b：切除胰腺。

a

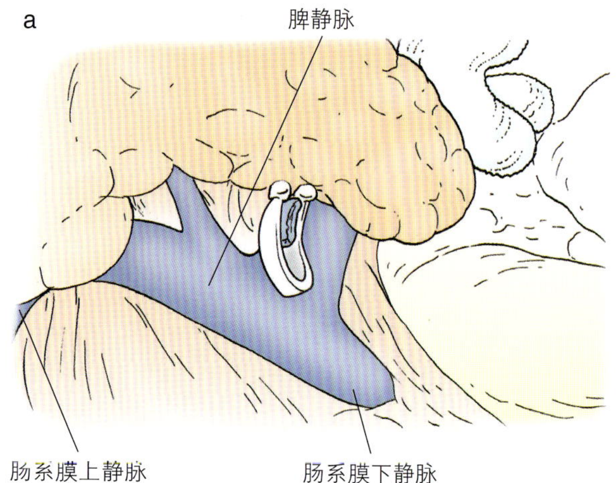

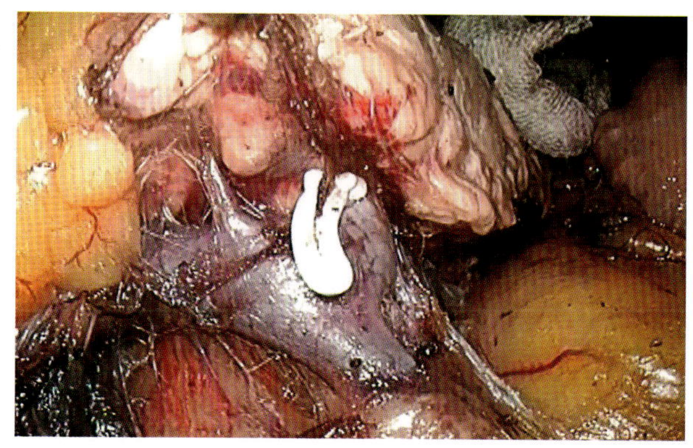

b

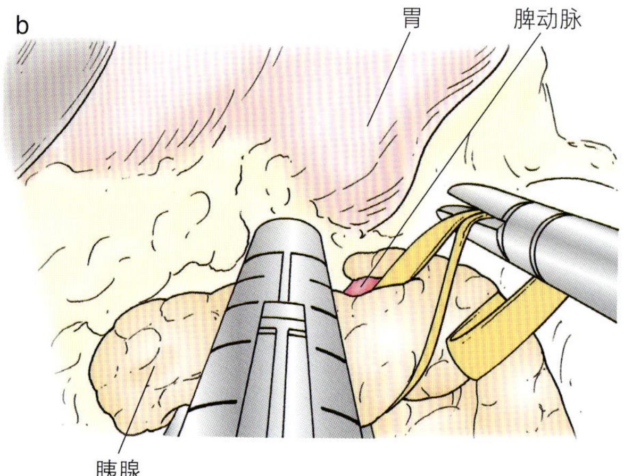

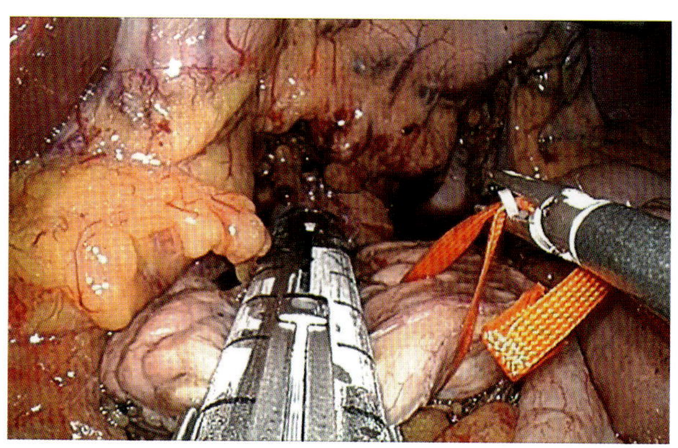

（二）掌握手术技巧

◉手术技巧概述

术中用超声再次确认肿瘤的位置，并评估其与预定切除线之间的距离。用哈巴狗钳预先夹闭胰腺实质以降低胰腺厚度，随后置入切割闭合器，缓慢地夹闭胰腺。笔者所在科室术中一般使用黑色钉仓进行离断（视频4）。离断后需检查闭合钉的形态是否完整、胰腺包膜有无损伤，以及切缘是否存在出血情况。

◉如何掌握手术技巧

（1）在保留脾动脉和脾静脉的胰腺切除术时，关键在于充分游离脾动脉和脾静脉，使血管向胰腺后方游离，确保手术视野清晰。

（2）已有文献报道，胰实质厚度与术后胰瘘的发生率存在一定关联。特别是在胰尾部附近，若胰腺组织较厚，建议先行充分压迫以减薄胰腺实质后再离断。

（3）胰腺断端出血时，用金属钛夹止血往往更有效。

视频4

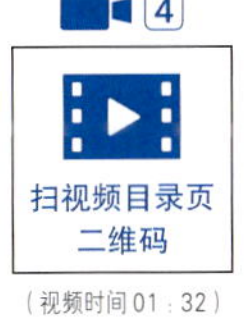

（视频时间01：32）

（三）手术评价

Q 从哪个戳卡置入切割闭合器?

▶为了确保胰腺切断部位长度最短，必须在垂直胰腺的方向进行离断。如果离断线靠近门静脉，可考虑经脐戳卡置入切割闭合器；如果是胰尾部切除，则倾向于选用左侧12 mm戳卡置入切割闭合器。

Q 在操作切割闭合器时有哪些注意事项?

▶在置入切割闭合器时，务必确保充分游离脾动脉和脾静脉并在胰腺的背侧游离，以免被一并夹闭。也可以事先把脾动脉和脾静脉用血管带牵开，并在置入切割闭合器时牵引该血管带以保证血管不被卷入切割闭合器中。

Q 如果无法使用切割闭合器，该怎么办?

▶在胰腺炎导致胰腺硬化时，由于胰腺质地变硬，用切割闭合器很难离断胰腺，强行施加压力可能造成胰腺包膜破裂，并且无法实现有效缝合，这是需要避免的。

▶胰腺实质较硬时，建议用超声刀小口夹闭离断进行切除，并细致辨别出白色且表面光滑的主胰管，随后对其进行确切的夹闭或结扎。

Step ⑤

Focus 5 游离脾动脉和脾静脉

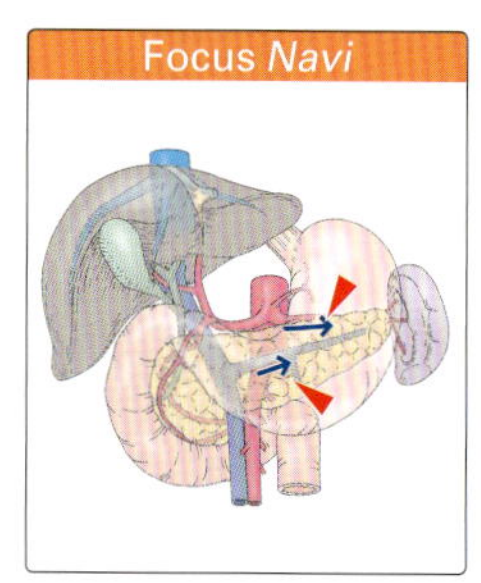

（一）操作开始及目标（图2-2-8）

- 游离脾静脉中央区域，并向左、右两侧扩展，同时对周围小血管进行细致处理，确保与胰尾侧的游离层相连续，最终充分显露整个脾静脉。
- 脾动脉的分支动脉应予夹闭、离断，以便充分显露其全部。

图2-2-8　游离脾动脉和脾静脉

a：游离脾静脉。

b：游离结束后。

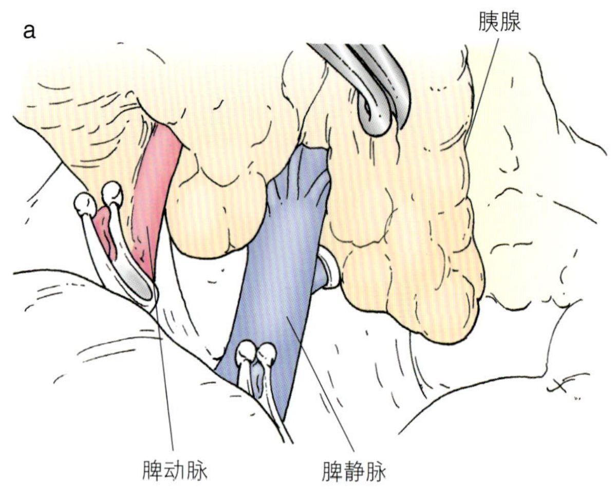

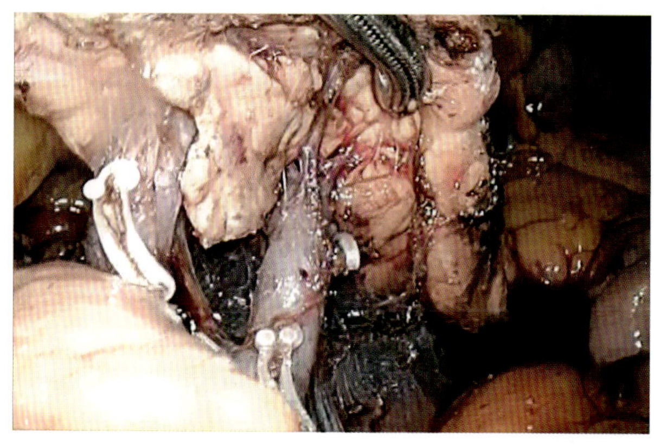

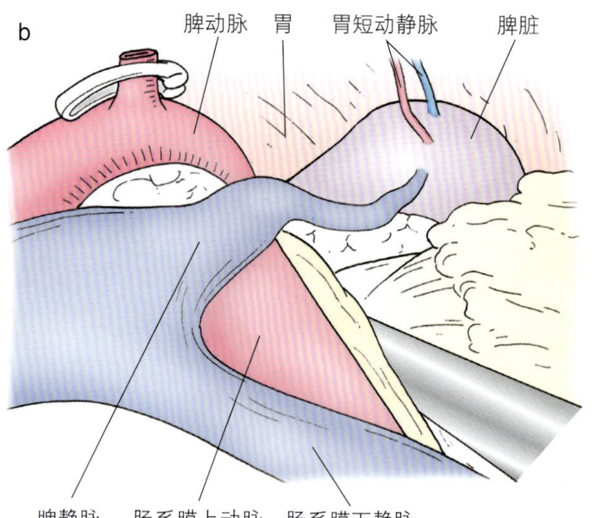

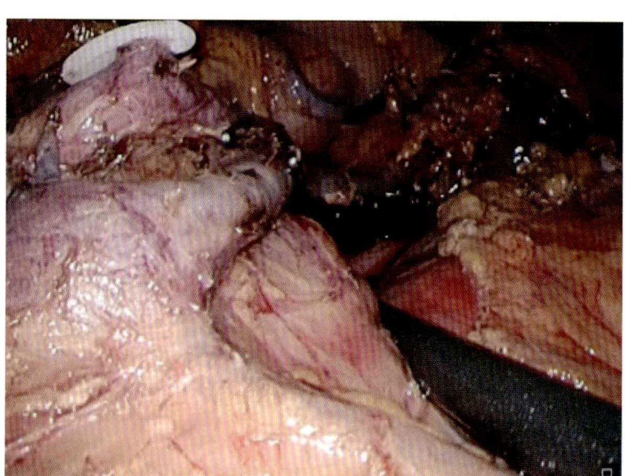

（二）掌握手术技巧

◉手术技巧概述

在脾脏侧和胰头侧，脾静脉在胰腺表浅位置走行，鉴于已在前一 Focus 2 阶段从脾脏侧开始游离，因此在 Focus 5 阶段中，需谨慎地向胰头侧游离，并轻柔地将脾静脉与周围组织分开。用钛夹或超声刀等仔细离断脾动脉胰腺分支（5）。

◉如何掌握手术技巧

（1）胰腺体部中段的脾静脉一般走行于胰腺内部形成的自然沟槽中，有时被周围组织近乎完全包绕，因此该段静脉很难被游离出来。离断线如果靠近胰头部，建议从胰头部游离脾静脉；相反的，如果离断线靠近胰尾部时，则优先从胰尾部开始游离。

（2）从胰头部游离脾静脉时，首先切开脾静脉背侧的组织以充分显露胰腺背侧。随后沿脾静脉中间段钝性游离周围间隙，并夹闭处理疏松结缔组织中的微小血管分支。这些分支血管通常较短，建议用马里兰分离钳进行精细操作；若条件允许，可于脾静脉侧使用钛夹，而在胰腺侧则用超声刀进行凝固离断。对于间距窄或者比较细的血管，只用超声刀亦可。胰尾部肿瘤需切除胰腺时，从胰尾部开始游离脾静脉至胰头侧，用马里兰钳分出其分支血管，用超声刀进行离断。操作过程中应避免强行施力，确保分离钳的方向与深度适中。整个手术过程中，成功切断脾静脉背侧粘连组织并清晰显露脾静脉是至关重要的一步。

（3）脾动脉与胰腺实质之间存在一定的间隙，可牵引血管带，使脾动脉离开胰腺实质，用钛夹对脾动脉分支进行夹闭，随后用超声刀离断血管。

5

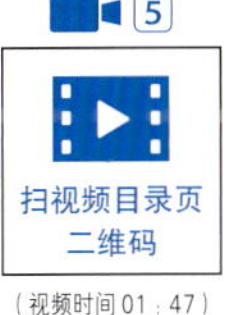

（视频时间 01：47）

（三）手术评价

Q 在脾门区域处理脾动静脉的步骤是什么？

▶在涉及脾门区域操作时，在 Focus 2 阶段已完成了对胰腺下缘的初步游离。而在切断胰腺后，可自胰腺上缘开始游离，因此可从头侧沿着胰腺背侧上缘至腹侧上缘实施安全而细致的剥离，并仔细游离脾上极血管分支，一并安全游离脾动静脉。

Q 如何准确识别脾静脉？

▶虽然颜色可作为参考，但在从胰腺实质中分离脾静脉时，应注意其周围存在由血管和覆盖于脾静脉表面的胰腺包膜共同形成的条索状结构。鉴于脾静脉通常位于背侧位置，了解这一解剖特征有助于术者进行精准识别。对于其他条索状脉管组织，建议用钛夹或超声刀等进行夹闭离断。

Q 脾静脉出血时应采取何种止血策略？

▶原则上，可通过直接压迫脾静脉止血。在压迫止血的同时，游离周围组织以获得充分的操作空间。

若单纯压迫难以有效控制出血，如果脾静脉胰头侧和胰尾侧已经全面显露出来，则可考虑用血管夹夹闭，两头压制出血。

▶对于胰腺侧的出血，通常可用双极电凝进行止血处理。

Step ❻

Knack 取出标本

- 使用钳子夹持闭合钉部位，随后将标本妥善地放置于腹腔镜标本收集袋内。
- 在实施保留脾脏的手术时，切除样本通常体积较小，多数情况下可通过脐部切口取出。

Step ❼

Knack 腹腔冲洗，关腹

- 腹腔冲洗、确切止血。尽管在多数情况下静脉出血已得到有效控制，但对于轻度渗血情况，可采取压迫法进行止血处理。
- 将引流管放在胰腺断端旁，通过大网膜间隙置入可以减少术后移位的风险。
- 考虑到术后可能经胃穿刺引流胰腺断端积液，建议将胃后壁贴近胰腺断端。

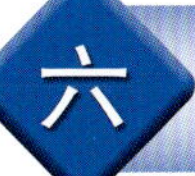

六 并发症处理

- 在腹腔镜下实施保留脾脏的胰体尾部切除术时，可能发生的并发症有：①术中出血；②胰瘘；③脾静脉血栓。

（一）术中出血

Q 在手术过程中，出血的常见部位及其原因是什么？

▶出血好发部位有：①胰腺实质受损区；②脾静脉的胰腺回流分支；③胰尾部的血管损伤。

▶游离胰腺或翻转胰腺时，若不慎损伤胰腺包膜或实质，易引发局部渗血。

▶流入脾静脉的小静脉容易在牵拉过程中受损（图2-2-9）。

▶胰尾部的分支血管间有胰腺实质分布，故需特别留意。

图2-2-9 术中出血
汇入脾静脉的静脉比较细小，容易发生出血。

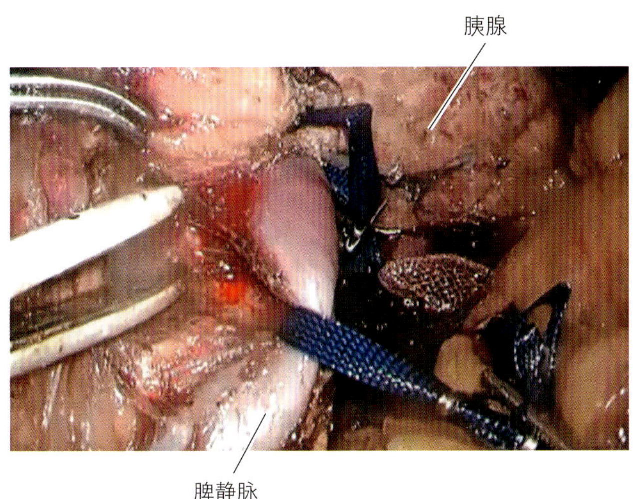

Q 如何预防术中出血?

▶为防止因过度牵拉导致胰腺损伤，在显露胰腺术野时运用腔镜纱辅助操作。

▶汇入到脾静脉的静脉比较细小，用马里兰精细分离钳沿血管轴线仔细分离血管以防止出血。

▶游离胰尾部血管时可选择从胰头侧入路或者胰下缘入路等多方向游离以减少出血风险。

Q 术中出血的处理策略是什么?

▶所有止血操作的第一步通常是压迫止血。针对因胰腺包膜损伤或实质受损引发的出血，首先应使用纱布实施局部压迫，在出血情况得到初步控制后，可采用双极电凝进行凝固止血，一般都能有效止血。

▶当脾静脉流入支受损时，首先用止血棉进行局部压迫，等待自行止血，一般不建议出血时刨根究底地止血。必要时可先游离其他部分，待周边空间足够后再行止血处理。最终，用钛夹夹闭出血部位进行妥善止血。

▶ 脾静脉出血的有效控制手段之一是暂时性夹闭脾动脉以减少出血风险。

（二）胰瘘

Q 与胰瘘相关的术中操作有哪些?

▶ 对保留侧胰腺的粗暴操作造成胰腺被膜损伤，可导致术后胰液漏（图2-2-10）。

▶ 闭合钉边缘对胰腺被膜的损伤也是引发胰瘘的一个重要因素。

▶ 对于胰腺质地较厚且较硬的病例，建议用超声刀进行小口切除。主胰管需妥善地夹闭或结扎以防止发生胰瘘。需要注意的是，并非都需要做成鱼嘴状切口。

图2-2-10 导致胰瘘发生的术中操作

提拉胰腺进行离断时容易导致胰腺被膜损伤，从而容易发生胰瘘。

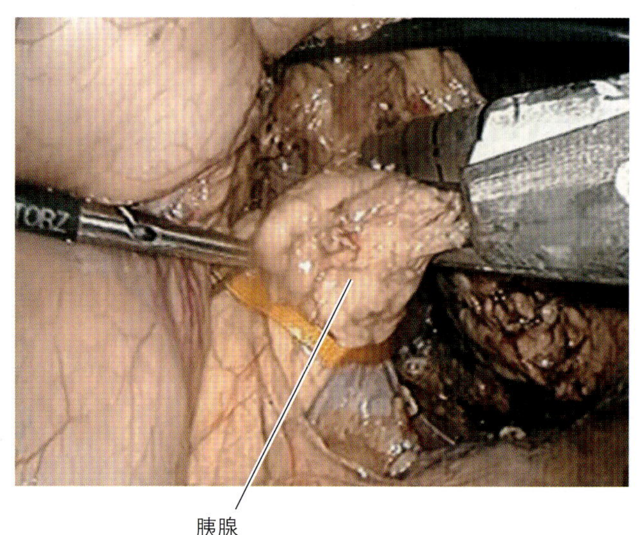

Q 胰瘘的成因及预防策略有哪些?

▶ 在胰腺组织较厚的情况下，术中建议先用哈巴狗阻断钳对胰腺进行预先夹闭，以减少切割闭合器损伤胰腺被膜的风险。

▶ 为避免切割闭合器边缘造成胰腺被膜损伤，在使用切割闭合器时，需确保其闭合对称且不产生左右倾斜时再进行激发。

▶ 胰瘘的发展过程通常分为两个阶段：①胰液漏出；②由于多种因素导致的炎症反应加剧。手术后应在残留的胰腺周围放置引流管以排出漏出的胰液，然而，鉴于引流管可能逆行感染，一般建议在术后4天内拔除，以防止炎症进一步加剧。

（三）脾静脉血栓

Q 哪些手术操作可能导致脾静脉血栓形成?

▶ 使用血管凝固装置时其前端较钝且横向热效应范围较大。在处理流入脾静脉的胰腺微小血管时，若离脾静脉主干较近，则可能导致静脉主干因热损伤而出现狭窄，进而增加术后脾静脉血栓形成的风险（图2-2-11）。

▶脾静脉血栓的一个常见原因是胰瘘引发的局部炎症扩散，因此在胰腺手术时务必仔细轻柔。

图2-2-11 导致脾静脉血栓发生的术中操作

在脾静脉主干附近使用血管夹闭能量器械可能导致血管狭窄，造成静脉血栓。

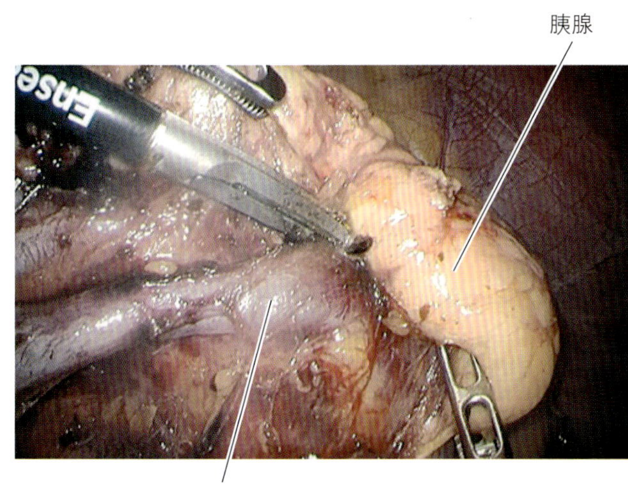

Q 如何应对脾静脉血栓形成?

▶对于非完全性脾静脉闭塞或血栓形成的早期阶段，使用抗凝药物有望消除血栓。

▶若脾静脉完全闭塞，在大多数病例中，由横结肠系膜等形成的侧支循环能够改善回流，一般不会造成严重问题。然而，在极少数情况下可能会导致左上腹部门静脉高压症状，例如胃静脉曲张等并发症。

参考文献

[1] 篠原　尚，ほか：イラストレイテッド外科手術　第3版，医学書院，2010.

[2] Nakamura M, et al: Lateral approach for laparoscopic splenic vessel-preserving distal pancreatectomy. Surgery 2011; 150: 326-331.

[3] Yoon YS, et al: Patency of splenic vessels after laparoscopic spleen and splenic vessel-preserving distal pancreatectomy. Br J Surg 2009; 96: 633-640.

[4] Kimura W, et al: Spleen-preserving distal pancreatectomy with conservation of the splenic artery and vein: techniques and its significance. J Hepatobiliary Pancreat Sci 2010; 17: 813-823.

专栏

【血管游离技巧】

腹腔镜手术的关键技术之一是分清轴线。尽管电刀可以沿切线方向进行切割，但在进行血管游离时，沿钳孔前后直线方向操作能最大限度地减小对周边组织施加的张力，并且易于处理分支血管。在分离分支血管时，与开腹手术相同，分离钳尖端的方向、分离的深度以及手感至关重要；但与开腹手术不同的是，腹腔镜下分离钳操作空间有限，因此有时需调整分支血管的角度以顺应分离钳的方向。此外，若发现分离钳尖端操作不顺，应停止操作并确认钳子方向和所在层次，同时采取分离钳子预计出口处的组织再进行分离。通过反复进行这些基本操作，可以成功地完成从胰颈部到胰尾部的脾静脉精细解剖。任何高难度的手术技艺都离不开扎实基础技术的积累。

第三节 低度恶性IPMN的腹腔镜下保脾胰体尾切除术(SPDP: Warshaw法)

千田 嘉毅，清水 泰博 愛知県がんセンター消化器外科

提升手术技巧的秘诀

1. Warshaw法是切除脾动静脉与胰腺、保留脾脏的术式。脾脏血供仅依赖于脾胃韧带内的胃短动静脉、大网膜内的胃网膜左动静脉的网膜支供血。
2. 在腹腔镜下实施胰体尾部切除术时，对胃的适当压迫和牵拉在术野显露中至关重要。在使用牵引器等器械牵拉时要避免损伤脾胃韧带。
3. 通常的胰尾切除术需要离断脾下极与结肠脾曲之间的脾结肠韧带以充分显露脾下极，这有利于扩展脾门及胰尾部的手术视野。然而保留网膜左动脉分支则需保留脾结肠韧带，因此需熟悉在不一样的解剖场景下如何安全展开术野。
4. 夹闭脾动脉近端后予以离断。脾静脉则可与胰实质一并用腔镜切割闭合器进行离断。若脾门侧血管较长，用切割闭合器一次性处理更为便捷，但须谨防伤及脾门部网膜左动静脉的根部，以免造成脾脏缺血。

部分缩写

- SPDP：spleen preserving distal pancreatectomy，保脾胰体尾切除术
- IPMN：intraductal papillary mucinous neoplasm，胰管内乳头状黏液瘤
- MCN：mucinous cystic neoplasm，黏液囊性瘤
- SPN：solid pseudopapillary neoplasm，实性假乳头状瘤
- p-NET：pancreatic neuroendocrine tumor，胰腺神经内分泌瘤
- IMV：inferior mesenteric vein，肠系膜下静脉
- DIC：disseminated intravascular coagulation，弥散性血管内凝血

手术操作须掌握的解剖（图2-3-1）

- 脾动脉主干通常位于胰腺的后方，而在胰腺尾部区域，常可见脾动脉于胰腺上缘屈曲走行。相比之下，脾静脉大部分隐藏于胰腺后方，并深入贯穿于胰实质内部。在胰腺尾部位置，脾静脉也常常走行于胰腺上缘。
- 脾动脉在脾门区域通常分为上、下终末分支，偶尔可能出现中间分支。从此处分出至脾门部的细小分支存在较多解剖变异。
- 胃后动脉作为脾动脉的分支，供应胃后壁血流。个别病例可能存在一条向上延伸至脾上极的分支，该动脉可能与胃后动脉共干。
- 大部分胃短动脉源自脾动脉在脾门处分出的上、下分支，这些动脉沿着脾胃韧带走行，并最终分布到胃的左侧壁。
- 胃网膜左动脉通常起源于脾门部脾动脉主干或其上、下终末分支。
- 左网膜动脉（网膜支）由胃网膜左动脉分出，其走向并非胃壁，而是大网膜。

图2-3-1 胰体尾部的血管

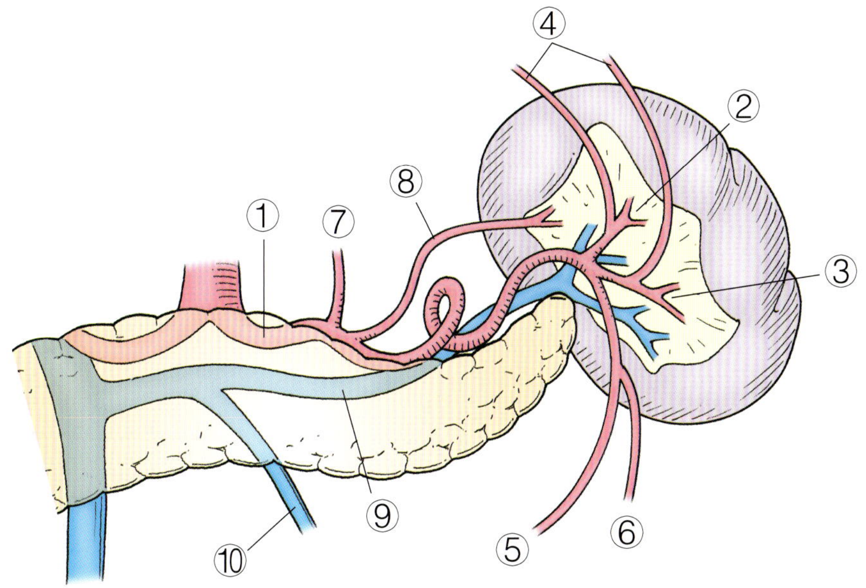

①脾动脉
②上终末动脉
③下终末动脉
④胃短动脉
⑤胃网膜左动脉
⑥左网膜动脉（网膜支）
⑦胃后动脉
⑧上极动脉
⑨脾静脉
⑩肠系膜下静脉（IMV）

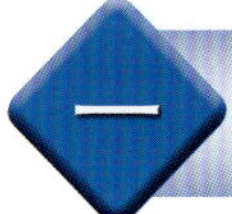

确定疾病的起因和自然病程（加重过程）

1. 疾病的发病机制（原因）

- 如前所述，Warshaw法适应证为：不需要清扫且不适合保留脾动静脉，或者保留脾动静脉困难的病例。适用于相对较大的IPMN、MCN、p-NET及SPN等病变。
- 在流行病学研究中已确认慢性胰腺炎、长期饮酒、吸烟、肥胖及具有胰腺疾病家族史等因素与IPMN发病风险增高相关，但其确切病因尚未得到充分阐明。
- MCN的发病机制存在多种假说，其中胎儿期生殖细胞残余理论被广泛认为是最具说服力的观点。此类肿瘤以女性患者占绝大多数（超过98%），且倾向于在胰体尾部发生。
- p-NET的确切病因尚未明确，然而，在多发性内分泌腺瘤病1型（MEN-1）和Von Hippel-Lindau综合征患者中，此类肿瘤的发生率相对较高。
- SPN是一种罕见的胰腺肿瘤，主要见于年轻女性患者，大多数病例表现为良性。尽管在男性患者中SPN的发病率较低，但其恶性潜能通常较高。

2. 从发病到重症化

- IPMN是一种被证实其癌变过程通常历经增生、腺瘤、非侵袭性癌、微小侵袭性癌直至发展为IPMN相关的浸润性癌等多个阶段的病变。总体而言，该病变的进展相对缓慢，但主胰管型（或混合型）IPMN的恶性潜能较高，而分支型的良性特征更为明显，这一论点在相关文献中已有支持。对于分支型IPMN，应注意与普通型胰腺癌共存的鉴别。
- MCN也被认为是经历腺瘤向恶性转化的过程，与IPMN相似。多数MCN病变发展较为缓慢，且从腺瘤阶段至上皮内癌阶段的患者，在成功切除后通常预后良好。
- 浸润性癌的发生率相对较低（5%～16%），然而，其恶性转化的确切发生率及影响预后的相关恶性化因素尚不明确。
- p-NET的自然病程及恶性转化的具体指标尚存在诸多不确定性。小型p-NET的淋巴结转移率和恶变发生率通常较低。
- SPN在病程中常伴有出血和囊泡变性的表现。尽管影像学检查显示其边界相对清晰，但在显微镜下观察时有时会表现出潜在侵袭性。即使发生局部侵袭、复发或转移现象，此类肿瘤的总体预后依然较好，故被归类为低度恶性肿瘤。

3. 并发症

- 当肿瘤生长至压迫或导致胰管狭窄，或因黏液造成胰管阻塞时，可能导致继发性胰腺炎。即使在胰管狭窄不甚明显的病例中，若肿瘤体积逐渐增大且病程持续发展，周围组织也可能经历由慢性炎症引发的粘连乃至显著纤维化过程。
- 胰尾部的分支型IPMN或MCN，若其囊肿直径显著增大，则有破裂的风险，因此在病情随访期间，必须充分告知患者有此类风险。

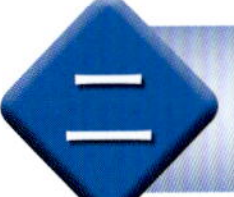

二 手术适应证和术式的选择

（一）手术适应证及术式选择（临床决策）

1. 适应证

- 理论上对于所有良性或低度恶性的胰腺肿瘤均可保留脾脏。该术式的主要适应证包括IPMN、MCN、SPN和p-NET等。在某些情况下，即使面对已发生远处转移的恶性胰神经内分泌肿瘤患者，为了控制原发病灶，也可能会选择保留脾脏的手术方法进行胰腺切除。
- 在特定情况下，若从手术技术或肿瘤学治疗的角度考虑，当脾动静脉无法保留时，此种手术方式便成为适用的选择。
- 因此，Warshaw法的适应证包括：在肿瘤学视角下，当确保有足够的手术切缘的同时，若肿物与脾动静脉紧密相邻，如SPN等，在剥离过程中可能难以完全切除而遗留肿瘤；或者因脾动静脉与囊性肿瘤（例如IPMN、MCN）存在广泛且严重的粘连情况，导致在分离时有穿破囊性肿瘤的风险。此外，当肿瘤导致主胰管受压或狭窄，进而引发尾侧胰腺伴随性胰腺炎时，由于炎症影响使脾动静脉剥离操作在技术上变得困难，同样适用于此种手术方式。

2. 禁忌证（手术禁忌证或需开腹手术的病例）

- 存在脾门部淋巴结转移的恶性肿瘤患者，或者原发肿瘤为虽然是良性但与脾门部有广泛粘连或侵犯的病例，都属于禁忌证。
- Warshaw手术，作为一种需切除脾动静脉的术式，其潜在弊端包括由于脾血流障碍引发的脾梗死风险，以及因脾静脉血液改道至胃短静脉和胃网膜左静脉回流过多所导致的胃静脉曲张及出血并发症。因此，即使面对良性疾病，如前所述，在保留脾动静脉可能性的情况下，应审慎选择是否实施该手术。

（二）手术时机的选择

- 在日本，手术适应证的确定通常严格遵循国际IPMN诊疗指南进行。
- 该指南所界定的手术适应证旨在对良性肿瘤范畴内，当IPMN（胰管内乳头状黏液瘤）在向恶性（worrisome features）转化过程中发展至高度异型增生（high-grade dysplasia）及恶变时进行切除治疗。其中，被描述为具有潜在恶变可能的“可疑征象”，而“high-risk stigmata”则表示明确提示恶性潜能更高的“确诊表现”。这些表述简洁且具有较高的临床通用性，然而实际上，在手术切除病例中，也包括轻度至中度异型增生（low or intermediate-grade dysplasia）的病变。为了更精确地筛选出恶性倾向的病变，并指导手术适应证的选择，研究者已开发出一种名为诺莫图（nomogram）的预测工具，该工具对于确定手术指征具有重要参考价值。
- MCN由于其恶性化指标不明确且与IPMN相比较呈现出较高的恶性潜能，一旦确诊通常需要采取手术治疗。然而，近期研究中也有文献指出，针对较小的无囊壁结节病变，可考虑在一定时限内进行严密观察随访。此外，MCN常表现出雌激素受体和孕激素受体的高表达，故有时会在妊娠期间因激素影响而增大并被发现。若在怀孕早期确诊MCN，建议患者延至妊娠中期再行手术治疗。

- p-NET一旦确诊，无论是功能性的还是非功能性的，通常建议尽早施行手术切除。文献中有观点指出，对于直径<1 cm的非功能性p-NET，鉴于其发生肝转移和淋巴结转移的风险相对较低，可以考虑采取观察性治疗策略，但这一观点尚存争议。针对采用外科手段、内科疗法、综合治疗后远处转移可控的p-NET病例（如肝转移或淋巴结转移），均推荐进行原发病灶的切除手术。
- SPN作为一种罕见的肿瘤病变，尽管具有恶性潜能，但通常在切除后预后较为理想。因此，在诊断明确后，建议尽早手术切除。
- 无论何种疾病，若患者出现症状，通常会考虑采取手术治疗，不论其恶性程度如何。

（三）中转开腹手术

- 腹腔镜手术由于其放大视野的特性，有时可能会使术中出血显得比实际状况更为严重。在多数情况下，通过冷静而有序的操作，出血问题能够得到有效控制，但其成功很大程度上依赖于术者的操作技术水平。因此，在实施腹腔镜手术时，切勿一味坚持微创理念而忽视可能增加手术创伤的风险。当遇到腹腔镜下难以有效止血的情况时，应果断转为开腹手术。
- 此外，若在腹腔镜操作中判断Warshaw法难以确保脾脏可以安全保留，则需考虑转为开腹手术以继续尝试实施Warshaw法并保脾，或在腹腔镜下进行常规的胰体尾切除术并放弃保留脾脏。这一决策应在术前与患者进行详尽沟通。

（四）围术期管理的要点

1. 术前

- 请尽可能完善增强CT检查来确定脾门部血管的走行。同时，需充分了解胰实质与周围血管的空间位置关系，以及胰尾部与脾门之间的距离等解剖细节。

2. 术后

- 引流管的管理遵循常规胰体尾部切除术后的处理原则。若患者出现疑似脾梗死的症状，诸如发热和左上腹部疼痛时，应迅速进行增强CT扫描以确认诊断。
- 术前应充分告知患者，脾脏切除术后所引发的相关并发症可能需要再次进行手术干预。

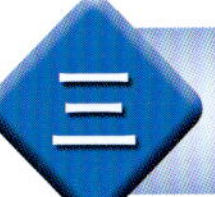

三 术前准备

（一）手术体位及器械（图2-3-2）

- 患者采取分腿位。右侧用侧挡板固定，便于后续抬高左侧。显示器位置，选在患者头部两侧各放一台。术者位于患者右侧，助手位于患者左侧，扶镜手在患者两腿之间。器械台置于患者右侧及术者的后方位置。
- 在成功置入戳卡后，适当抬高患者头部和左侧，同时将结肠向尾侧推移，以充分显露脾门区域。

（二）腹壁切口（戳卡布局）

- 经脐小切口，置入12 mm腹腔镜用戳卡。
- 术者左手为5 mm戳卡，右手12 mm戳卡；助手双手则均为5 mm戳卡。各戳卡布局参见图2-3-3所示（依据自动切割闭合器钉仓尺寸的不同，有时需更换为15 mm戳卡）。
- 若预定胰腺切除线位于中线右侧，可考虑将术者戳卡向患者右侧适当调整位置，或在右上腹增设一个5 mm戳卡。手术过程中，于左季肋下偏中线侧插入挡肝器（后续详述）。切除后的胰腺组织通过经脐部戳卡取出。鉴于脾脏无须切除，切除的标本体积通常较小，因此只需稍微将皮肤和筋膜延长切开即可取出标本。

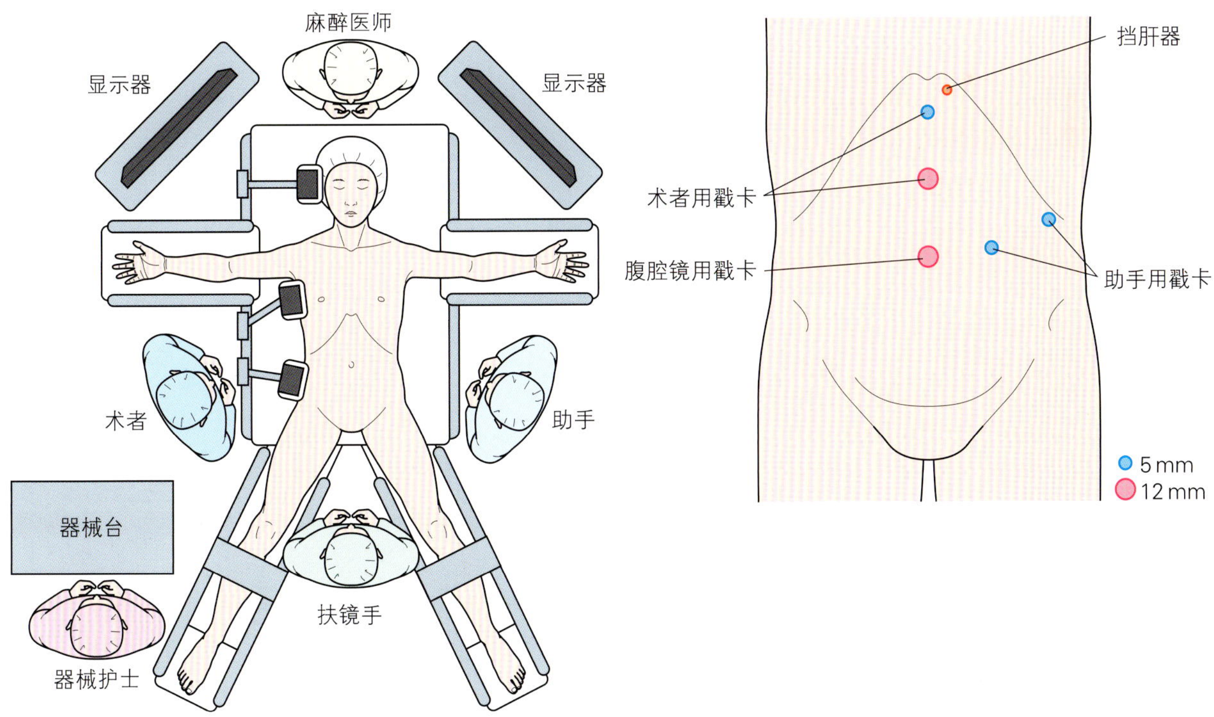

图2-3-2 手术体位、人员站位及器械布局

图2-3-3 戳卡布局

四 手术流程概况

（一）手术操作注意事项

- 胰腺切除线位于脾动脉根部的右侧或左侧，手术的流程将大有不同。
- 鉴于本节所述适应证主要针对良性或低度恶性肿瘤，本节仅描述了当胰腺切除线位于脾动脉根部左侧时的手术策略。
- Warshaw法与常规胰体尾切除术相似之处是需要离断脾结肠韧带，此举有助于脾门区域的充分显露。然而，此操作会导致网膜左动脉分支受损。在笔者所在的医院，为了确保脾脏血流充足，倾向于保留脾结肠韧带。若手术视野难以展开，可考虑适当离断该韧带，但尽量还是予以保留。
- 胃后动脉分叉点与肠系膜下静脉（IMV）的汇合形态变异较多。根据胰腺切除部位的不同，有时需离断该血管，因此在游离胰腺时应留意这些解剖结构。

（二）实际手术流程

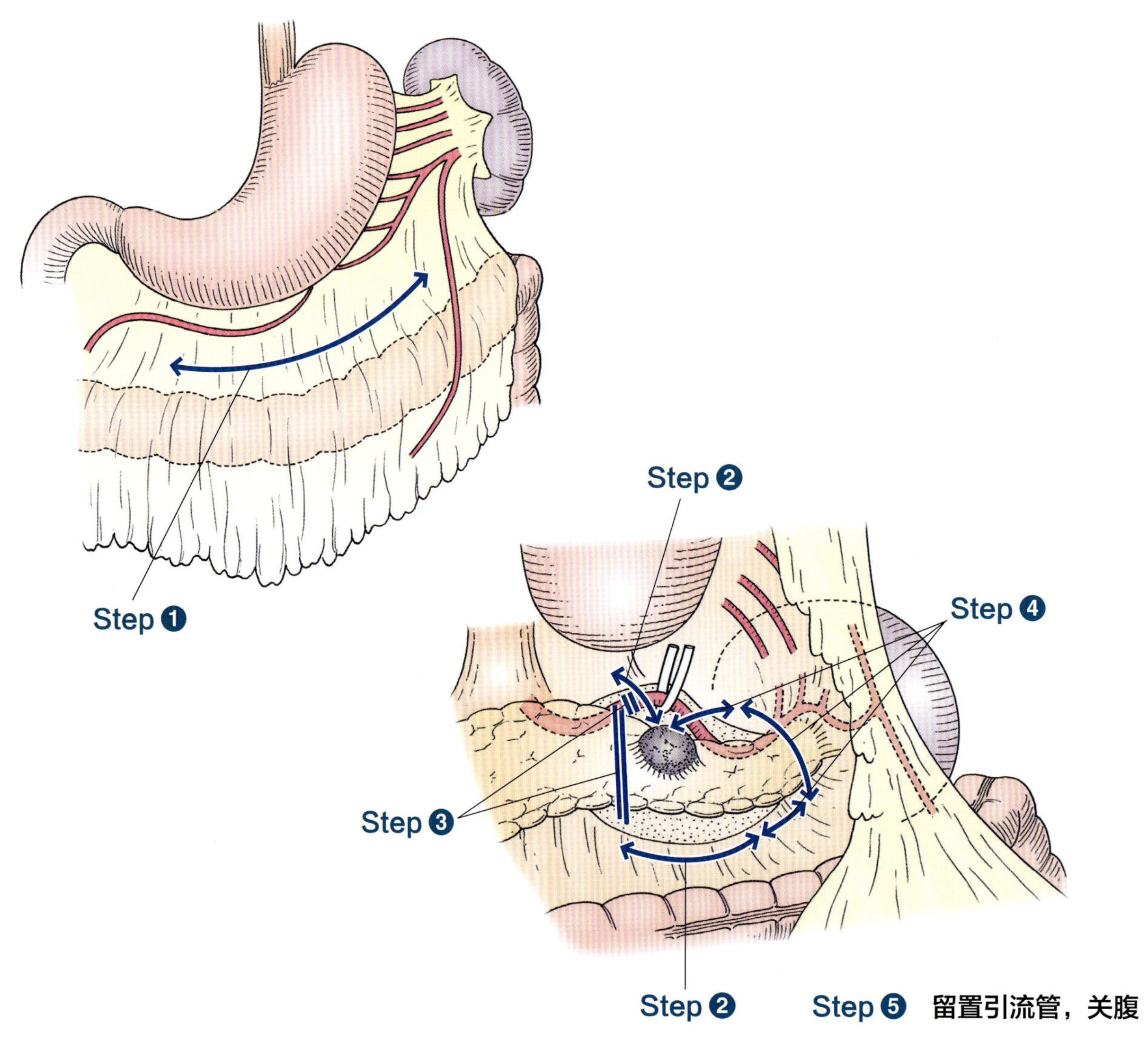

[Focus 需掌握的手术技巧（见下文）]

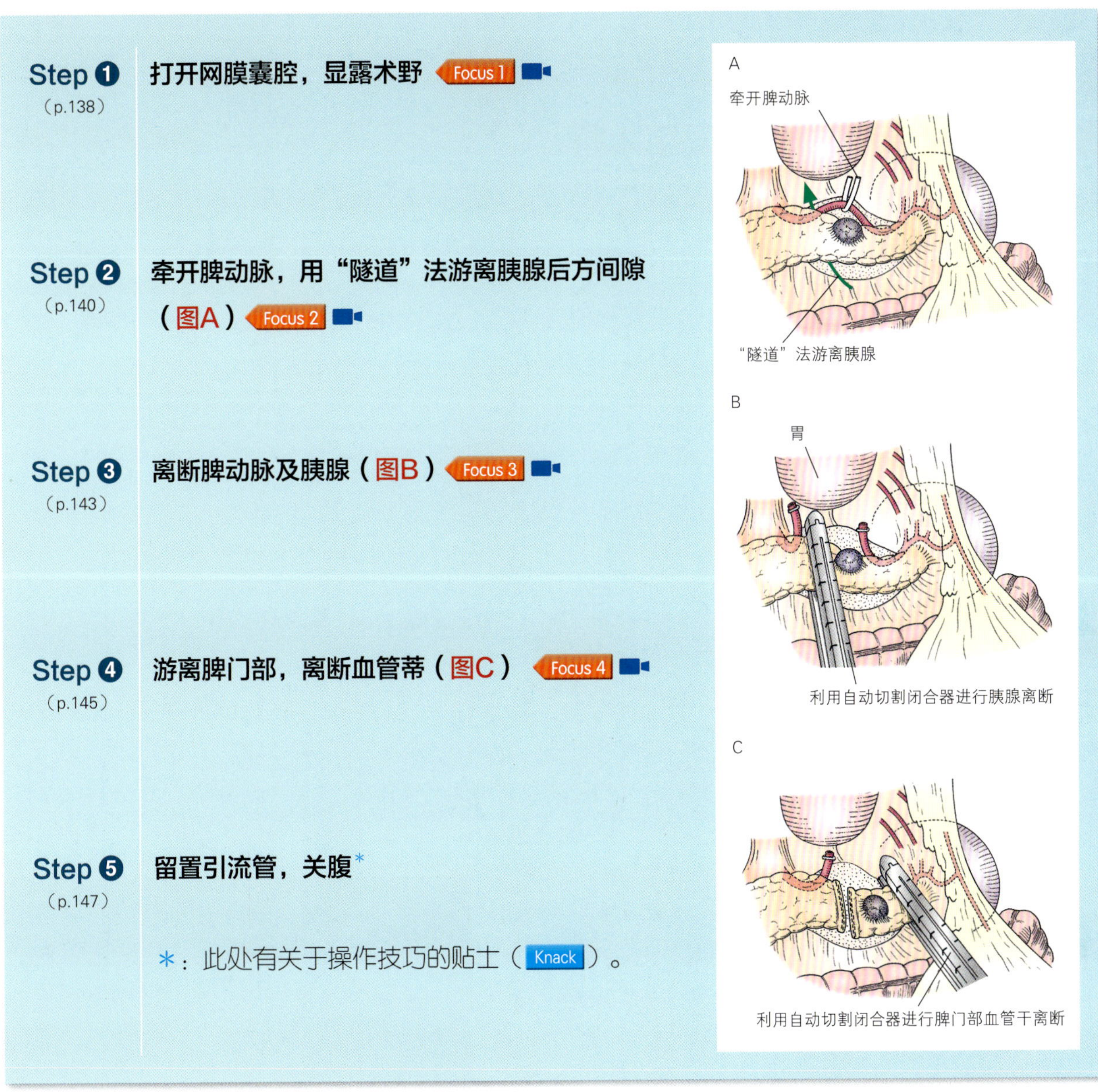

五 手术技巧的提高

Step 1

Focus 1 打开网膜囊腔，显露术野

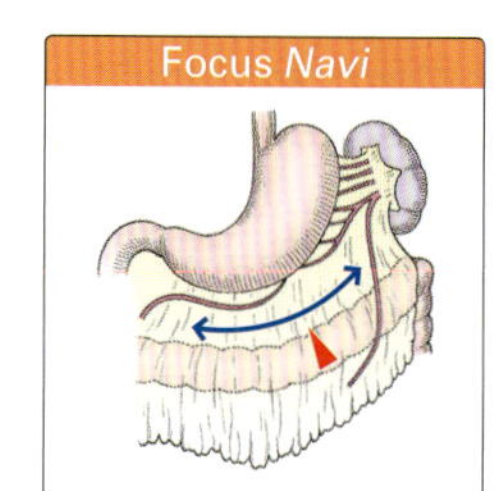

(一) 操作开始及目标（图2-3-4，图2-3-5）

- 在脾动静脉切断前，需先评估脾脏的血流状况。
- 适当展开胃及肝外侧区域，以充分显露胰腺前方。
- 依据术中肉眼观察或实时超声检查，确定肿瘤的具体位置，并据此标记胰腺切除线。

图2-3-4 打开网膜囊，显露术野

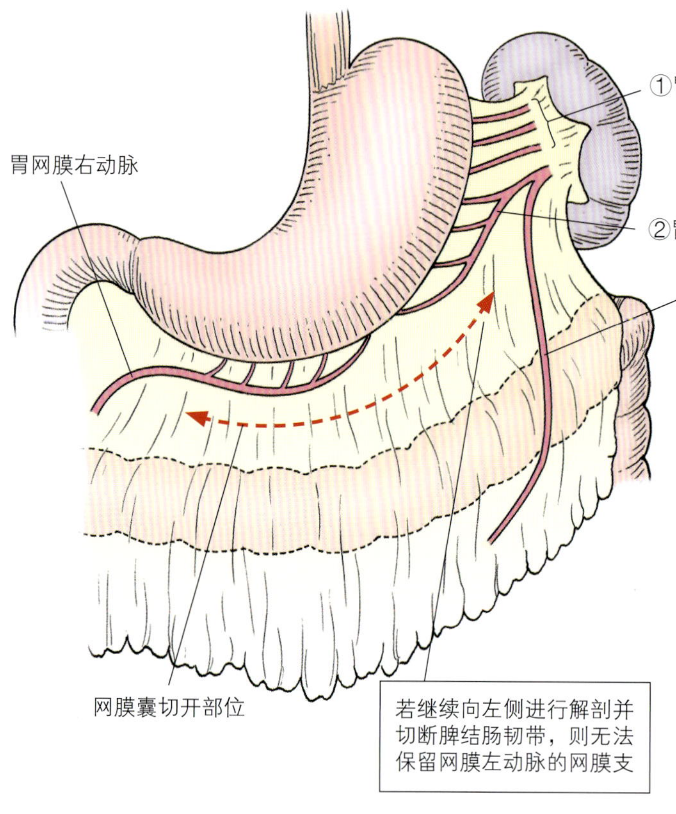

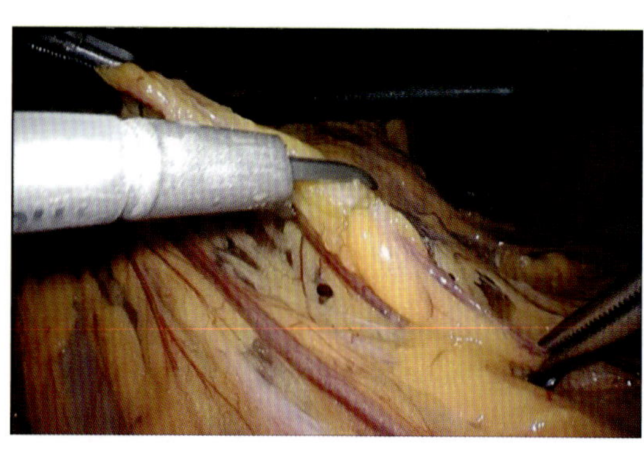

图2-3-5 打开网膜囊，显露术野

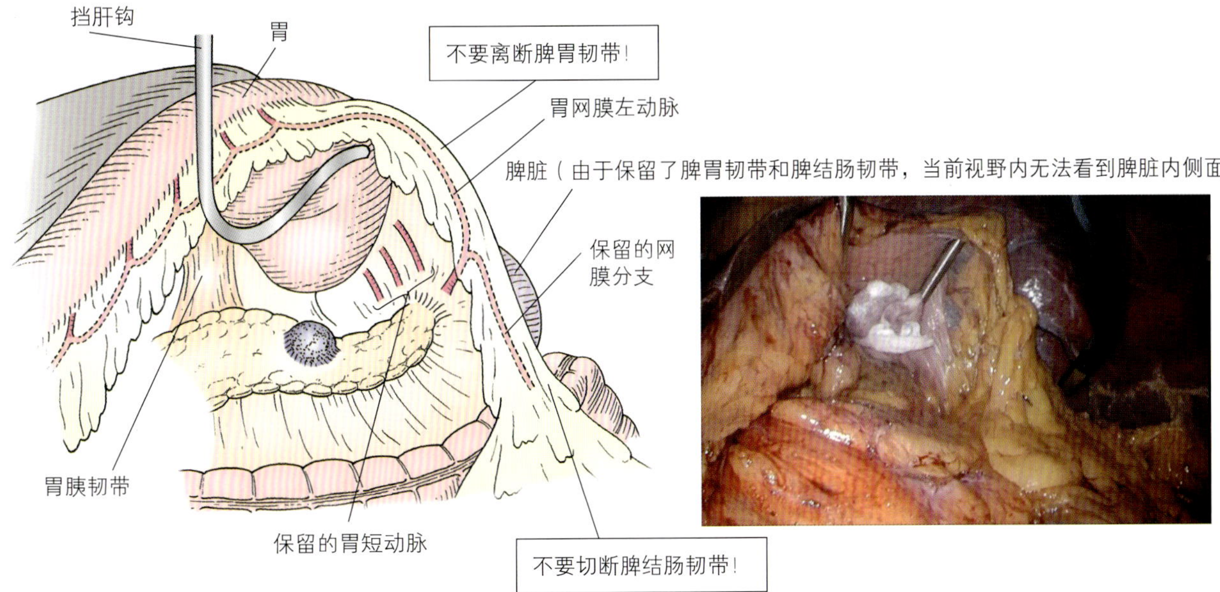

（二）掌握手术技巧

◉手术技巧概述

打开网膜囊。同时，将胃及肝外侧区域一并向头侧和腹侧推开，以充分展开手术视野（1）。

◉如何掌握手术技巧

（1）沿胃网膜左、右动静脉与结肠之间的解剖间隙，将大网膜左、右两侧切开并进入到网膜囊腔。

（2）从左侧肋弓下缘中线略偏左的位置插入肝脏拉钩，同时将胃和肝的外侧区域向头侧及腹侧抬起，以充分展开手术视野。

1

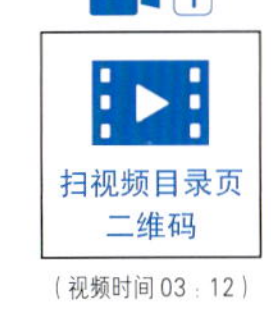

（视频时间03：12）

（三）手术评价

Q 如何进行脾脏血流的评估?

▶在术野显露之前，首先应细致观察脾脏的颜色。此外，还需借助术中多普勒彩超，以准确了解从脾门到脾实质内部的血流状况。

Q 大网膜切除时术野该如何展示?

▶助手右手钳将胃的大弯部向头侧及腹侧牵拉，同时左手钳将大网膜的结肠附着部分向尾侧和背侧牵开。术者左手钳夹住大网膜中央部位，使大网膜在术野中得以充分展开，以便清晰地显示左、右两侧胃网膜动静脉与结肠的关系。在此过程中，术者右手能量器械需格外小心，从中央向左、右两侧离断大网膜，并由此打开网膜囊。

▶腹腔镜摄像头应适当采用远视角度，确保胃大弯及结肠区域均完全纳入手术视野内。

Q 切除大网膜时的注意事项是什么？

▶ 在展开网膜囊时，除了需避免损伤左右胃网膜动静脉外，还需特别留意保护从胃网膜左动脉发出的大网膜分支（勿切断脾结肠韧带）。

▶ 同时，在使用肝脏拉钩牵拉过程中，须谨慎操作以防损伤脾胃短血管。

▶ 另外，若网膜囊内存在因炎症等因素导致的粘连状况，在剥离大网膜时应格外小心，以免在分离过程中不慎切断与之粘连的背侧横结肠系膜。

Q 如何展开肝外侧区域及胃壁？

▶ 通过在左侧肋弓下缘中线稍偏左的位置插入肝脏拉钩，将胃及肝外侧区域一并向头侧、腹侧方向推压，以充分显露术野。

▶ 值得注意的是，肝脏拉钩在操作过程中容易滑动，胃组织可能会下滑遮挡手术视线。为此，在胃组织与肝脏拉钩之间可放入腔镜纱布以防止其滑落。

Q 如何有效展开胰腺前方的术野？

▶ 通过牵拉胃小弯血管带（即胰胃韧带）将胃向头侧和腹侧推开，使胰腺头部的后腹膜得以被牵拉展开，便于清晰识别沿胰腺上缘走行的脾动脉。

▶ 同时，把脾胃韧带向腹侧方向牵拉，使连接脾门至脾胃韧带处的胃短动静脉得以拉伸展平。在处理脾门部血管时，可有效降低误伤胃短动静脉的风险。

Step 2

Focus 2 牵开脾动脉，用“隧道”法游离胰腺后方间隙

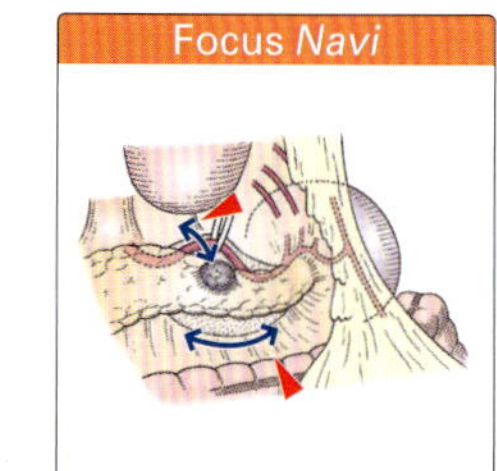

（一）操作开始及目标（图2-3-6、图2-3-7）

- 使用直线哈巴狗钳对已牵开的脾动脉进行预夹闭测试。
- 胰腺应充分从后腹膜游离起来，确保自动切割闭合器能够无障碍地插入。鉴于脾静脉通常位于胰腺后方，可以使用直线哈巴狗钳将其与胰腺一并夹持。

图2-3-6 切开胰腺上缘的后腹膜

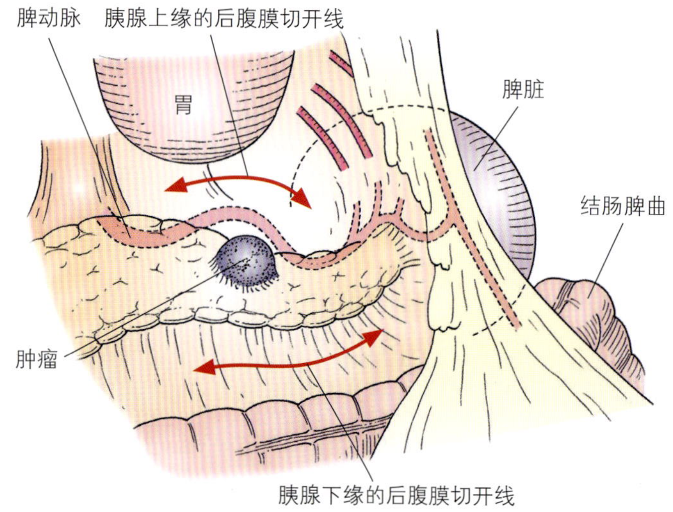

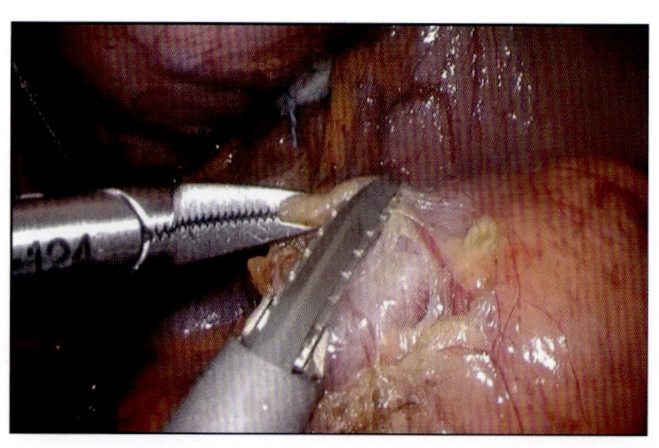

图2-3-7 牵开脾动脉，“隧道”法游离胰腺

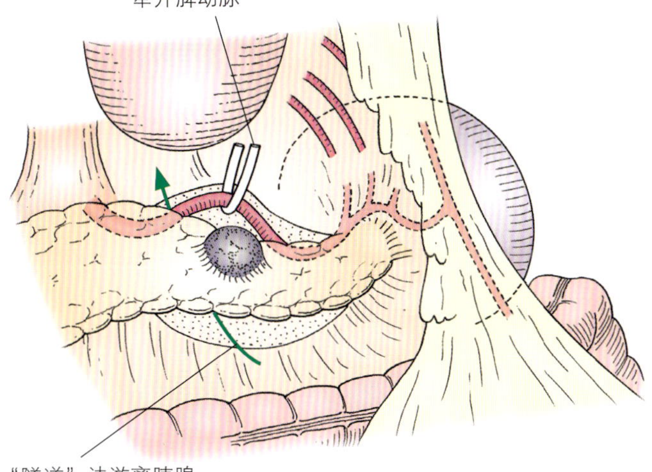

牵开脾动脉

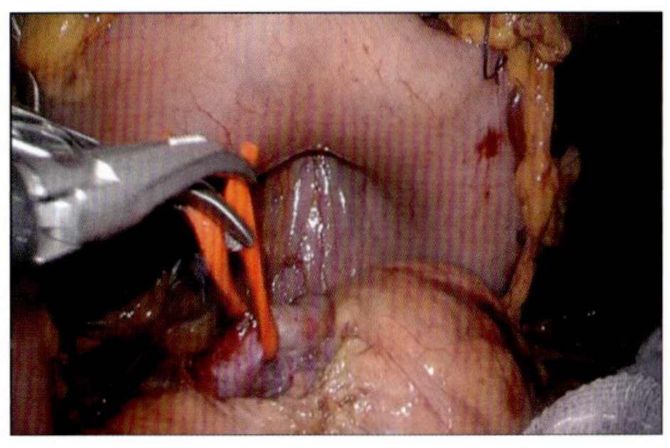

采用“隧道”法游离胰腺

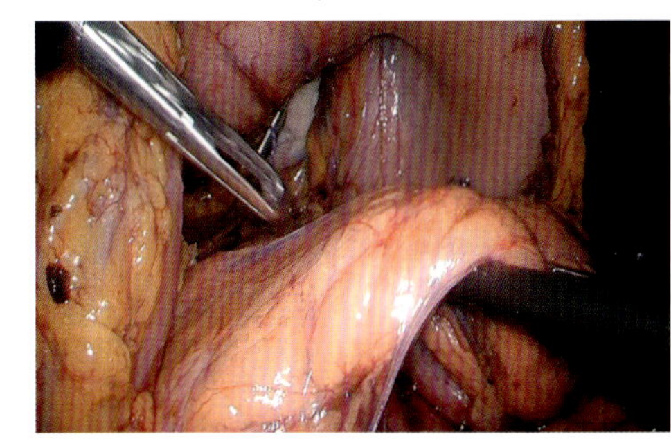

- 再次肉眼直接观察夹闭后脾脏的颜色变化，并辅以术中彩色超声检查，以确认脾门部至脾实质内部是否存在动脉血流。
- 若与 Focus 1 阶段夹闭前相比，脾脏色泽出现变化，或经多普勒超声检查未能明确检测到血流信号，则术后可能出现脾梗死的风险。对此情况，应考虑采用保留脾动静脉的保脾手术方案，或酌情改为同时切除脾脏的手术方式。

（二）掌握手术技巧

◉手术技巧概述

用血管带牵开脾动脉，并在预定的胰腺切除线上采用“隧道”法游离胰腺，为后续的胰腺切除做好准备。同时，通过临时夹闭脾动静脉以测试血流情况，评估是否可以进行保留脾脏的Warshaw术式（2）。

◉如何掌握手术技巧

（1）脾动脉的切断位置需根据胰腺离断的位置而定。用血管带牵开脾动脉的目的也是在此。一般选择容易游离的脾动脉位置进行牵开。

（2）将胰腺从后腹膜游离开来，如何鉴别正确的游离层融合筋膜（fusion fascia）尤为重要。

2

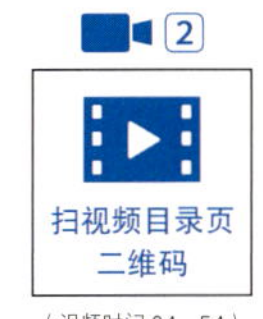

（视频时间04：54）

（三）手术评价

Q 如何安全地解剖并牵开脾动脉?

▶ 在“隧道”法游离胰腺时，首先于脾动脉头部切开后腹膜，并向左、右两侧延伸。接着，在胰腺上缘向左、右切开后腹膜，这样可以游离出第11组淋巴结，从而显露出位于其背面的搏动的脾动脉。

▶ 直接沿着动脉长轴方向大幅度游离可能会损伤自脾动脉分出至胰腺实质内的分支血管，故在游离过程中需沿着动脉短轴谨慎进行。

▶ 脾动脉根部通常紧贴胰腺背侧走行，理想状况下应在胰腺预定切除线上牵拉脾动脉。然而，根据解剖位置的不同，有时实施起来颇具挑战性。建议先从切除线附近的胰腺上缘头侧部可以看到的脾动脉处开始游离并牵开，随后沿血管方向逐渐推进，以确保手术过程更安全可靠。

Q 胰腺游离操作从何处开始? “隧道”法游离的解剖层次如何界定?

▶ 在胰腺下缘的后腹膜处（即胰腺前筋膜与横结肠系膜前叶交界区）进行左、右方向的切开并展开，即可见相对疏松的结缔组织结构——Toldt融合筋膜（Toldt’s fusion fascia）。沿着此层筋膜向头侧方向进行游离，可以将脾静脉和脾动脉连同胰腺一并游离下来，并确保与头侧的后腹膜游离线相连续，从而完成胰腺的游离。

▶ 若游离过浅，不慎进入胰腺侧的胰后筋膜层，则可能导致胰实质或脾静脉的损伤；另外，如果游离过深至Gerota筋膜以下的组织，可能损伤到肾上腺，而且这一层的游离无法与头部的游离相连通，因此在操作时务必谨慎注意这一点。

Q 胰腺游离应延伸至何处?

▶ 尽可能将胰腺尾部的后腹膜完整游离，直至能够从背面清晰辨识出脾门血管根部。然而，在手术视野受限的情况下，不宜强行剥离，在完成胰腺离断之后再进行胰腺尾部的游离。

Q 在胰腺游离过程中，如何有效确保手术视野?

▶ 从头侧进行剥离时，助手需使用两把抓钳将胰腺向背侧和尾侧方向压并牵拉以扩大视野。在此操作过程中，为了防止损伤胰腺表面组织，可使用小的卷纱布条对胰腺表面进行保护性压排。

▶ 游离尾侧时，术者左手钳与助手钳将胰腺向腹侧推，同时助手另一支钳将后腹膜牵向背侧和尾侧，展开视野。若游离层次正确则该区域不存在血管，此时可安全地用电刀切开较为疏松的结缔组织，无须过度用力。

Q 在胰腺游离操作中应避免的潜在风险是什么?

▶ 脾动脉的牵开，可在胰腺后壁“隧道”之后，但如果在胰腺游离过程中意外出血，如脾动脉已被血管带牵开，则可迅速夹闭血管进行控制，并可能实现安全止血。鉴于此，在必要时应尽早进行脾动脉的游离牵开将更具优势。

Step ❸

Focus 3 离断脾动脉及胰腺

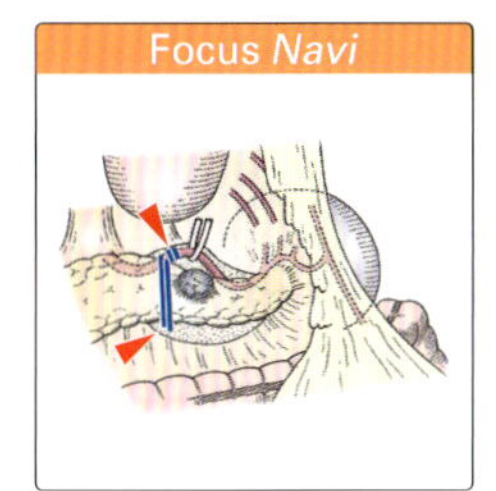

（一）操作开始及目标（图2-3-8，图2-3-9）

- 在胰腺预定切除线处充分游离脾动脉并离断。
- 使用自动切割闭合器完成对胰腺与脾静脉的离断。

图2-3-8 离断脾动脉及胰腺

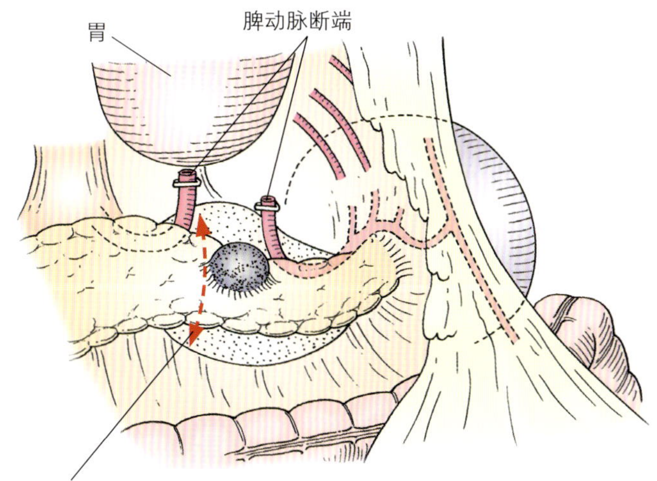

图2-3-9 离断胰腺

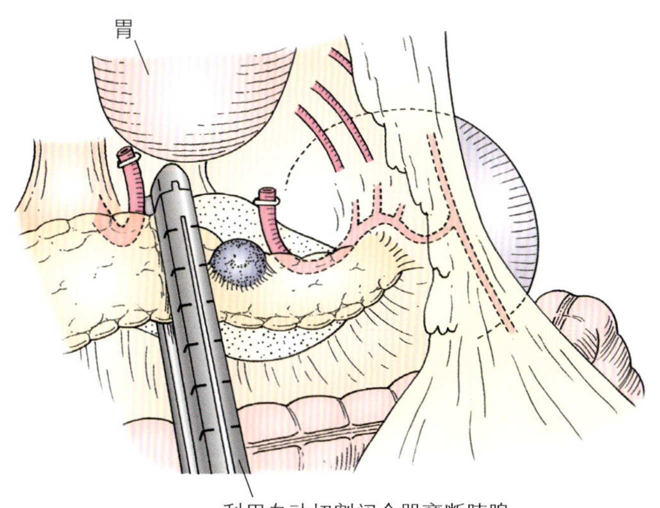

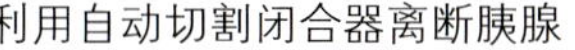

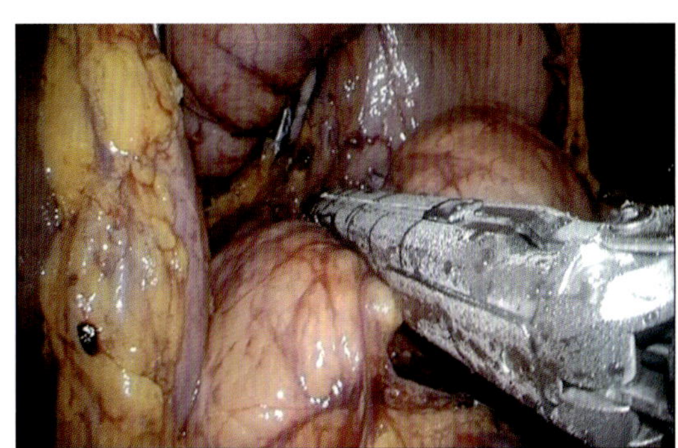

（二）掌握手术技巧

◉手术技巧概述

在胰腺头侧的预定切除线上，对脾动静脉和胰腺进行切断（■◂3）。

◉如何掌握手术技巧

（1）充分游离脾动脉至胰腺预定切除线处。

（2）在进行胰腺离断时，确保切割闭合器没有阻力，能够以自然顺畅的角度顺利置入。为此，应选择合适的戳卡作为切割闭合器的置入途径。

■◂3

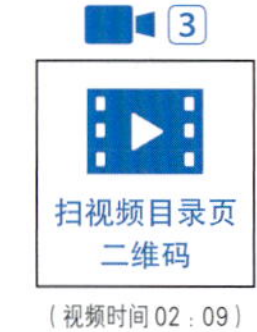

（视频时间 02：09）

（三）手术评价

Q 脾动脉的离断位置与游离范围应如何确定？

▶若脾动脉切断点处的钛夹阻碍自动切割闭合器的正常工作，导致胰腺无法有效被压缩，则在进行胰腺切除时，自动切割闭合器可能无法完全闭合切缘，进而引发出血或胰瘘。因此，需要充分游离出胰腺切除线周围的脾动脉，有足够长度之后再进行离断。

▶如遇脾动脉难以彻底游离的情况，可在血管带牵开点的位置先离断脾动脉，随后钳夹住脾动脉断端，并把血管与胰腺上缘游离开以增加安全距离。

Q 是否需要将脾静脉从胰腺上游离？

▶脾静脉常与胰腺背面广泛粘连，回流到脾静脉的胰腺小静脉分支较短，难以确保有足够的切缘。强行游离脾静脉可能会引发出血、损伤胰腺被膜，进而增加术后胰瘘的发生风险。因此，推荐使用自动切割闭合器来离断脾静脉与胰腺。

▶若脾静脉在切除预定线上与胰腺已分开，则可单独处理脾静脉。然而与动脉类似，如果自动切割闭合器夹住了脾静脉的钛夹，则会导致闭合钉成钉不全，这是值得特别注意的。

Q 如何安全地进行胰腺切除？

▶确保胰腺切除的安全性关键在于尽可能保证胰腺实质变薄且不损伤其包膜。当胰腺组织较为薄软且包膜柔韧时，可直接使用宽口自动切割闭合器进行闭合离断。然而若胰腺包膜薄而实质组织厚硬，切割闭合器可能导致包膜与实质一并撕裂，从而增加术后胰瘘的发生风险。

▶因此，在实际操作中应慢且轻柔地激发切割闭合器压实胰腺，且避免破坏胰腺的包膜结构。以笔者所在医院为例，通常先花5 min缓慢地压实胰腺，再用5 min完成胰腺的离断。

Q 自动切割闭合器从何处置入较为合适？

▶若自动切割闭合器以过于勉强的角度插入，可能导致胰腺离断时很难固定，进而增加闭合不全和术后胰瘘的发生风险。因此，所选戳卡位置能够使切割闭合器尽可能以自然的角度进行操作为宜。

▶部分自动切割闭合器可能无法通过12 mm戳卡，但在脐部小切口处，可以考虑拔出戳卡，直接从切口处将切割闭合器插入。

Step 4

Focus 4 游离脾门部，离断血管蒂

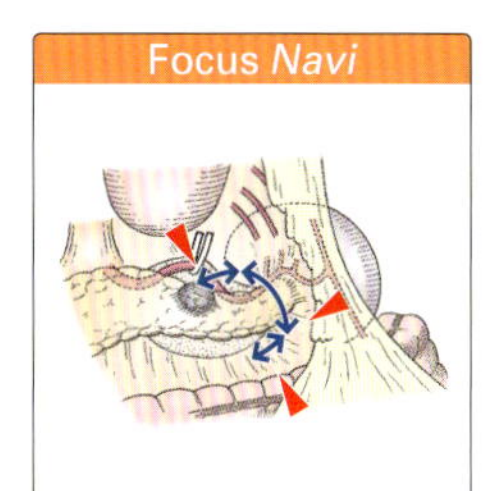

（一）操作开始及目标（图2-3-10～图2-3-12）

- 离断脾门部血管蒂，标本摘除完成。
- 需再次评估脾脏的血流情况，以最终确定脾脏是否可以保留。

图2-3-10 剥离胰尾部背侧壁

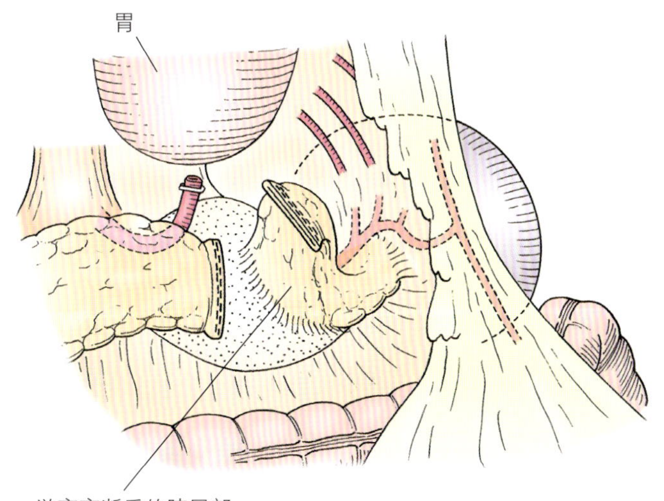

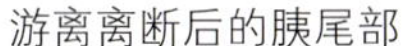

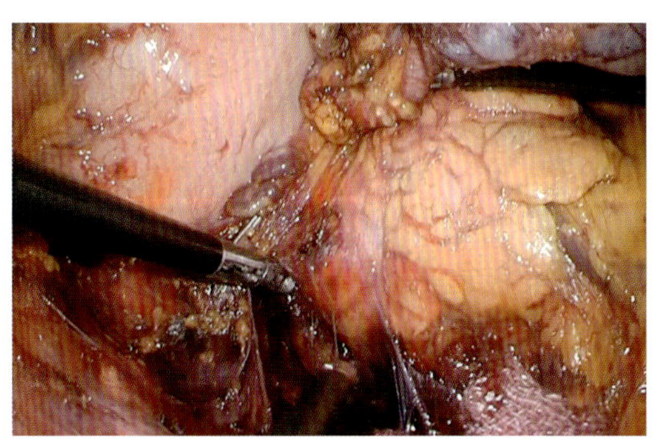

图2-3-11 游离脾门部，离断血管蒂

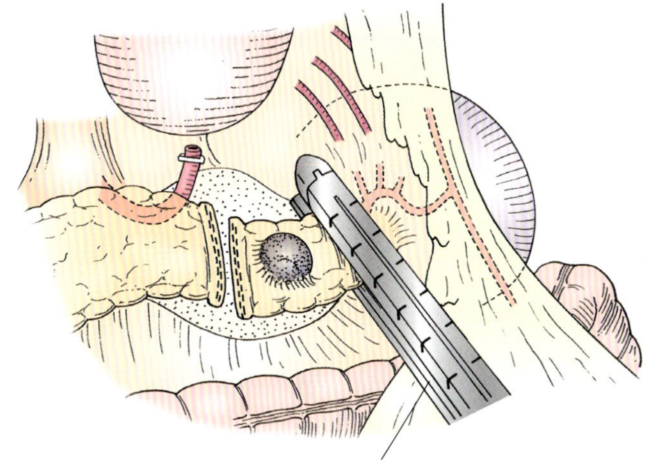

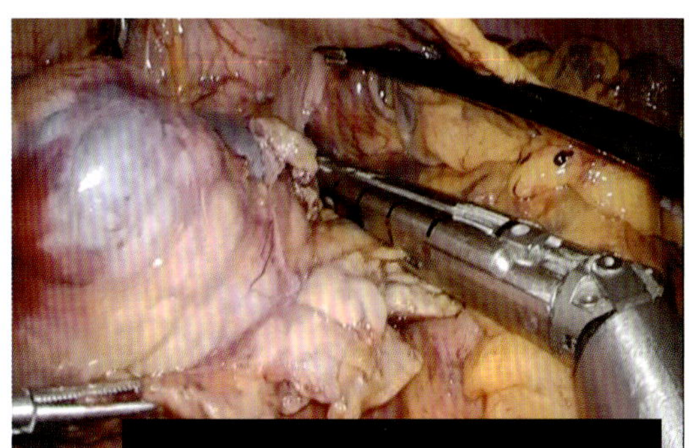

图2-3-12 脾门部游离及血管蒂离断完成后

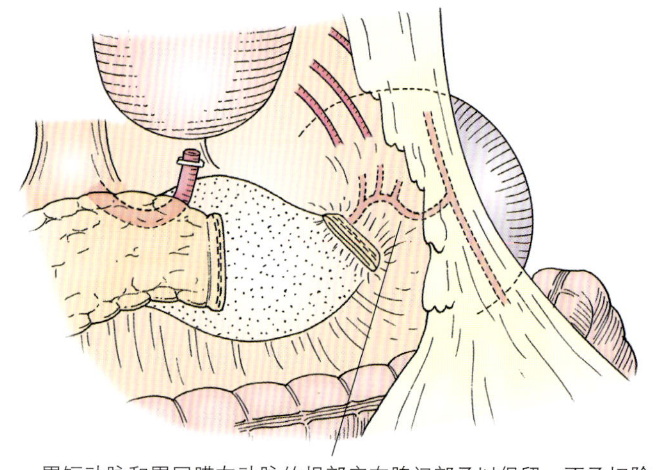

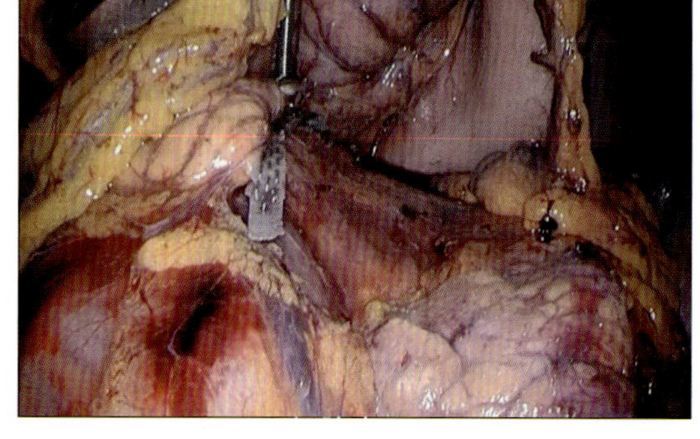

（二）掌握手术技巧

◉手术技巧概述

游离胰尾至脾门，随后在脾门处离断脾动静脉，再次确认脾脏的血流状况（4）。

◉如何掌握手术技巧

（1）充分游离脾门与胰尾部之间的组织间隙。

（2）脾动静脉的切断可分开处理，亦可采用切割闭合器进行切断。

（3）在处理脾门的脾动静脉时，需避免损伤胃短动脉、胃网膜左动脉及其大网膜分支的根部。

4

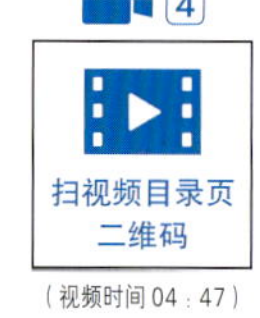

（视频时间04：47）

（三）手术评价

Q 在胰尾部剥离操作中如何有效展开手术视野?

▶通过抓提已离断的胰腺，从后腹膜开始向胰尾部进行游离。因为此时胰腺离断，其活动性良好，因此术野容易展开。

▶从腹侧和背侧充分游离胰尾部。

Q 在脾门部游离时如何有效显露术野?

▶在胰腺腹侧识别并沿着胰实质与脾门部脂肪组织的分界线进行剥离，以便逐步暴露脾门部的血管蒂。

▶若脾结肠韧带得以保留，从内侧观察脾门时将无法直接看到脾脏包膜。此时需要适时调整手术视野，以明确脾脏与胰尾部的位置关系。

▶沿着胰背侧一直向外侧游离则进入到脾脏背侧，使脾脏游离。对于不熟悉该角度操作的术者而言，容易迷失方向，须格外谨慎。

▶当游离至胰尾背侧时，将游离层转向腹侧一层并沿胰被膜游离，即可成功找到脾门部的血管蒂。

Q 在处理脾门血管蒂时有哪些注意事项？

▶至关重要的是，在使用自动切割闭合器离断时，避免夹闭或切断在脾门处分叉的胃短动静脉、胃网膜左动脉以及网膜动脉主干等。

▶这些血管的保留可以在脾动静脉切断后最大限度降低术后脾梗死的发生风险。

▶若不加分辨地使用切割闭合器对脾门血管进行离断，可能会意外损伤包含胃短动脉、网膜左动脉和网膜支在内的血管。因此，必须充分游离并显露出脾门部与胰尾之间的解剖间隙。

Q 在脾门充分剥离的情况下，如何进行脾动静脉的切断操作？

▶当脾脏与胰尾部间已有足够间隙时，脾门部血管的操作将更为便捷。

▶在脾门区域，脾动静脉分别向脾脏上极和下极分支延伸，且分支形态各不相同。

▶若能在分支较少的位置游离开来，可用钛夹进行夹闭后逐一切断。

▶如遇分支较多的情况，则使用切割闭合器进行离断更为安全。

Q 当脾脏与胰腺尾部存在粘连时，应如何进行处理？

▶若脾门与胰腺尾部广泛粘连，从血管根部游离胰腺实质将面临挑战。若游离不够彻底，使用自动缝合器时可能会意外夹闭应当保留的血管或胰腺组织。

▶有论文报道，残留少量胰腺实质也是可以的。但也有报道指出，脾门的残留胰腺也可能造成胰瘘。因此，即便费时也应细致谨慎地游离胰腺尾部，并确保在处理过程中与脾门有适当的安全距离。

Step ❺

Knack 留置引流管，关腹

- 胰腺断端的胰腺包膜裂隙或钉间隙有少量血液渗出。在大多数情况下仅需适当压迫即可止血。使用电刀进行止血可能增加胰瘘的发生风险。单纯的压迫止血无效时建议采用放置止血材料等方法进行替代，尽量减少使用电刀止血。
- 切除的标本应放入标本收集袋内，通过脐部切口取出至体外。如果不合并脾脏切除，标本体积一般较小，通常仅需稍微延长皮肤和筋膜切口1～2 cm即可。
- 分别在胰腺断端和脾门放置引流管，若胰腺断端邻近脾门，则仅放置1根引流管即可。

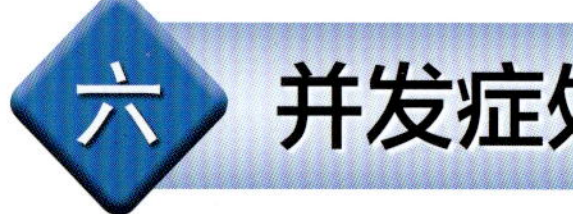

六 并发症处理

- 在行腹腔镜Warshaw法过程中，可能出现以下并发症：①术中出血；②术后脾梗死。

（一）术中出血

Q 术中出血的常见部位是什么?

▶ 与脾动静脉保留手术相比，本术式无须游离太多的脾动静脉，也无须游离脾脏，因此出血高风险区域一般是在脾门部。

Q 术中出血的主要原因是什么?

▶ 脾动静脉在脾门部形成多个细小分支并错综复杂地交错在一起，因此在游离过程中容易受损而引发出血。

Q 如何预防术中出血?

▶ 尽量充分显露术野，并沿着胰腺包膜进行精细且谨慎的游离操作。

▶ 游离应控制在最低限度，一旦确保游离出插入切割闭合器所需的宽度，则优先离断以减少出血风险。

Q 如何处理术中出血?

▶ 鉴于脾动脉中心段已被离断，理论上出血强度应比较轻。出血时切勿慌乱，首先是使用纱布进行压迫止血。

▶ 另外，增加气腹压对于控制静脉性出血亦有一定效果。

▶ 如果止血困难，可考虑使用切割闭合器闭合离断出血部位。

（二）术后脾梗死

Q 术后脾梗死的临床表现有哪些?

▶ 出现发热、左上腹痛等症状，且常伴有白细胞及血小板计数升高。若出现此类症状，应及时通过腹部超声或CT造影检查以确认是否存在脾梗死的可能性。

Q 术后发生脾梗死应如何处置?

▶ 对于部分性脾梗死，大多情况下可采取保守治疗方法。

▶ 若症状持续不缓解，或并发脓肿形成、假性囊肿、破裂、出血以及败血症等严重情况，则需考虑进行脾切除。

▶ 在决定是否采用腹腔镜手术进行脾切除时，应当根据患者的全身状况综合评估。

专栏

【脾切除术后重症感染：overwhelming post-splenectomy infection（OPSI）】

据文献报道，大约5%的脾切除术后患者可能发生重症感染。尽管如此，即使经验丰富的消化外科医师也很少经历过此类情况。

以笔者经治的1例30多岁女性患者为例，该患者检查发现直径＞10 cm的MCN，病变广泛累及脾门部并对脾动静脉造成压迫。由于无法排除恶性肿瘤的可能性，以及手术游离过程中存在囊肿破裂风险，遂实施了腹腔镜下胰尾合并脾切除术。术后第4天，因无胰瘘表现而拔除引流管，并开始逐渐恢复经口摄食。然而，由于炎症指标轻度升高，CT检查发现胰腺断端出现由胰瘘引发的假性囊肿。因此，暂时禁食，待观察到囊肿减小时重新经口摄食，但随后出现了寒战伴随高热的症状。当天即出现休克症状，需转至ICU进行管理。紧接着DIC迅速恶化，需要输注血小板。除了发热之外，患者并无腹痛等其他典型症状，复查CT也未见明确需要引流的腹腔积液，故诊断为脾切除术后重症感染。幸运的是，经过及时有效的抗生素药物治疗和DIC管理，成功挽救了患者的生命，但病情进展迅猛且极为严重。

脾切除术后重症感染（OPSI）通常表现为非特异性症状发作，感染部位可能并不明显，但一旦发生，病情可在数小时内急剧恶化，文献记载其死亡率为50%～80%，且大多数患者在发病后24 h内死亡。

鉴于脾切除术后的潜在严重并发症，术前必须与患者充分沟通并取得知情同意，同时应严格避免不必要的脾切除术。

参考文献

[1] 平松京一編：腹部血管のX線解剖図譜．医学書院，1982.
[2] Erdogan D, Kloek J, Lamers WH, et al: Mucinous cystadenomas in liver: management and origin. Dig Surg 2010; 27: 19-23.
[3] 福嶋 敬宜：1．膵嚢胞性病変の病理，特集 膵嚢胞性腫瘍の診断と治療—up-to-date—．膵臓 2018; 33: 94-100.
[4] 山口 幸二：膵粘液嚢胞性腫瘍(MCN)は全例，切除の適応か?：3つのガイドラインと多数例の後ろ向き観察研究よりみた検討．膵臓 2017; 32: 795-805.
[5] 山口 厚，飯尾澄夫，壺井章克，ほか：急速に進行した膵Solid Pseudopapillary Neoplasmの1例．膵臓 2015; 30: 233-242.
[6] 国際膵臓学会ワーキンググループ：IPMN国際診療ガイドライン 2017年版 日本語版．医学書院，2018.
[7] Shimizu Y, Kanemitsu Y, Sano T, et al: A nomogram for predicting the probability of carcinoma in patients with intraductal papillary-mucinous neoplasm. World J Surg 2010; 34: 2932-2938.
[8] 清水泰博：IPMNの手術適応，IPMN(膵管内乳頭粘液性腫瘍) Update．医学のあゆみ 2014;249: 156-161.
[9] Shimizu Y, Hijioka S, Hirono S, et al: New Model for Predicting Malignancy in Patients with Intraductal Papillary Mucinous Neoplasm. Ann Surg 2018. doi: 10.1097/SLA.0000000000003108.
[10] Yamao K, Yanagisawa A, Takahashi K, et al: Clinicopathological features and prognosis of mucinous cystic neoplasm with ovarian-type stroma: a multi-institutional study of the Japan pancreas society. Pancreas 2011; 40: 67-71.
[11] 白川幸代，松本逸平，中山俊二，ほか：妊娠を契機に発見された膵粘液性嚢胞腫瘍の2例 日消誌 2010; 107: 1828-1834.
[12] 日本神経内分泌腫瘍研究会(JNETS)編：膵·消化管神経内分泌腫瘍(NEN)診療ガイドライン 2019年 第2版．金原出版，2019.
[13] 橋本直樹：脾摘後重症感染症と肺炎球菌ワクチンについて—ガイドライン作成に向けて—．日門亢会誌 2011; 17: 114-118.

第四节 脾功能亢进
腹腔镜下脾切除术

長尾 吉泰，吉住 朋晴，森 正樹 九州大学大学院消化器総合外科

提升手术技巧的秘诀

1. 确保采取适合的手术体位，旨在减轻对脾脏的压迫，并通过术中体位变换以调整术野。
2. 过度牵拉或不当压迫均可能导致脾包膜损伤，必须仔细操作、确切止血。
3. 精确掌握脾周围的解剖，特别是网膜囊左缘的融合筋膜，在充分游离脾脏后处理脾门。

部分缩写

- HALS：hand-assisted laparoscopic surgery，手辅助下腹腔镜脾切除术
- OPSI：overwhelming post-splenectomy infection，脾切除术后重症感染

手术操作须掌握的解剖（图2-4-1）

图2-4-1 脾脏周围的膜解剖

a：膜的解剖。

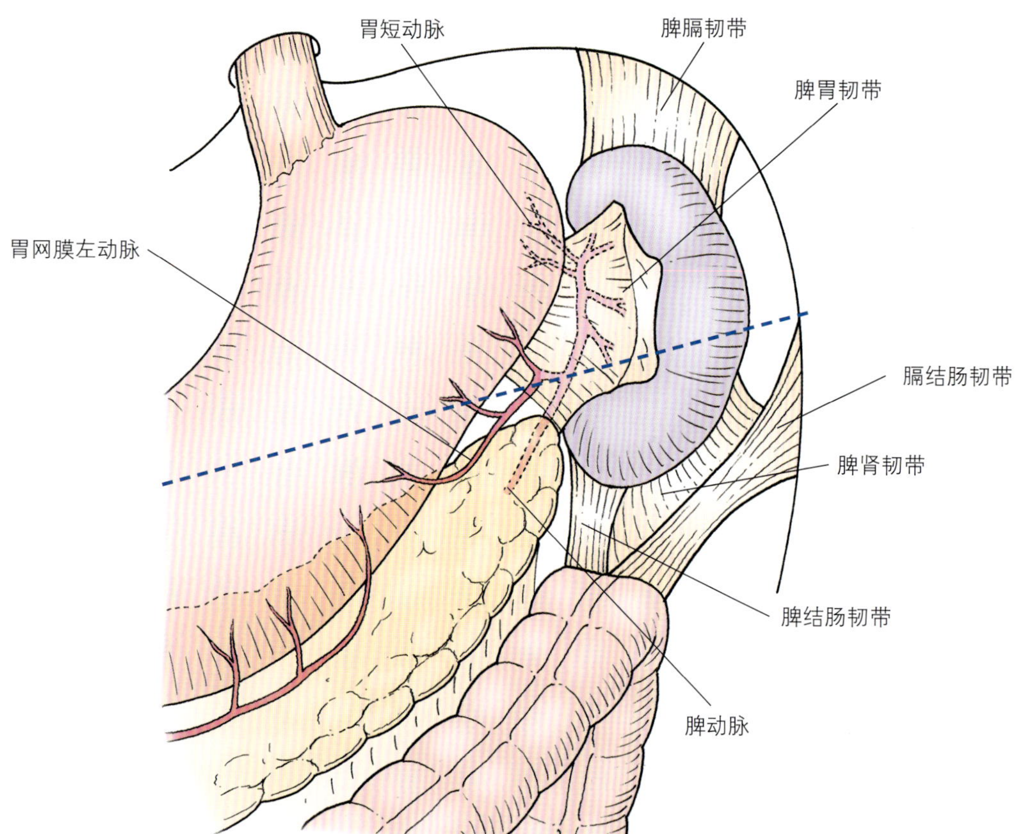

b：a的蓝色虚线位置的横断面图。

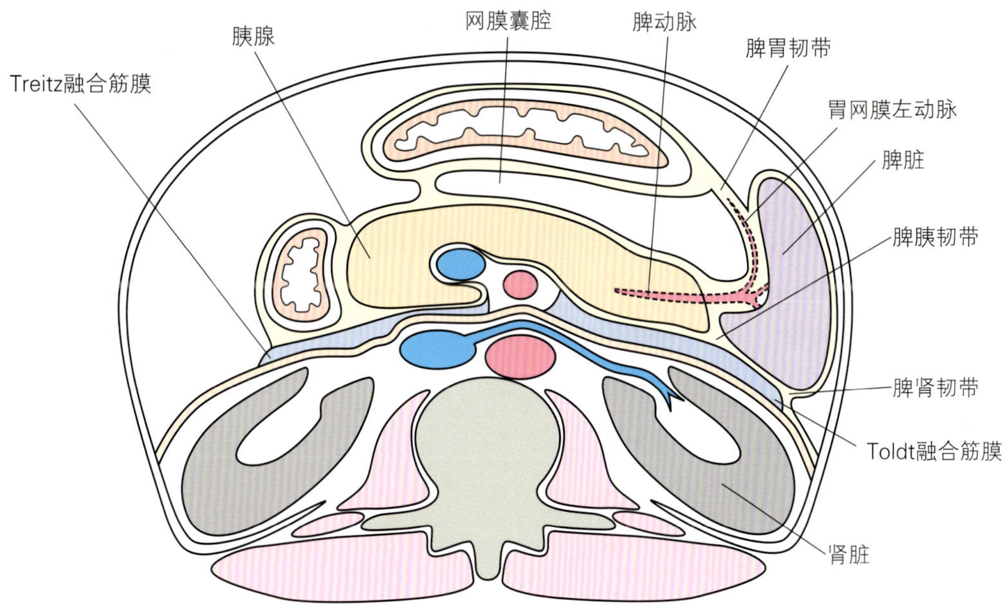

1. 脾胃韧带

从脾门部向前延伸至胃大弯处，与大网膜前叶相连，共同构成网膜囊腹侧的结构。

2. 脾结肠韧带

从脾脏的前方下端延伸至结肠脾曲部位。

3. 脾肾韧带、脾胰韧带

自脾门起向左肾及胰尾方向延伸，其前壁贴覆于胰尾前方，后壁覆盖左肾前面并与后腹膜相延续。此区域内包含脾动静脉、淋巴管，以及有神经走行。

4. 脾膈韧带

脾脏的后上端向膈肌方向延伸，构成了网膜囊左外侧后壁的部分结构。

- 脾动脉起源于腹主动脉，约80%的脾动脉沿胰腺上缘后方走行；然而，在少数情况下该动脉可能位于胰腺后面（约8%）或更罕见地位于胰腺前方（约3%）。脾动脉分出诸如胰背动脉（dorsal pancreatic artery）、胰大动脉（great pancreatic artery）及胃后动脉（posterior gastric artery）等分支。到达脾门附近时，它分出胃网膜左动脉（left gastroepiploic artery）及胃短动脉（short gastric artery）。脾动脉在脾门通常为上、下2支（约75%的情况），有时亦可分为3支，这些分支进入脾脏后形成区域性分布（图2-4-2）。
- 脾静脉系通常被划分为上、下2个区域（约50.9%）或3个区域（约40.9%），这些区域在脾门部汇集成主干，随后沿胰腺背侧走行，并与胃短静脉、胃网膜左静脉、胰静脉丛以及肠系膜下静脉相汇合。最终这些静脉共同汇入肠系膜上静脉，形成门静脉。值得注意的是由于静脉往往紧贴于动脉系背面走行，因此术中结扎脾动脉时不要损伤脾静脉。术前需要了解脾动静脉的解剖走行位置关系。

图2-4-2 血管

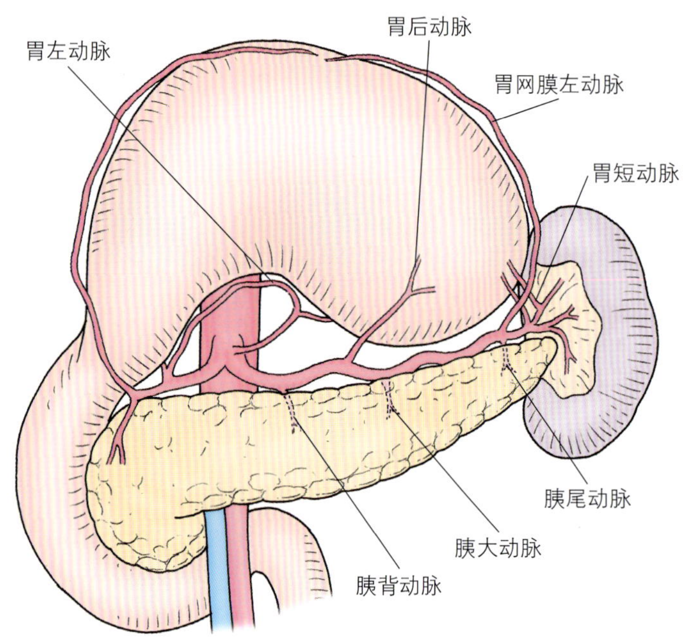

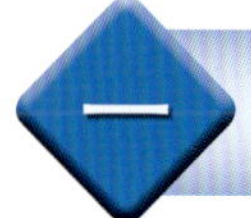

确定疾病的起因和自然病程（加重过程）

1. 疾病的发病机制（原因）

- 脾大的原因有淤血、感染及炎症性脾大、骨髓或淋巴组织增殖性疾病、慢性溶血性贫血、脂肪蓄积症或结构性原因等（表2-4-1）。

2. 从发病到重症化

- 脾功亢进症通常继发于脾大。尽管脾大初期症状可能不明显，但当脾脏显著增大时，由于对胃部的压迫作用，患者可能会出现饱腹感。此外，脾大还可能导致左上腹部或左肋区疼痛，甚至可放射至背部及左肩部。尤其在脾脏局部血供不足时，这种疼痛现象更为常见。
- 脾大时，其原有的血细胞清除功能过度增强，导致红细胞、白细胞及血小板数量减少，这一现象被称为全血细胞减少症。在严重贫血状态下，患者常表现出显著的疲乏感和呼吸窘迫症状。同时，白细胞计数下降会削弱机体的抵抗力，感染风险增加；而血小板减少则会导致出血倾向加剧，易出现皮肤紫癜或内出血等症状。

3. 并发症

- 在遗传性球形红细胞增多症（hereditary spherocytosis，HS）导致的脾大病例中，患者常并发胆结石形成。
- 在门静脉高压症患者中，食管和胃底静脉曲张以及特发性细菌性腹膜炎常有发生。

表2-4-1 脾大的原因

脾大的原因	举例
淤血因素	肝硬化 门静脉或脾静脉的外部压迫或血栓形成 门静脉畸形
感染及炎症反应	急性感染（例如传染性单核细胞增多症、肝炎、亚急性细菌性心内膜炎、鹦鹉热） 慢性感染（例如粟粒性结核病、疟疾、布鲁氏菌病、黑热病、梅毒） 结节病 继发性淀粉样变性 结缔组织疾病（例如 SLE、Felty综合征）
骨髓和淋巴组织增殖性疾病	骨髓纤维化伴骨髓化生 淋巴瘤，尤其是毛细胞白血病 白血病，尤其是慢性淋巴细胞白血病、大颗粒淋巴细胞白血病和慢性粒细胞白血病 真性红细胞增多症 原发性血小板增多症
慢性溶血性贫血	红细胞形态异常（例如遗传性球形红细胞增多症、遗传性椭圆形红细胞增多症） 血红蛋白病：包括地中海贫血、镰状细胞病亚型（例如血红蛋白SC症）和先天性亨氏小体溶血性贫血 红细胞酶疾病（例如丙酮酸激酶缺乏症）
蓄积症	脂类（例如戈谢病、尼曼-匹克病、Hand-Schuller-Christian病和沃尔曼病） 非脂类（例如Letterer-Siwe病）
结构性原因	脾囊肿。通常因脾内血肿被吸收后形成

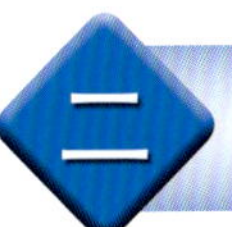

二 手术适应证和术式的选择

（一）手术适应证及术式选择（临床决策）

1. 适应证

- 若通过手术来缓解脾功能亢进所带来的益处明显超过了手术风险和潜在不良影响，则可以考虑手术。
- 有手术指征的非脾功能亢进症的脾脏疾病，如外伤所致的脾脏损伤、脾脏破裂、游走脾或脾蒂扭转、脾脏脓肿、脾动脉瘤等。此外，有时脾脏周围的脏器手术时也需联合进行脾切除术。
- 在决定实施脾切除术时应充分认识到术后免疫功能减退的风险。不仅婴幼儿有可能出现脾切除术后重症感染（overwhelming post-splenectomy infection，OPSI）的可能性，成人患者同样面临此问题。因此，在选择手术方案时，应考虑采用介入治疗（interventional radiology，IR）以及部分脾切除术，以尽可能保留脾脏的部分功能及免疫能力。

2. 禁忌证（不适宜手术的情况）

- 在基础疾病尚未进行全面或充分内科治疗的情况下，应优先采取内科手段进行干预。
- 原发疾病的治疗过程中，若患者腹腔内脓肿或者腹腔感染的风险较低，则部分脾动脉栓塞术等介入治疗也可以考虑。

（二）手术时机的选择

- 在原疾病经药物治疗无效或无法有效控制时，可以考虑手术治疗。
- 当疑似脾局部病变如原发性脾恶性淋巴瘤，或者由于脾功能亢进导致全血细胞严重减少影响生活质量时，亦应考虑手术。

- 针对由肝硬化失代偿引起的脾功亢进，单纯脾切除术并非根治手段，还应考虑肝移植术。

（三）中转开腹手术

- 在决定手术方案之前，应进行全面的身体状况评估以及肝脏储备功能的判断。虽然腹腔镜手术作为首选术式，但需根据术者的经验等综合因素审慎考虑。对于术前CT检查提示脾脏体积>600 mL或已形成确切的侧支循环、伴有中度至重度肝功能不全（Child-Pugh分级B级9分及以上），术中出血风险增加的可能性增大，此时通常会考虑采用手辅助下腹腔镜脾切除术（HALS）。

（四）围术期管理的要点

1. 术前

- 评估脾功亢进症患者全血细胞减少的程度，以及肝功能受损状况。若伴有血小板降低，在手术前需输注血小板至50 000/μL以上。
- 对于伴有门静脉高压症的脾大手术病例，由于脾脏包膜破裂和周围侧支循环损伤可能导致出血风险增加，术前需要充分备血。
- 通过增强CT扫描，明确脾脏大小及其内部脾动静脉及周边侧支循环的路径与直径。在明显脾大的情况下，尤其应详细检查胃、胰腺、结肠等相邻器官的位置关系，并确定腔镜戳卡的最佳置入点。
- 日本的OPSI的相关报道较少，但文献指出，儿童群体中OPSI的发病率较高，成人亦偶有发生。
- 在日本，肺炎球菌是诱发该病的最常见因素。针对此风险，长期使用肺炎球菌疫苗和抗生素被认为是有效的预防措施。依据欧美的指南建议，应在接种疫苗后等待至少2周后再进行脾切除术。

2. 术后

- 术后出血：在具有高出血风险的病例中，术后48 h内应密切监测引流液的性状、定期进行血液检测及腹部超声检查。为防止术后出血，一般在切除部位贴敷Neoveil®止血膜，并辅以Vasoseal®止血粉剂。值得注意的是，即使引流管未见明显的血液排出，仍有可能存在腹腔内血肿并不断增大的情况。若评估保守治疗无法控制腹腔内出血，应积极采取介入（IVR）手段或再次手术以进行止血。
- 胰瘘：在手术中若疑似发生胰腺损伤，应密切关注引流液的性状并检测其淀粉酶水平。即使可能出现了轻度胰瘘，也需禁食。在确保安全后，可在患者经口进食后的次日后拔除引流管。
- 门脉血栓形成：脾切除术后可能导致门静脉血流减慢甚至停滞，从而增加门静脉血栓形成的风险，尤其在脾脏体积较大（如重量>600 g）的病例中应予以高度重视。增强CT检查对于诊断门静脉血栓具有重要价值，建议在术后第1周内尽早检查。持续性发热、血液凝固指标如D-二聚体和纤维蛋白降解产物（FDP）水平升高、腹腔积液增多等表现均可作为诊断门静脉血栓形成的辅助诊断依据。腹部超声同样在诊断过程中发挥着重要作用。通过早期识别并确诊门静脉血栓，可以有效减少临床并发症的发生。需警惕出血风险的同时采取抗血栓疗法（如注射抗凝血酶Ⅲ制剂）或抗凝治疗（包括使用低分子肝素或华法林等药物）。在笔者所在医院若发现脾静脉直径>9 mm或者患者AT-Ⅲ活性偏低，则采取预防性的抗血栓及抗凝治疗措施。

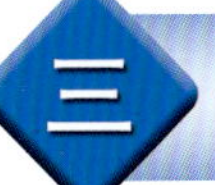

三 术前准备

（一）手术体位及器械

- 采用右侧半卧位（图2-4-3）。在腹腔镜手术中，尤其为了利用脾脏的自然重力以暴露术野，可以借助魔术床垫等特殊设备调整手术台至适宜角度，使手术台可以安全旋转。
- 在手术器械配备方面，为确保游离过程中有效控制出血，需准备血管凝固系统或超声刀等凝固切开装置，准备柔和电凝器械以确切止血。此外，在处理脾门血管时，准备好切割闭合器。

（二）腹壁切口

- 在腹腔镜手术操作中，首先采用在脐部左侧置入12 mm戳卡作为腔镜用戳卡。随后，在剑突下放入5 mm戳卡，并在左肋弓下缘锁骨中线稍上方位置放入12 mm戳卡，最后在左肋弓下方腋前线稍上方位置放置5 mm戳卡（若脾大或凝血功能欠佳，可放入12 mm戳卡）（图2-4-4）。当开展HALS时，需在上腹部中线上切开6～7 cm的切口，并置入切口保护套。术前标记好中线位置，可以有效防止HALS切口发生偏斜。

图2-4-3 手术体位、人员站位及器械布局

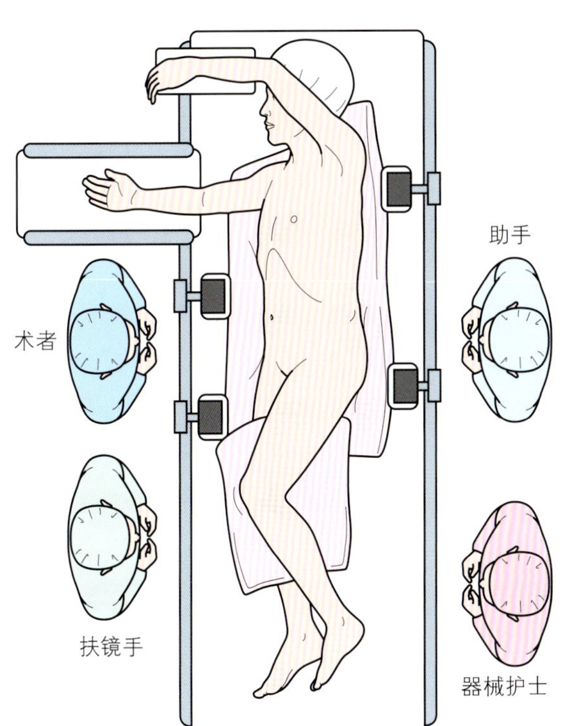

图2-4-4 戳卡布局

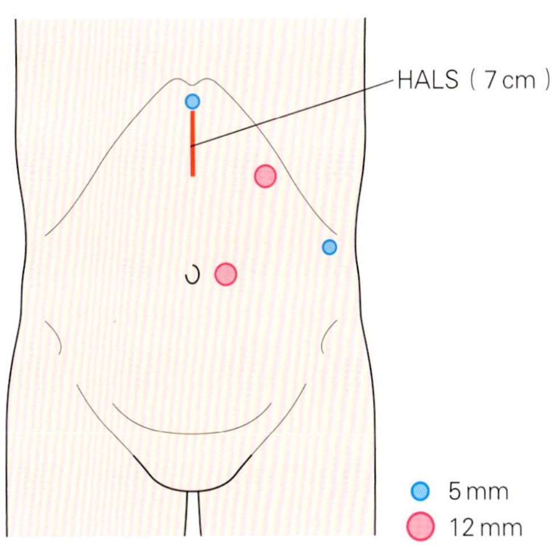

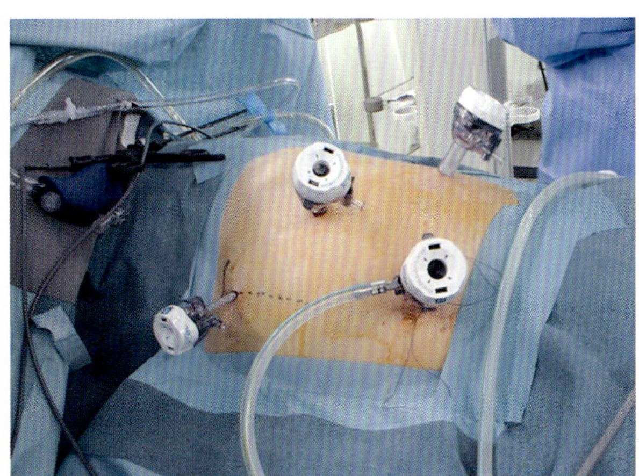

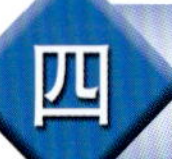

四 手术流程概况

（一）手术操作注意事项

- 在进行手术操作时，必须深入理解脾脏周围的膜结构，并谨慎逐层游离各层膜。
- 若存在恶性肿瘤，术者应考虑到因膜结构损伤导致的出血风险以及潜在的恶性细胞扩散等问题。

（二）实际手术流程

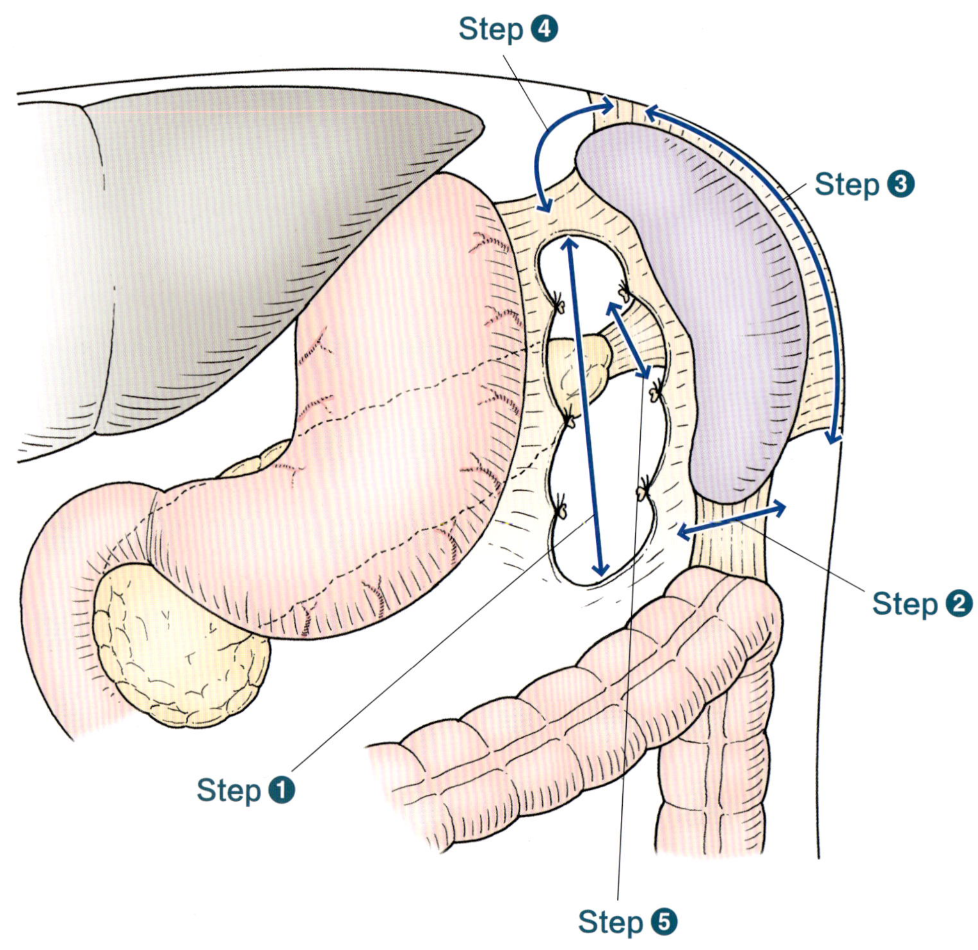

[Focus 需掌握的手术技巧（见下文）]

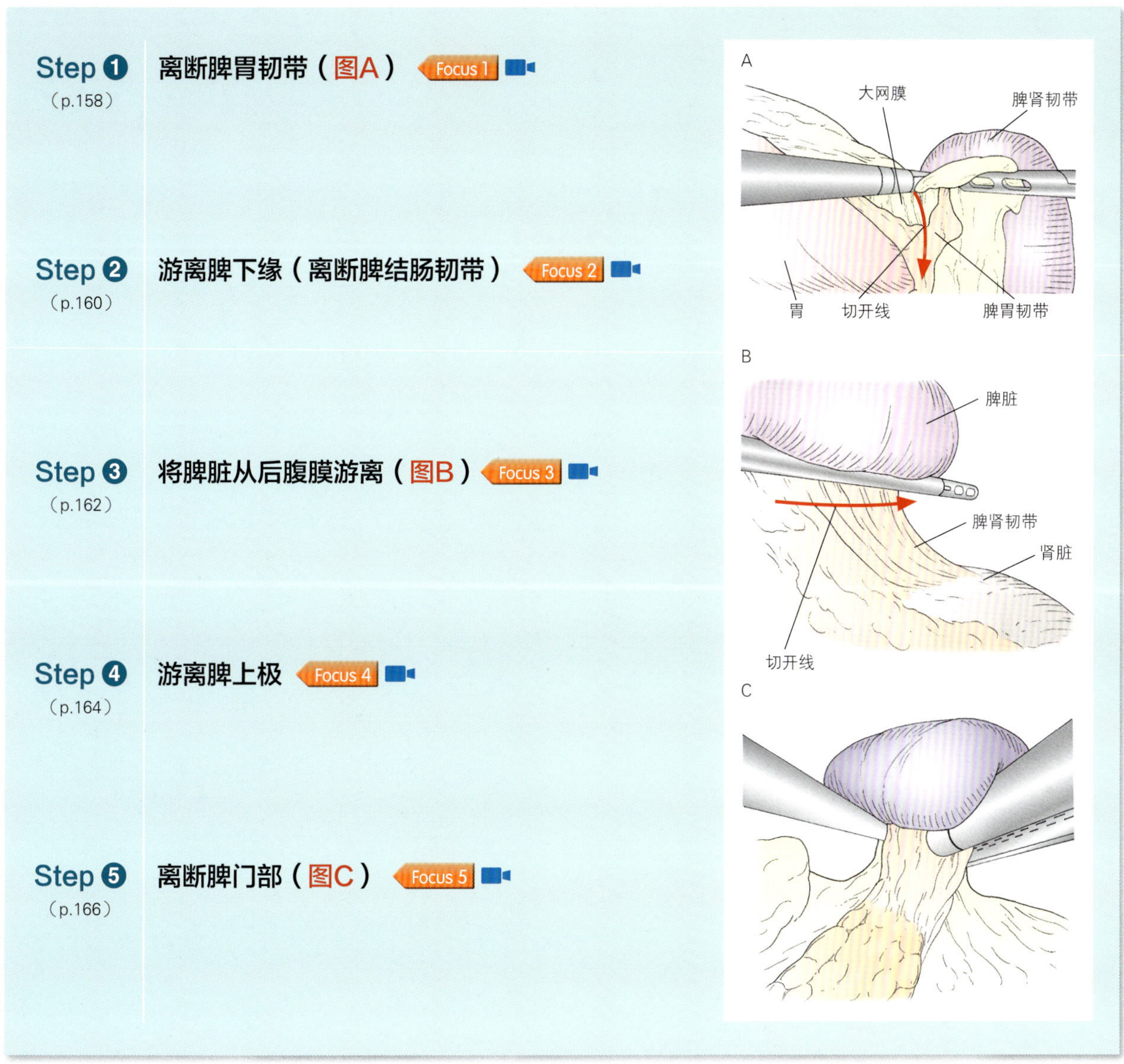

五 手术技巧的提高

Step ❶

Focus 1 离断脾胃韧带

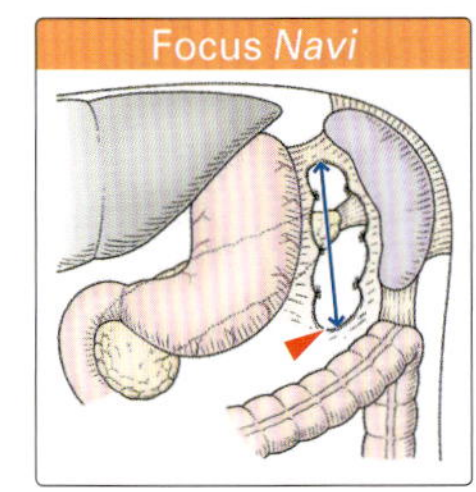

（一）操作开始及目标

- 患者仰卧位，首先确认胃、结肠以及脾脏位置，切开脾胃韧带（图2-4-5a、b）。
- 一直游离到脾膈韧带（图2-4-5c）。

图2-4-5 离断脾胃韧带

a：打开网膜囊腔。
b：定位脾胃韧带并进行切开。
c：将切开线推进至脾膈韧带。

a

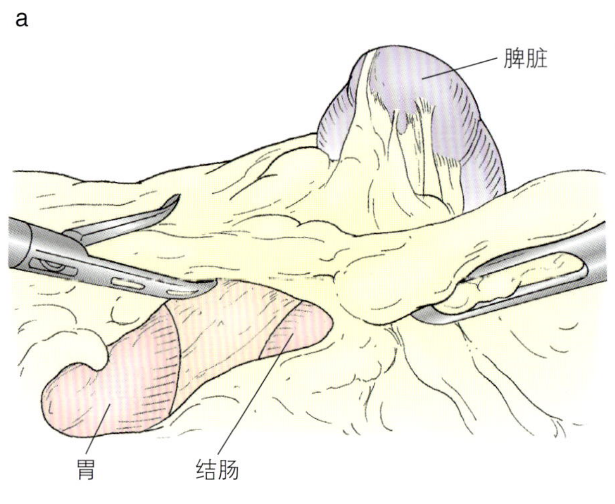

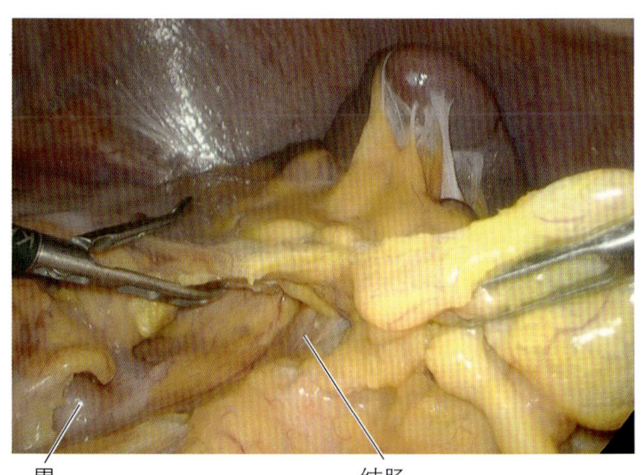

b

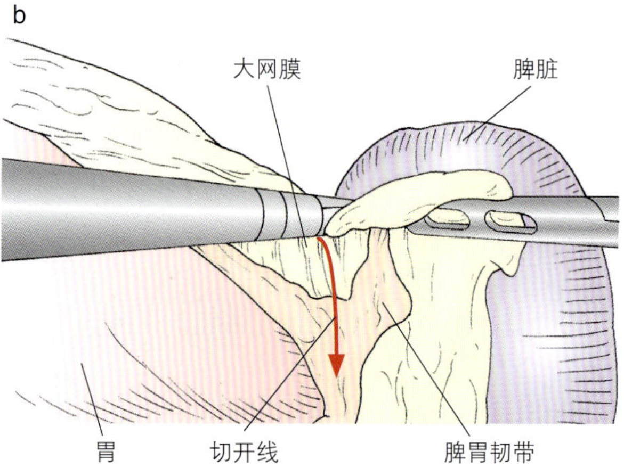

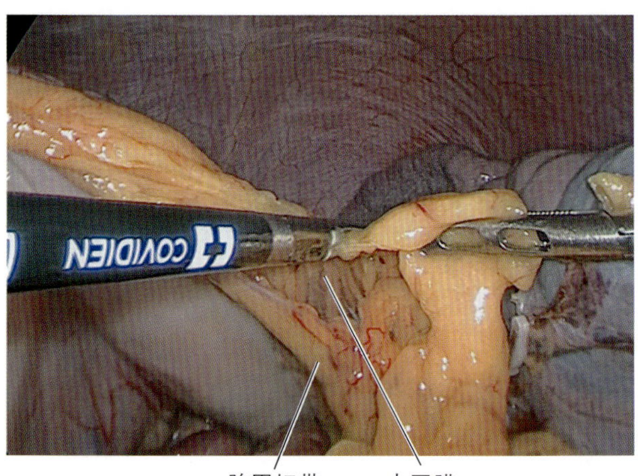

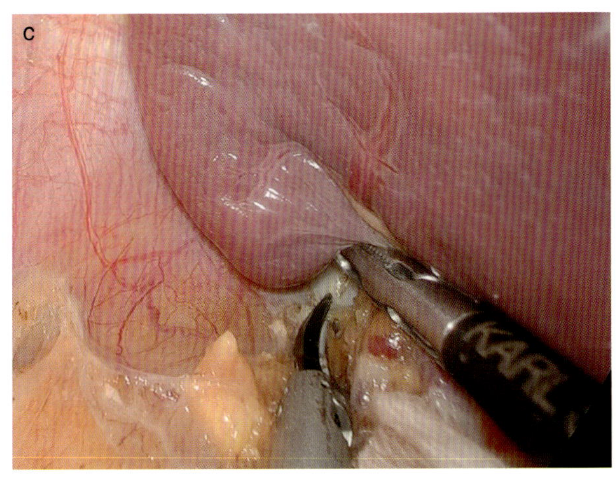

（二）掌握手术技巧

◉ 手术技巧概述

将患者体位调整为头高位后开始离断脾胃韧带。随着向头侧游离的推进，胃与脾脏之间的间隙会逐渐变小，此时助手对抗牵引以充分展开术野。在确保在术野清晰的状态下离断脾胃韧带，一直游离到脾膈韧带完全显露为止（1）。

（视频时间 01：50）

◉ 如何掌握手术技巧

（1）若胃脾韧带因周围脂肪或粘连而难以定位时，可选择首先切开胃结肠韧带以进入网膜囊，并向头侧离断大网膜，以便准确地识别脾胃韧带。

（2）随着脾胃韧带的切开，在脾下极通常会看到胃网膜左动静脉，而在脾上极则可见胃短动静脉。对于非脾功能亢进的病例，这些血管使用能量器械进行凝固离断即可。然而当血管直径较大，必要时需进行血管结扎后再行切断。

（3）脾胃韧带的头侧游离时，从内侧游离脾上极尽可能地离断脾膈韧带，这样从外侧游离时就有个解剖参考，便于后续的游离操作。

（三）手术评价

Q 在切开脾胃韧带时，是否应靠近脾脏一侧进行离断？

▶ 在胃网膜左动脉水平位置，脾胃韧带与大网膜呈双层结构（图2-4-5b）。若大网膜与脾脏间存在粘连，如不贴近脾脏一侧切开大网膜的话，脾门部可能会留存大量脂肪组织，在后续处理脾门部时需再次切除。在离断脾胃韧带时，选择在血管走行比较安全的区域离断该韧带，一般不会有太大问题。

▶ 游离脾上极时，若靠近脾脏侧切开胃短动静脉的话，一旦出血，血管可能缩回脾脏实质内而导致止血困难。特别是在门静脉高压患者手术中，由于胃短动静脉扩张且分支较多，建议在切断前先夹闭血管，或避免强行游离血管，而是在相对安全、靠近胃壁的一侧用能量装置进行凝固离断更为妥当。此外，使用能量器械时务必注意勿损伤胃壁及膈肌。

Q 是否需要结扎脾动脉?

▶尽管现有高级别证据并未明确证实脾动脉结扎能够有效防止术后出血，但有文献表明该操作有助于减少术中出血。在笔者所在医院，对于巨脾患者或评估出血风险较高的病例，在确认脾动脉走行后，对适宜安全结扎的病例，在切开脾胃韧带后结扎脾动脉。

Step ❷

Focus 2 游离脾下缘（离断脾结肠韧带）

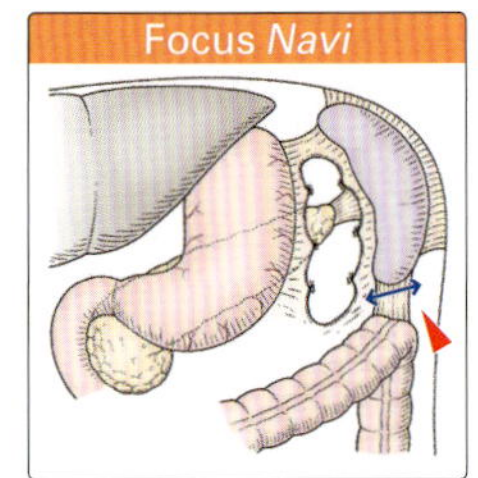

（一）操作开始及目标

- 患者体位为头高位，助手将结肠向尾侧牵拉以显露术野，切开脾结肠韧带（图2-4-6a）。
- 在不损伤结肠的前提下沿着脾脏向头侧进行游离，与脾脏外侧腹膜游离相互交通（图2-4-6b）。

图2-4-6 游离脾下极

a：切开大网膜，确认脾结肠韧带。

b：离断脾结肠韧带一直到腹膜为止。

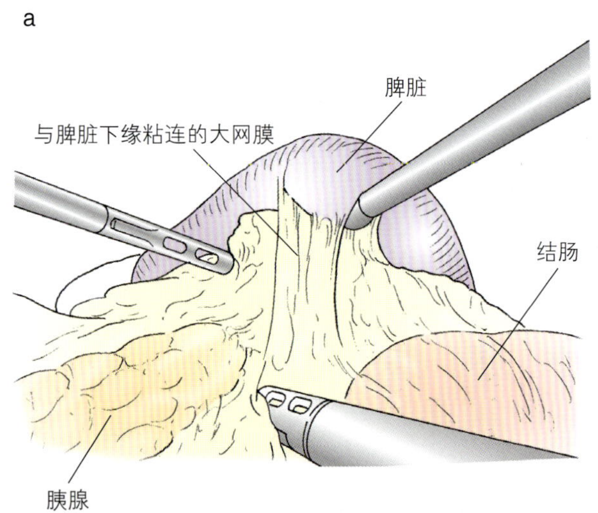

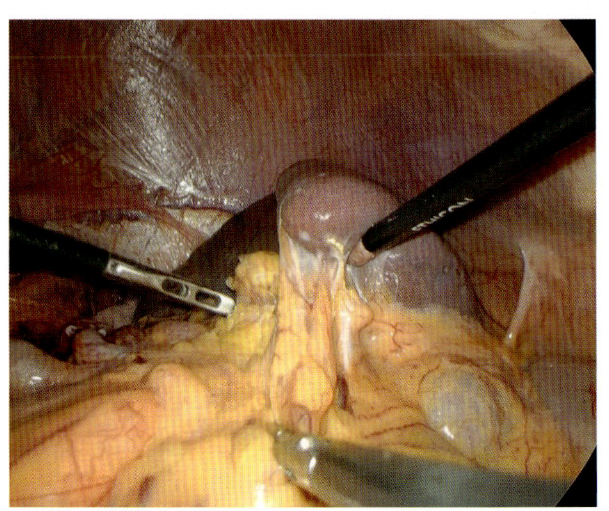

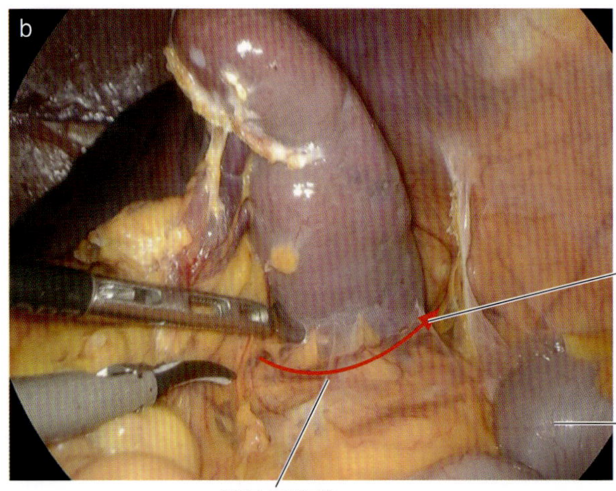

（二）掌握手术技巧

◉手术技巧概述

将患者体位调整为头高位右侧卧位，助手负责向尾部方向牵拉横结肠以确保手术视野。随后沿着脾脏向头侧方向逐步离断脾结肠韧带，一直到显露出脾肾韧带为止（2）。

（视频时间 01：39）

◉如何掌握手术技巧

（1）将脾脏下极向腹侧游离，助手向尾侧牵拉结肠，使脾结肠韧带保持反向张力。

（2）在确认结肠位置的同时，从脾胃韧带切开处向脾门方向切开一层膜至脾下极处，以防止损伤结肠。

（3）在整个操作过程中需始终保持对脾下极的脾动脉、脾静脉以及胰腺下缘和结肠毗邻关系的高度关注，以防止损伤。

（三）手术评价

Q 在脾脏下极的剥离操作应进行到什么程度?

▶通常情况下该区域组织较为疏松。从胰腺下缘开始游离会使系膜处理得更为简单。然而，在结肠系膜中可能存在由脾下极来源的分支血管，对于伴有门静脉高压症或脾大的病例，需要特别留意这一部位可能存在的出血风险。

▶在脾大的病例，先对流入脾下极的脾动静脉进行结扎、离断，之后对脾门部的操作将相对容易进行。随着脾脏被从后腹膜游离开来，脾的活动度也越大，从而会使游离脾脏更为安全。针对脂肪较多的病例等复杂情况，在处理脾结肠韧带时，应保留一层膜，并在脾门处理之前，确保充分的对抗张力以保证脾下极充分游离结束。

Step ❸

Focus 3 将脾脏从后腹膜游离

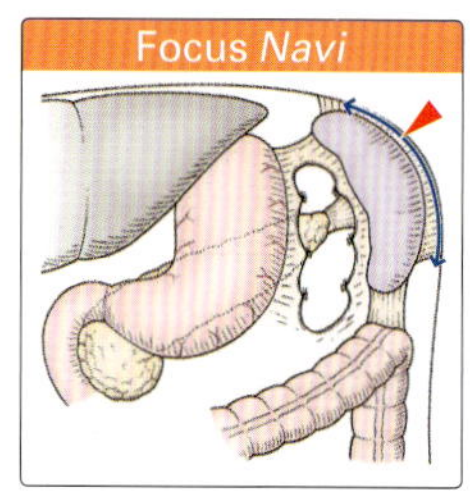

（一）操作开始及目标

- 将患者体位调整为头高右侧卧位，首先切开腹膜。随后离断脾肾韧带，游离脾脏（图2-4-7a、b）。
- 向脾上极方向继续游离，离断脾膈韧带，与内侧游离相连（图2-4-7c）。

图2-4-7 将脾脏从后腹膜游离

a：仅切开腹膜一层。

b：确定脾肾韧带。

c：切开脾膈韧带。

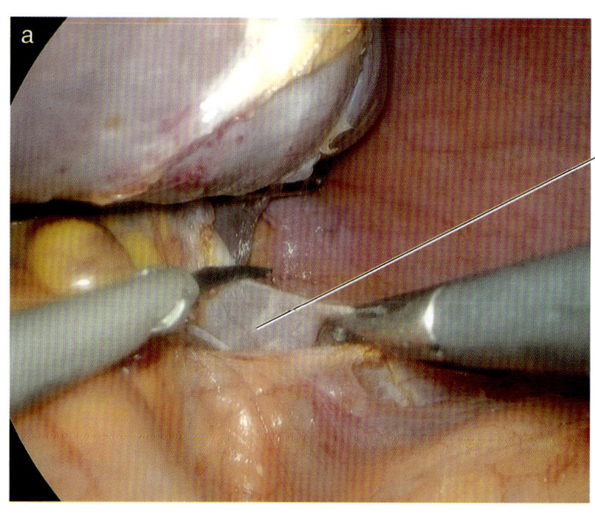

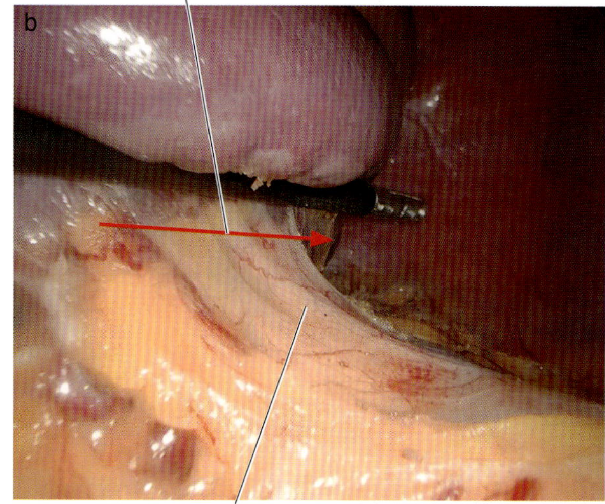

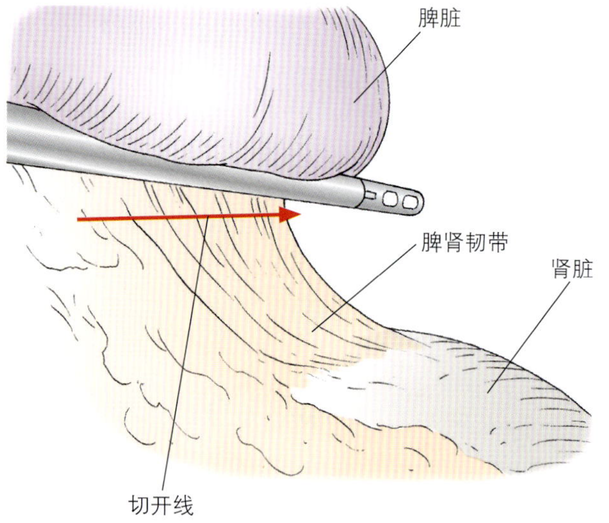

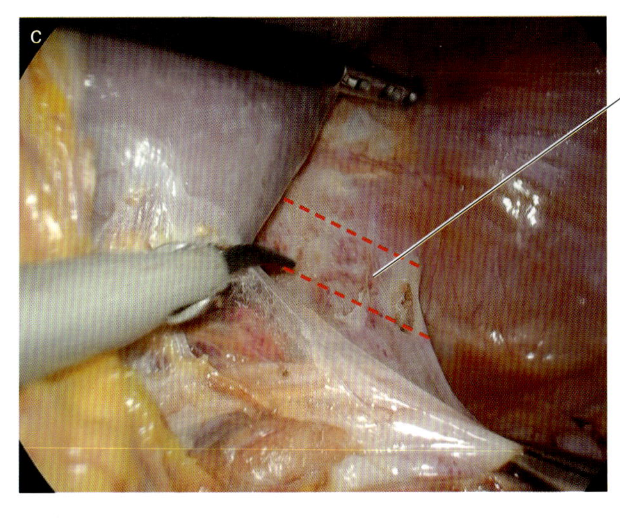

（二）掌握手术技巧

◉手术技巧概述

将患者体位调整为头高右侧卧位，首先向头侧方向切断脾结肠韧带。随后切开脾肾韧带，游离脾脏。必要时通过左侧戳卡插入能量器械，继续向脾上极方向游离，进而切开脾膈韧带，并与内侧游离相交通（3）。

◉如何掌握手术技巧

（1）在进行脾脏外侧的剥离操作时，建议将患者体位调整为右侧卧位，利用脾脏本身的重量，在剥离路径上产生适宜的反向牵引力，此举有助于简化手术过程。

（2）切开腹膜，若能辨识到脾肾韧带周边的疏松组织，后续的游离将会很轻松（图2-4-8b）。

3

（视频时间03：04）

（三）手术评价

Q 如何在手术中避免损伤脾脏及膈肌?

▶ Focus 1 内侧游离时左手用能量器械尽可能切开脾膈韧带以便在外侧游离时能清晰看到游离线的位置，同时确保左手也能有效稳定地使用腔镜抓钳。

▶ 侧支循环丰富的病例，同一区域可能存在较多的粘连，导致脾脏游离起来比较困难。此时，可从Gerota筋膜前缘开始游离，逐步打开Toldt融合筋膜，稍微游离胰尾部，这样更能轻松地游离脾脏，并确保脾门游离在安全的解剖层面进行。

Step ❹

Focus 4 游离脾上极

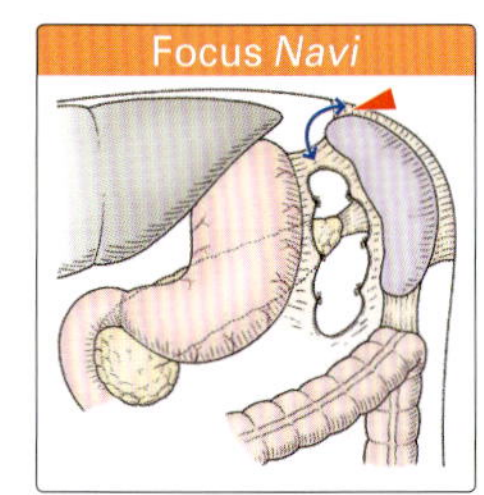

（一）操作开始及目标

- 离断脾脏周围的韧带后，再次确认脾上极是否充分游离（图2-4-8a）。
- 从脾上极内侧或者外侧插入钳子，并且从对侧观察脾周围的韧带游离程度（图2-4-8b）。

图2-4-8 游离脾上极

a：切断脾动脉上极分支。

b：确认脾上极的游离情况。

a

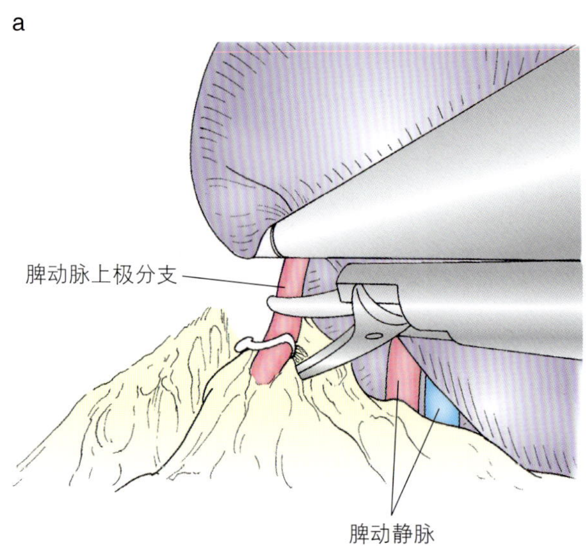

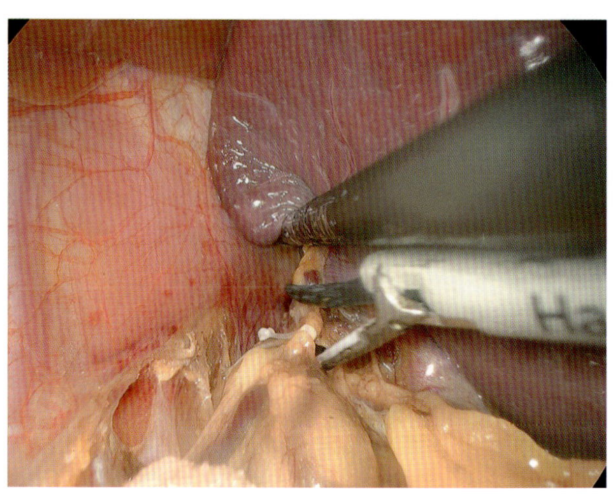

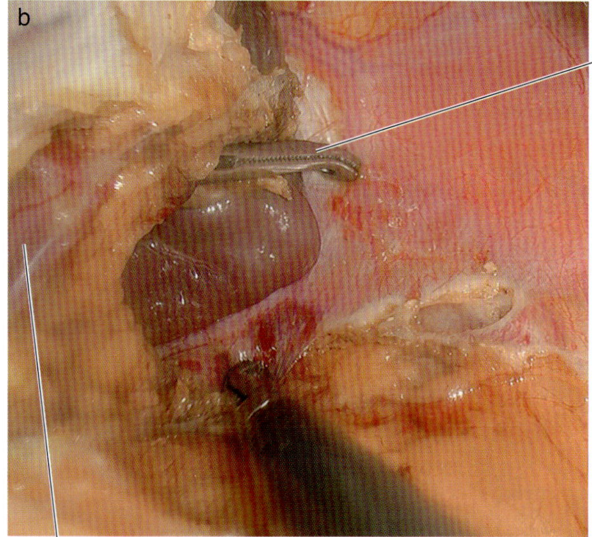

（二）掌握手术技巧

◉手术技巧概述

内侧游离时将患者调整至右侧半卧位，而在外侧游离时则需将患者置于侧卧位，并离断血管及其周围结缔组织。清晰暴露胰腺尾部上下缘，才可以安全地处理脾门（4）。

◉如何掌握手术技巧

（1）依据实际情况，可以选择仰卧位下进行内侧入路的游离，或采用侧卧位从脾脏的外侧充分游离脾脏。

（2）为了确保一次性完整切除，应充分游离脾上、下极。

（3）通过将脾脏向腹部方向游离，能安全地显露围绕脾上极和脾下极的血管，更容易安全地结扎并离断。

4

（视频时间01：13）

（三）手术评价

Q 在游离脾上极时，如何防止出血和膈肌损伤？

▶脾上极内侧存在着胃短动静脉，外侧入路如果盲目游离是非常危险的。因此，在进行脾门部的操作之前，建议患者转为右侧半卧位，并仔细评估是否需要对脾上极内侧实施进一步游离。

▶在游离脾上极时，其安全性和效率取决于具体操作手法。尽管针对体积较大的脾脏，通常可以通过调整体位以及钳子的游离可以有效进行术野展开，但在某些复杂情况下，使用蛇形牵开器等辅助器械可能有助于更安全、更有效地进行手术。

Step ❺

Focus 5 离断脾门部

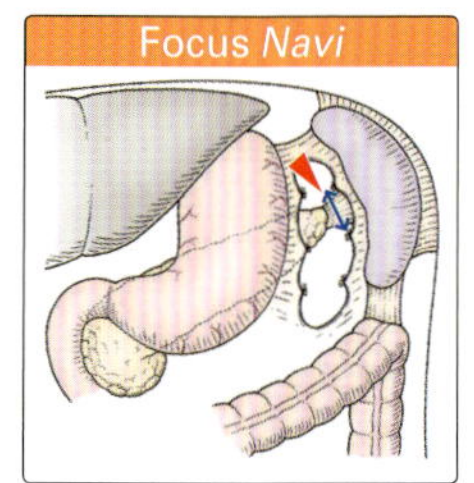

（一）操作开始及目标

- 确认脾上极和脾下极是否已充分游离（图2-4-9a）。
- 充分游离以及固定脾上极，在清晰稳定的术野中将切割闭合器精准插入脾门部（图2-4-9b）。

图2-4-9 离断脾门部

a：离断脾动脉下极分支。

b：固定脾上极，离断脾门。

a

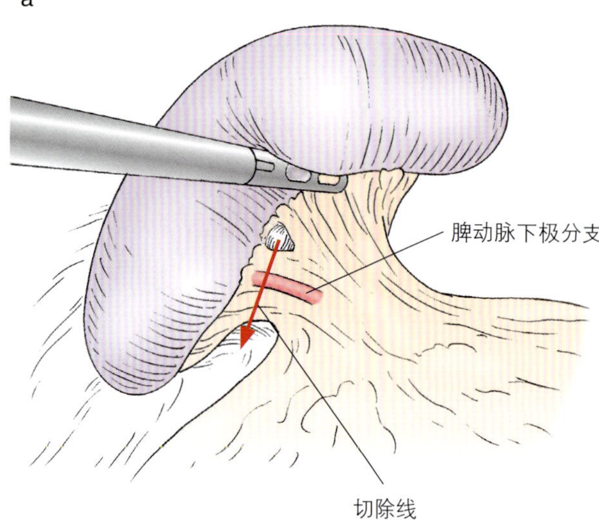

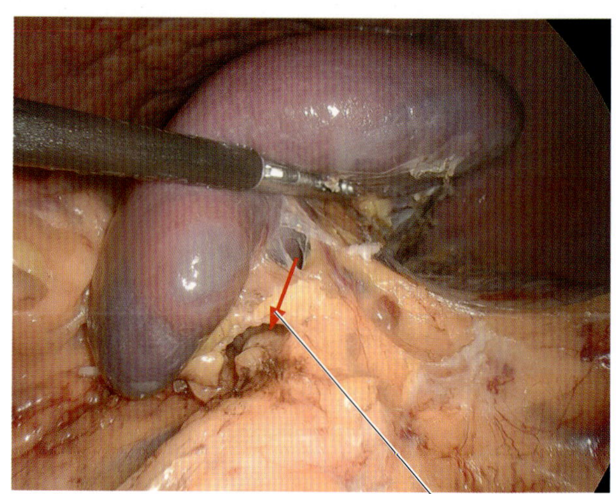

b

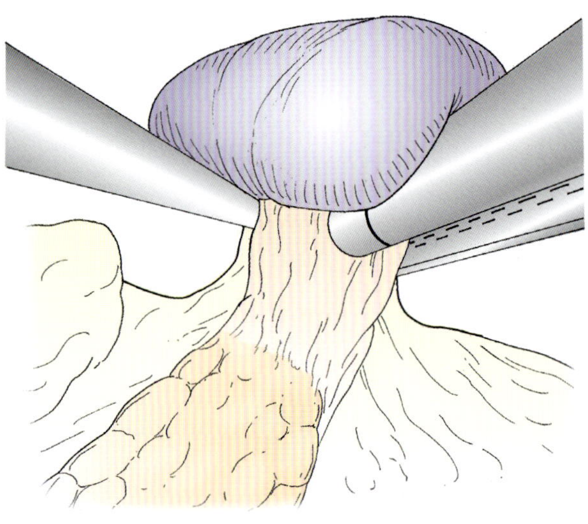

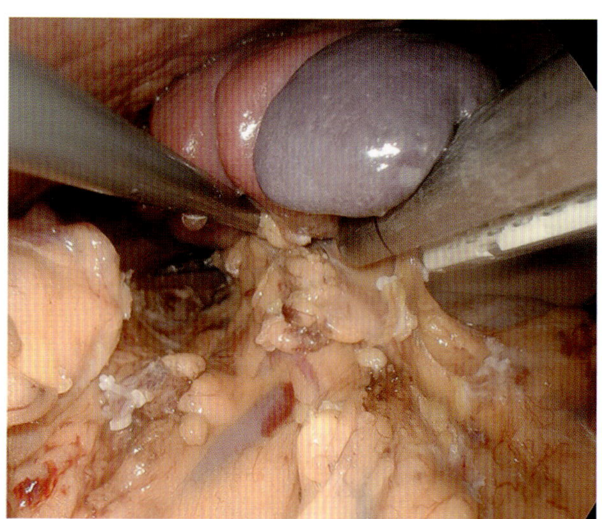

（二）掌握手术技巧

◉手术技巧概述

将患者体位调整为右半侧卧位，并确认脾门部的游离是否充分到位，随后切除脾脏并将脾脏从体内取出至体外（5）。

◉如何掌握手术技巧

（1）为确保一次性完整切除，需确认脾上极、下极均已充分游离。

（2）需确认胰尾，避免损伤胰腺实质。

（3）若无法一次性切除脾脏，则应将脾脏稳定抬起来，以便在切割闭合器出入戳卡时有一个稳定的术野。

5

（视频时间 02：38）

（三）手术评价

Q 如何处理闭合钉切缘出现的出血状况？

▶若出血源于脾动脉血管且角度适宜，可采用钛夹进行有效夹闭。操作时需谨慎避免钛夹尖端损伤到钉切缘外的胰腺组织。

▶可使用5-0单丝非吸收性缝线Z形缝合以止血。

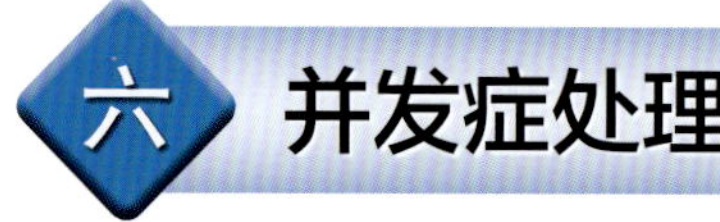

六 并发症处理

（一）术后出血

Q 为预防术后出血应关注哪些要点?

▶ 充分确认并妥善处理脾门部断端以及创面的止血。文献指出，在伴有门静脉高压症的病例中，采用聚乙二醇酸片材（如Neoveil®）或者纤维蛋白胶制剂（例如Beriplast P™等）能够有效降低出血和术后胰瘘的风险。

▶ 术中出血时盲目依赖能量装置进行凝固止血或单纯利用腔镜抓钳强行控制出血点，可能造成周围组织不必要的损伤，从而加剧出血及器官受损的可能性，术后出血风险可能会更大。此时应当迅速决策转换至HALS或直接转为开腹手术。

Q 疑似术后出血的症状有哪些表现?

▶ 若发生术后出血，引流液将呈现血性且量显著增多。然而，引流管口径较小时血凝块可能阻塞引流管，导致引流无法真实反映出血情况。因此，在怀疑有出血时，应适时进行腹部超声检查或CT扫描以探查腹腔内部是否存在活动性出血。

▶ 在疑似出血情况下，患者的临床体征变化尤为重要。如出现腹痛加剧、心率增快等生命体征不稳定的表现，通常意味着需要及时采取治疗措施以干预潜在的出血问题。

Q 术后出血的治疗策略有哪些?

▶ 针对术后出血，治疗方法有保守治疗和介入栓塞术等多种手段。保守治疗包括纠正凝血功能障碍、给予抗纤溶药物等；而当出血情况严重时，可能需要采用动脉栓塞术或再次手术进行干预，具体选择哪种方案取决于出血原因及患者的生命体征。

▶ 对于轻度渗出性出血，通常保守治疗会有效。然而若出血导致生命体征不稳定，往往建议优先考虑再次手术，以便快速且有效地控制出血。

▶ 在CT检查中发现造影剂有血管外漏（extravasation）现象，并明确出血点时，若能够迅速实施血管造影检查并进行栓塞处理，则动脉栓塞术是合理的选择。对于术后较晚期发生的出血，非手术方法可能是更适宜的应对策略。

（二）术后胰瘘

Q 如何预防术后发生胰瘘?

▶ 术后胰瘘的主要原因是脾脏未能充分游离，以及在使用切割闭合器处理脾门部血管时损伤了胰尾部包膜等。当存在严重粘连时，需要合并胰尾切除术以降低风险；此时，为了预防术后胰瘘，通常会放置19 Fr的引流管。

▶ 若评估认为无法安全地通过完全腹腔镜手术完成脾门部处理，为确保操作安全可适时转为HALS进行脾门部的精细操作。

Q 何时拔除引流管?

▶ 术后次日开始进食。手术后第3天，测量引流液中的淀粉酶水平，如果没有达到胰瘘的标准则可拔除引流管。

▶ 2016年，国际胰腺外科研究组（International Study Group on Pancreatic Surgery，ISGPS）所设定的诊断胰瘘标准，即引流液中淀粉酶浓度低于血清淀粉酶值的3倍以上，则考虑适时拔除引流管。然而，即使引流液中的淀粉酶水平未能达到上述阈值，仍需结合引流液的性状变化、淀粉酶值动态变化以及是否存在腹腔积液等因素进行全面评估，以决定最终拔除引流管的具体时机。

Q 术后胰瘘的治疗手段主要包括哪些?

引流

▶ 当确诊为胰瘘后，首要措施是进行有效的引流。为了评估手术中置入的引流管是否达到预期效果，需借助腹部超声或CT扫描检查腹腔内是否存在积液，并密切关注患者体温变化及炎症指标是否升高。在术后管理阶段，对此类情况应保持高度警觉。

▶ 若拔除引流管后出现延迟性胰瘘，可能需要重新实施经皮穿刺引流术（percutaneous drainage），或者在超声内镜（endoscopic ultrasound，EUS）引导下进行经胃腹腔积液引流术等替代方法以确保有效引流。

药物治疗与营养管理策略

▶ 尽管对于胰瘘是否常规使用抗生素尚无统一共识，但若伴有感染，则可能导致病情恶化甚至诱发弥散性血管内凝血（DIC）。通常预防性给予某种抗生素直到影像学检查显示腹腔积液减少或局部包裹形成，直到感染征象消失则停用抗生素。

▶ 有文献指出，通过注射生长抑素类似物如Sandostatin®（推荐剂量为每天皮下注射300 μg），可有效抑制胰腺外分泌功能。动脉附近积液且出血风险较高的病例，会考虑采用此类药物。

▶ 禁食并不能有效改善胰瘘状况。因此，在确保消化道功能正常的前提下，应鼓励患者尽早恢复进食。

◇ 参考文献

[1] Kawanaka H, Akahoshi T, Kinjo N, et al: Technical standardization of laparoscopic splenectomy harmonized with hand-assisted laparoscopic surgery for patients with liver cirrhosis and hypersplenism. J Hepatobiliary Pancreat Surg 2009; 16: 749-757.

[2] Kinjo N, Kawanaka H, Akahoshi T, et al: Risk factors for portal venous thrombosis after splenectomy in patients with cirrhosis and portal hypertension. Br J Surg 2010; 97: 910-916.

[3] Tsutsumi N, Tomikawa M, Akahoshi T, et al: Pancreatic fistula after laparoscopic splenectomy in patients with hypersplenism due to liver cirrhosis: effect of fibrin glue and polyglycolic acid felt on prophylaxis of postoperative complications. Am J Surg 2016; 212: 882-888.

专栏

【门静脉血流异常症的调查研究】

门静脉血流异常症是一类病因不明的疾病，其特征在于门静脉系统的血流动力学发生异常，并常伴发门静脉高压症，进而引发肝衰竭、脾功能亢进等症状，严重影响患者的生活质量且治疗难度较大，代表性疾病包括特发性门静脉高压症、肝外门静脉闭塞性病变及布-加综合征（Budd-Chiari综合征）等。这些疾病的发病机制与病理生理状态尚未得到充分阐明，目前的治疗策略仍主要集中在对症处理层面。在2019年，作为难治性肝胆道疾病系列研究的一部分，制定出了针对门静脉血流异常症的诊疗指南，今后需定期对此指南进行修订和完善。自2019年起，我们进一步推进了从2013年度起开始的门静脉血流异常症患者的定点监测调查工作，将其数据采集系统升级为电子化（electronic data capture，EDC），构建了一个更为高效便捷的数据收集平台。若这一系统能在日本全境范围内广泛应用，无疑将极大地助力于诊疗指南的更新迭代，并有利于提高罕见疾病的证据等级报告。我们满怀期待，期盼着一个能有效救治更多受门静脉血流异常症困扰患者的崭新时代的到来。

第三章　腹壁

- 第一节　腹股沟疝根治术① TAPP法
- 第二节　腹股沟疝根治术② TEP法
- 第三节　腹壁切口疝修复术IPOM-Plus法

第一节　腹股沟疝根治术① TAPP法

松田 年　医療法人社団旭川キュアメディクス

提升手术技巧的秘诀

1. 能够识别腹股沟区的立体解剖结构。
2. 用腹腔镜确切诊断腹股沟疝的类型。
3. 术前预先规划补片植入所需的腹膜游离范围。
4. 针对右侧或左侧腹股沟疝均需预先做好充分准备，确保无论病变部位如何，都能使手术流程化。

部分缩写

- IPT：iliopubic tract，髂耻束
- CL：Cooper's ligament，Cooper韧带

手术操作须掌握的解剖（表3-1-1，图3-1-1～图3-1-3）

表3-1-1　腹股沟区解剖

大分型	亚型	解说
Ⅰ型	腹股沟斜疝	
Ⅰ-1	腹股沟斜疝（轻度）	疝环直径＜1 cm（相当于1个横指宽度）。此处，“小于1个横指”是指疝环的直径小到第五指尖无法完全插入的程度
Ⅰ-2	腹股沟斜疝（中度）	1 cm＜疝环直径＜3 cm（相当于2个横指宽度）。此处，“小于2个横指”是指疝环的直径第二指尖和第三指尖无法同时插入的程度
Ⅰ-3	腹股沟斜疝（重度）	腹股沟内环直径＞3 cm（2个横指以上）
Ⅱ型	腹股沟直疝	
Ⅱ-1	腹股沟直疝（膀胱上）	腹股沟疝疝环的直径＜3 cm（2个横指），疝环中心位于腹股沟管后壁的内侧区域
Ⅱ-2	腹股沟直疝（局部型）	腹股沟疝环直径＜3 cm（相当于2个横指宽度），疝环中心位于腹股沟管后壁的外侧区域
Ⅱ-3	腹股沟直疝（弥漫型）	腹股沟疝环直径≥3 cm（相当于2个横指宽度）
Ⅲ型	股疝	
Ⅳ型	复合型	腹股沟斜疝、腹股沟直疝以及股疝并存（以上所述的分类）
Ⅴ型	特殊型	不属于上述分类的类型

（日本ヘルニア学会ガイドライン委員会 編：鼠径部ヘルニア診療ガイドライン2015．金原出版，2015 より引用）

图3-1-1 腹股沟疝分类（日本疝学会2009年修订版）

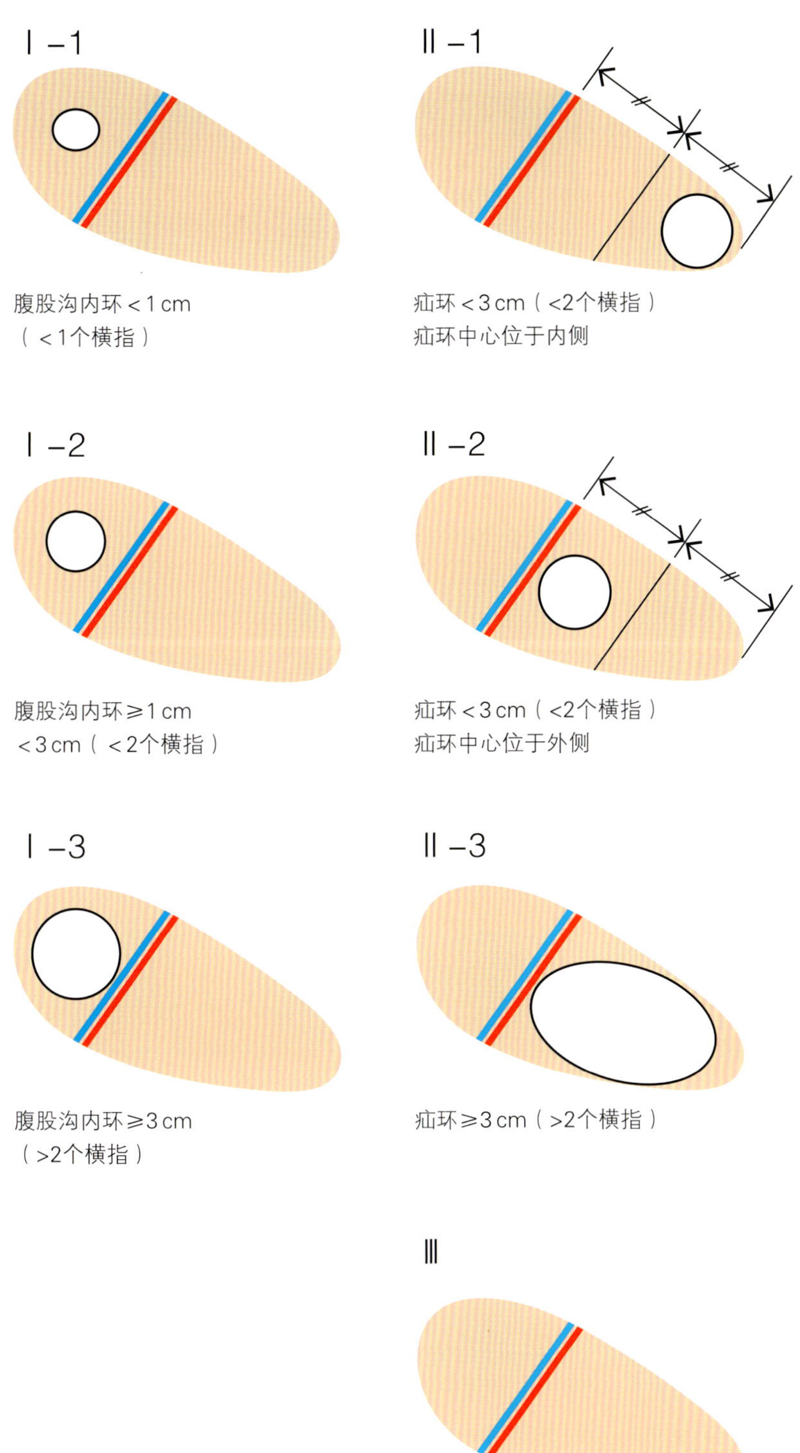

（日本ヘルニア学会ガイドライン委員会 編：鼠径部ヘルニア診療ガイドライン2015．金原出版，2015 より引用）

图3-1-2 右腹股沟区

a：正常腹股沟区解剖。
腹股沟管自外侧向内侧尾侧方向逐渐变深。

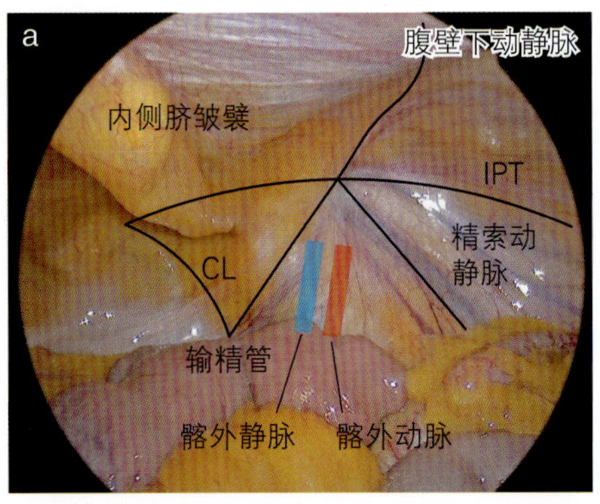

b：右侧Ⅰ-2型。

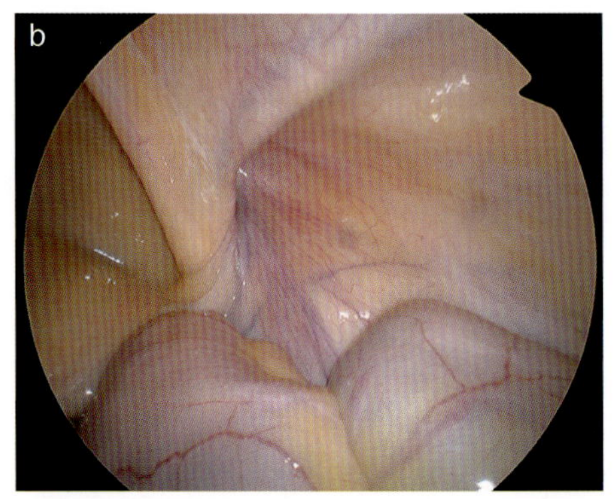

c：右侧Ⅱ-2型。

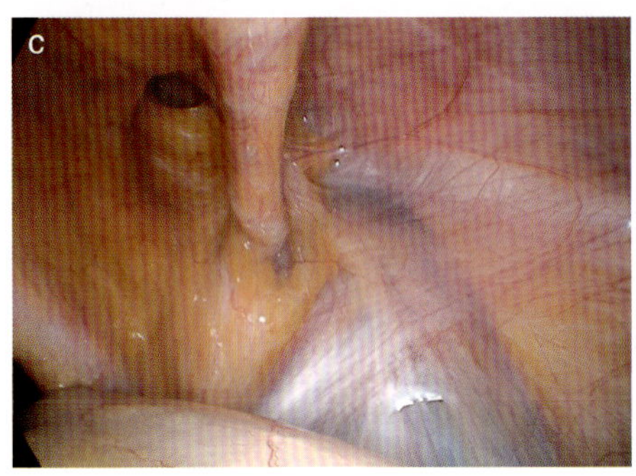

d：右侧Ⅳ型（Ⅰ-2+Ⅲ）。

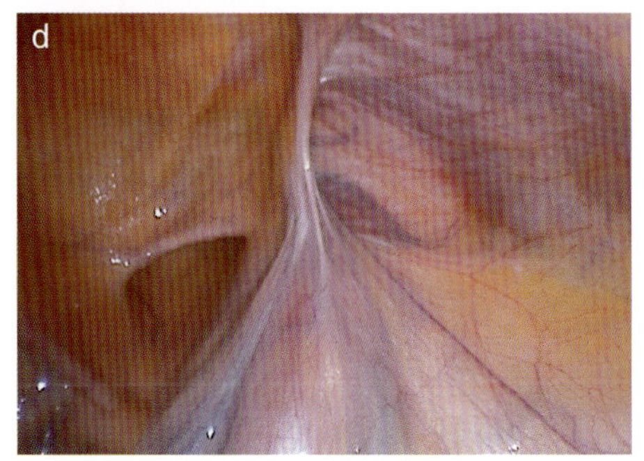

图3-1-3 腹股沟区矢状切面示意图

精索动静脉及输精管位于腹膜前筋膜的深、浅两层之间，而腹壁下动静脉则位于腹横筋膜与腹膜前筋膜浅层之间。

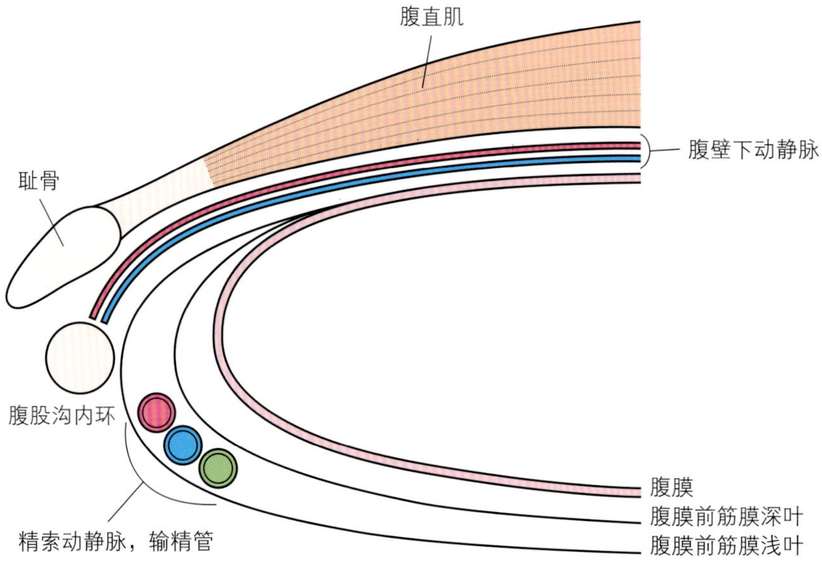

一 确定疾病的起因和自然病程（加重过程）

1. 疾病的发病机制和发病风险因素

- 在儿童中，腹股沟疝的发生主要与未闭合的腹膜鞘状突有关。
- 在成人中，腹股沟疝主要是由腹横筋膜的薄弱导致的。
- 腹股沟疝的风险因素包括年长、肥胖、对侧腹股沟疝史、腹股沟疝家族史、腹压增加的重体力活或体育活动、耻骨后前列腺切除术手术史、慢性咳嗽、长期腹膜透析、吸烟习惯、使用蛋白酶抑制剂药物治疗，以及存在腹主动脉瘤等。

2. 从发病到重症化

- 典型临床表现是腹股沟区肿块突出。早期疝内容物局限于腹股沟管内，但若未经处理，可能会进一步下移至阴囊。
- 早期可能出现不伴有明显肿胀的腹股沟区疼痛和不适感。
- 对于那些到达阴囊的疝，在站立状态下疝囊下端已下降至大腿内侧中点以下，可定义为巨大腹股沟疝。

3. 并发症

- 在前列腺全切除术后，有研究报道，患者出现腹股沟疝的发生率为2.9%～20%，这一发生率会因手术术式的选择而异。其中，大多数病例表现为腹股沟斜疝。

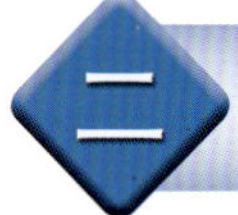

手术适应证和术式的选择

（一）手术适应证及术式选择（临床决策）

1. 适应证

- 对于嵌顿性疝或具有既往嵌顿病史的患者，推荐进行手术治疗。值得注意的是，与腹股沟疝相比，股疝发生嵌顿的风险更高，因此没有手术禁忌的情况下通常建议尽早手术。
- 对于无法自行回纳或已至阴囊的疝病例，推荐进行手术治疗。
- 若患者出现腹股沟区域疼痛且影响日常生活质量，原则上主张采取手术措施解决问题。
- 即使仅表现为轻度肿胀，只要手术风险较低且患者本人有强烈的手术意愿，在临床评估后亦可考虑施行手术。

2. 禁忌证

- 若患者全身状况欠佳，或者即使全身状况良好但其活动能力受限且疝嵌顿的风险较低时，可考虑保守治疗。

3. TAPP术式的适应证

- 所有能够耐受全身麻醉的患者理论上均适合TAPP手术。然而，在前列腺和膀胱术后，患者和既往有腹腔内手术史的病例，需充分考虑腹腔粘连所增加的手术难度等情况。
- 对于需服用抗血栓药物且无法停药的患者，不推荐TAPP手术。
- 腹腔镜可观察嵌顿器官的血流状况。针对嵌顿性疝的病例，可结合腹股沟切开的前方入路更安全。

（二）手术时机的选择

- 非可复性嵌顿疝病例需紧急实施手术治疗。
- 对于其他类型的疝患者，应全面评估其全身状况，并在充分尊重和考虑患者意愿的基础上，选择适宜的手术时机。

（三）变更术式的时机

- 在实施TAPP手术时，若因腹腔内存在严重粘连导致视野受限、腹膜不易游离或疝囊处理困难，可考虑转为前方入路开放手术。
- 而在行腹股沟前方入路开放手术时，如对疝的诊断存疑，或不知道如何选择补片时，结合腹腔镜从腹腔内部进行确认更为安全（混合手术）。

（四）围术期管理的要点（日间手术病例）

1. 术前

- 术前4 h前停止经口摄入，手术开始前，静脉补液500 mL。
- 若口服OS-1®经口补液，术前2 h均可口服500 mL OS-1®。
- 在脐部放置戳卡时需用橄榄油等润滑剂去除肚脐的污垢。

2. 术后

- 患者返回恢复室30 min后，嘱其坐位饮水。
- 术后1 h下地活动，确认无眩晕、恶心、呕吐等不适症状，在确保生命体征稳定后，方可拔除静脉输液管。
- 术后2 h若患者生命体征稳定且疼痛得到有效控制，则可考虑安排出院。
- 对于术后患者何时可进行负荷体力活动，目前尚缺乏明确的循证医学证据。然而，基于临床实践经验则建议至少等2周后再逐渐恢复此类活动。

3. 针对巨大腹股沟疝的围术期管理

- 巨大腹股沟疝患者术后由于疝内容物复位至腹腔可能造成腹腔内压力急剧增加，从而存在诱发腹腔压迫综合征（abdominal compartment syndrome，ACS）的风险，因此对此类病例需特别警惕。

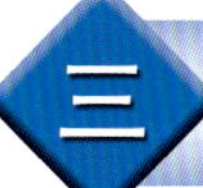

三 术前准备

（一）手术体位及器械

- 患者仰卧位，双上肢收拢。腹腔镜系统应放在患者尾侧，且将显示器朝向术者（图3-1-4）。
- 在气腹开始时调整患者体位为头低约10° 并适度向术者一侧旋转，防止肠管遮挡手术视野，便于腔镜抓钳活动。
- 扶镜手通常位于术者对侧，但由于扶镜手的手可能与术者的非主力手交叉干扰，此时扶镜手可以移到术者头侧以避免干扰。
- 腔镜可采用硬性镜或可旋转镜头，无论采用30° 斜视硬镜还是可旋转镜，只要操作者熟练掌握即可。此外，直视型硬性镜同样可应用于此类手术。
- 腹腔镜腹股沟疝修补术，由于无须摘除器官，因此可选择5 mm甚至更细小如3.5 mm的钳子进行操作。但是在这种情况下，所选用的补片和带针缝线需能够从5 mm戳卡通道插入。

图3-1-4 手术体位、人员站位及器械布局（左侧腹股沟疝根治术的场景）

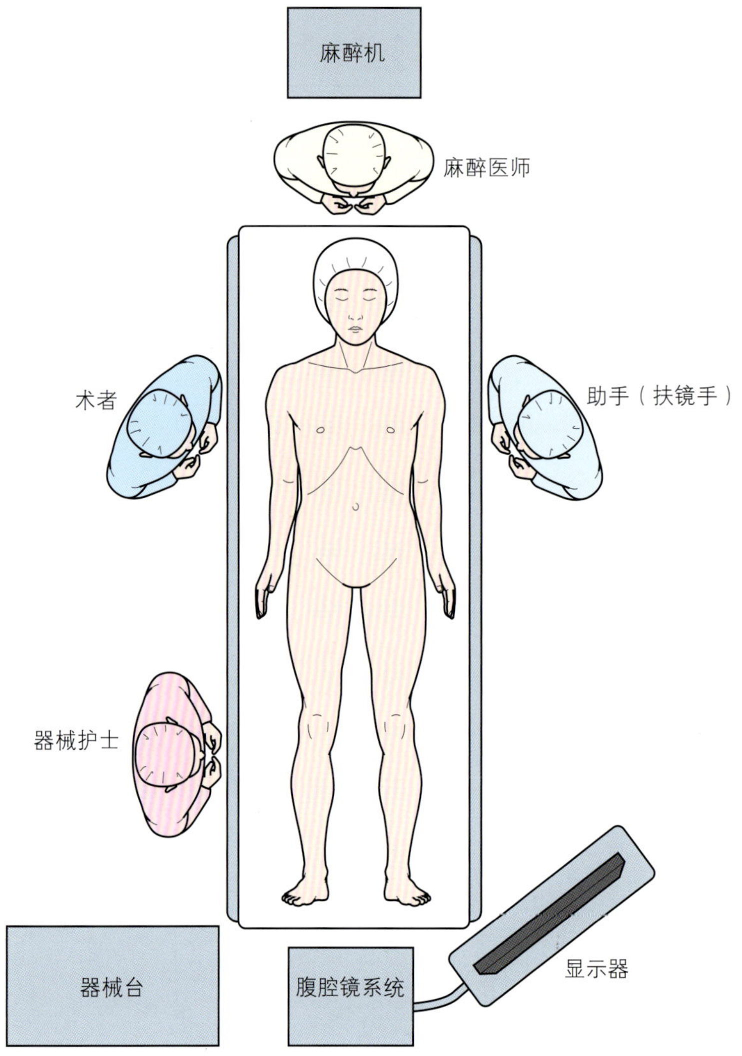

（二）戳卡布局

- 在脐部应用牵引线上提肚脐，并在脐周上方切开一小口，将腹腔镜用戳卡平稳置入腹腔内。根据手术侧别不同，操作器械的戳卡插入位置也有差异（图3-1-4）。
- 对于单侧腹股沟疝手术，患侧在脐部水平线上腹直肌外缘置入1个戳卡，而健侧则选择在距离脐部水平位至腹股沟2/3高度处的腹直肌外缘置入1个戳卡。
- 在双侧病变情况下，两侧均需在与脐部水平相一致的腹直肌外缘各置入对应的戳卡。

〈单侧病变情况〉（图3-1-5a：右侧；图3-1-5b：左侧）

患侧于脐水平的腹直肌外缘稍高处置入戳卡，健侧则选择在脐水平线至腹股沟部2/3高度的腹直肌外缘置入戳卡。

〈双侧腹股沟疝戳卡布局〉（图3-1-5c）

对于双侧病变，在左、右两侧均于脐部水平腹直肌外侧各置入一个戳卡。

图3-1-5　戳卡布局

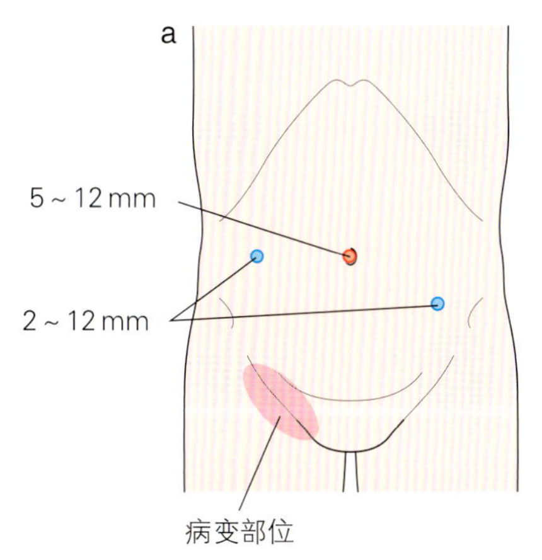

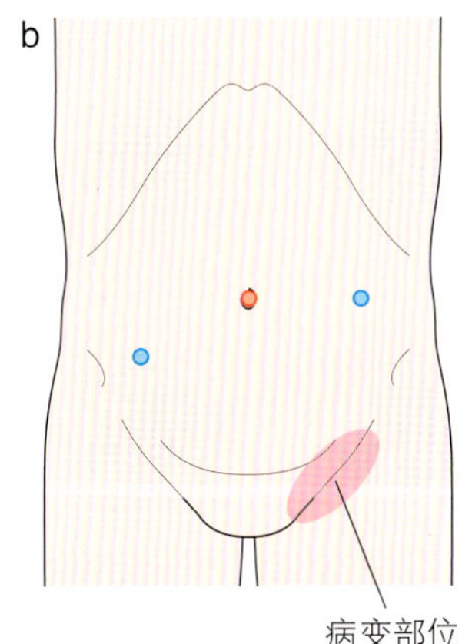

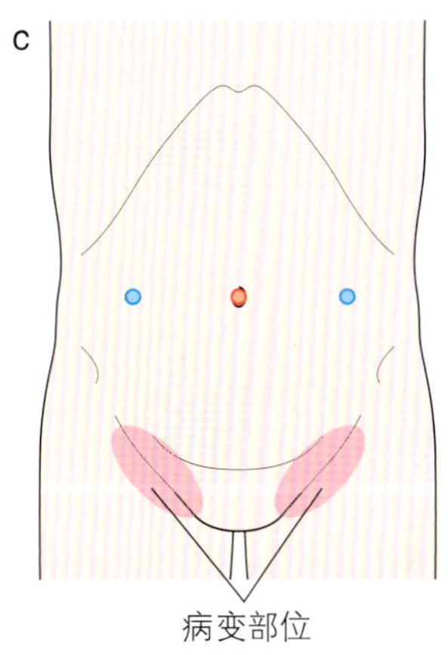

图3-1-6　腹壁切口术后改变

左侧腹股沟疝术后第14天。

（脐，右侧5 mm戳卡，左侧3.5 mm戳卡）

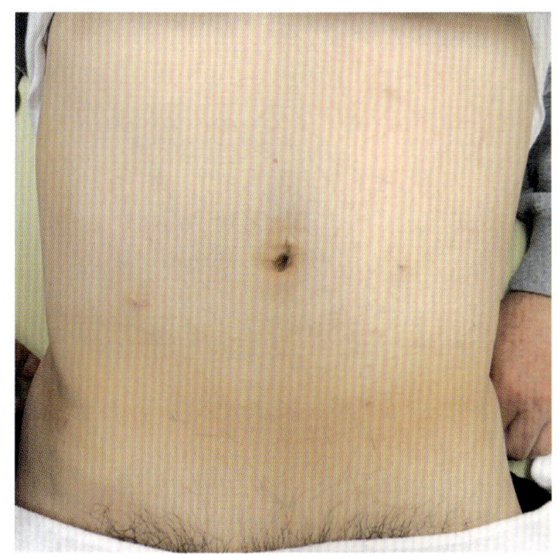

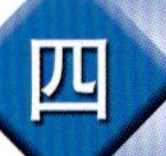

手术流程概况

- 在本章节中，主要介绍右侧腹股沟根治术。

（一）手术操作注意事项

- 手术流程：游离腹膜前间隙→补片植入与固定→缝合腹膜。
- 流程化游离腹膜前间隙有助于熟练掌握手术技巧。然而，也需考虑到腹股沟斜疝与直疝的解剖差异以及疝囊大小等因素，适当地调整游离范围。
- 腹股沟区发现器官与周围组织粘连或在腹膜切离线上存在粘连时需要首先游离粘连。
- 补片尺寸应基于疝环大小和患者体型而有所不同。通常情况下用10 cm × 15 cm规格的补片可以满足大多数常规病例。而对于体格较小的女性患者，上下左右适当裁剪1 cm比较合适。

（二）实际手术流程

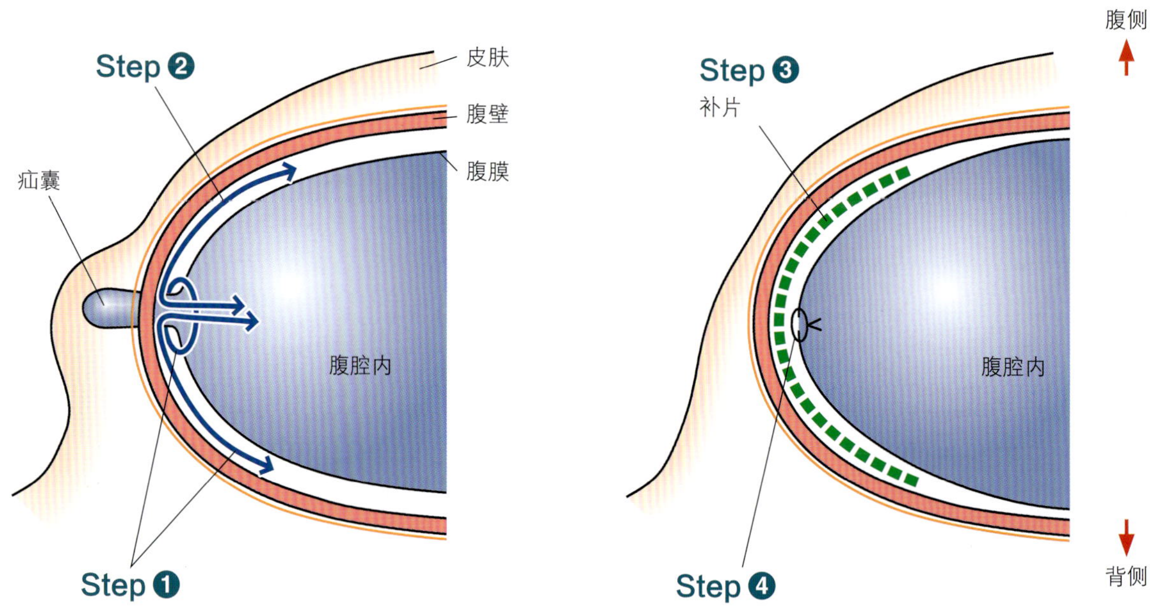

[Focus 需掌握的手术技巧（见下文）]

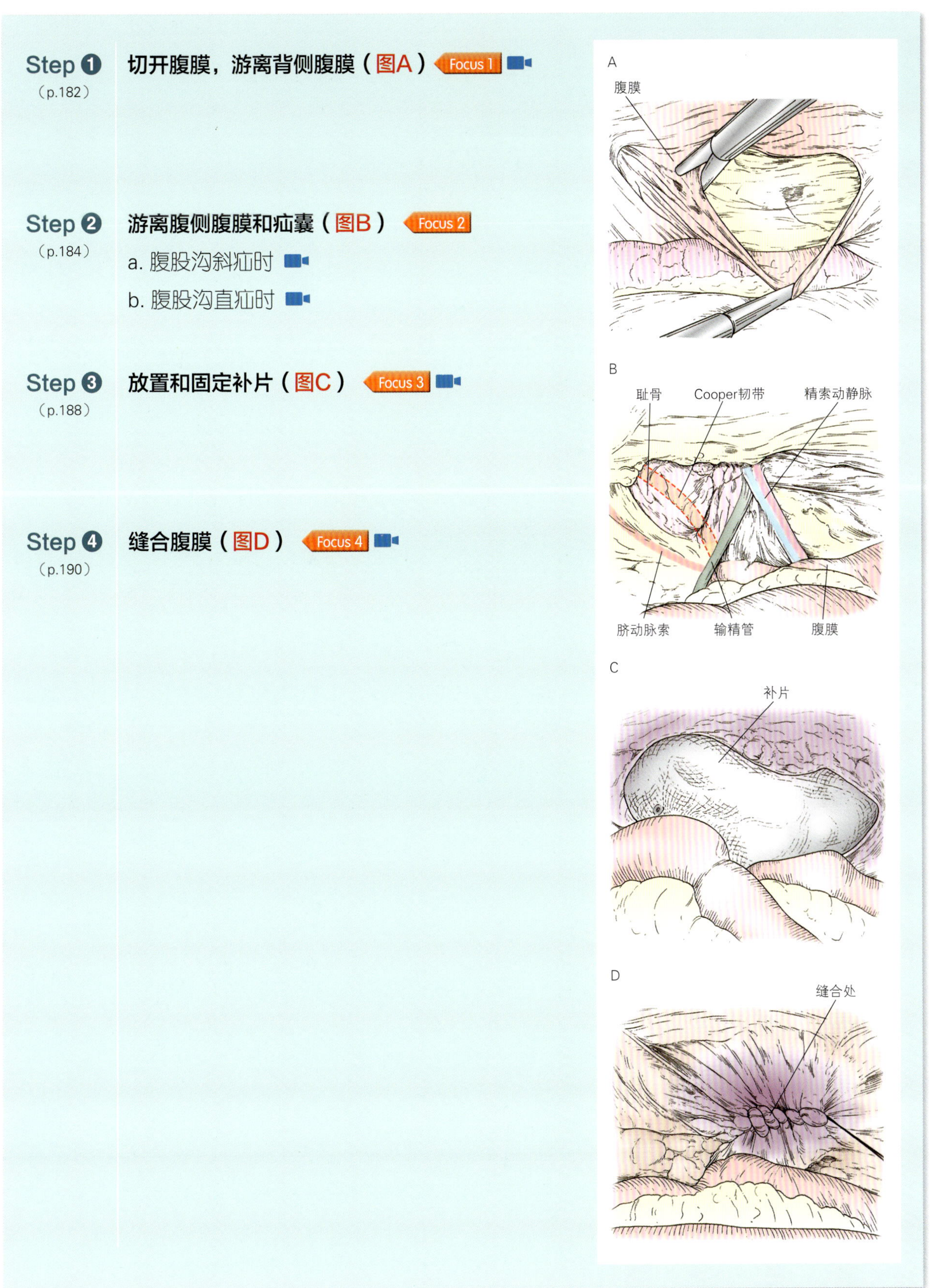

Step ❶（p.182） **切开腹膜，游离背侧腹膜（图A）** Focus 1

Step ❷（p.184） **游离腹侧腹膜和疝囊（图B）** Focus 2

a. 腹股沟斜疝时

b. 腹股沟直疝时

Step ❸（p.188） **放置和固定补片（图C）** Focus 3

Step ❹（p.190） **缝合腹膜（图D）** Focus 4

五 手术技巧的提高

Step 1

Focus 1 切开腹膜，游离背侧腹膜

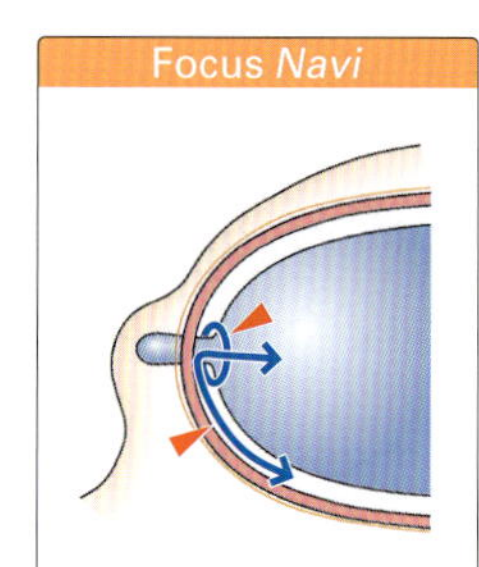

（一）操作开始及目标

- 主要的解剖标志为精索动静脉、输精管、Cooper韧带及耻骨。
- 外侧游离至髂前上棘水平，其位置可通过体表按压法进行定位确认。
- 背侧游离到输精管与脐动脉襞交叉区域。游离时需将腹膜向头侧牵拉，确保输精管和精索动静脉从腹膜组织中充分游离出来。
- 内侧剥离到Cooper韧带，显露耻骨。

（二）掌握手术技巧

◉手术技巧概述

在腹膜切开后，沿最适游离层充分拓展腹膜前间隙空间。

◉如何掌握手术技巧

（1）在切开腹膜之前，需预先设想如何在腹股沟区放置补片（图3-1-7a）。

（2）切开起点应在髂耻束（iliopubic tract，IPT）的高度，并自腹股沟内环的外侧开始。用剪刀切开腹膜，并在此层与腹膜前筋膜深叶间进行游离（1）。

（3）腹膜切口向外侧延伸约4 cm，内侧至脐皱襞处。若切口过小，则可能导致广泛游离变得困难。

1 扫视频目录页二维码 （视频时间01：40）

（4）精索动静脉位于腹膜与腹膜前筋膜深叶之间，此处易于剥离且出血较少，即使不慎触及至深筋膜浅叶与深叶之间的层次也可修正。此时可能伴随轻微出血，需谨慎处理。

（5）向内侧剥离时，会显露精索动静脉及输精管，恰好位于腹膜前筋膜浅、深叶之间，单纯切开腹膜不会对其造成损伤。然而，在处理精索动静脉和输精管周围组织时务必小心，以免因过度游离导致出血。

（6）向内侧游离越过输精管，钝性游离腹膜前筋膜深叶与浅叶之间潜在的腔隙，此区域内结缔组织疏松，富含脂肪，对于股疝病例可通过这一操作将疝囊从股环中牵拉回腹腔内。

（7）在内侧剥离过程中，确认Cooper韧带直至中线位置，对于较大的腹股沟直疝，有时可能会难以辨识耻骨边界。此时可在后续步骤中先行剥离假性疝囊后再行确认。

（8）有时会在Cooper韧带前方观察到腹壁下动静脉与闭孔动静脉间形成的交通支（即死亡冠：图3-1-7b），通常为静脉结构，但在固定补片时，一旦受损会导致止血困难。

图3-1-7 腹膜切开线及游离范围

a：腹膜切开线与补片位置（蓝色范围）（右侧）按照从①到④的顺序游离腹膜。

b：Cooper韧带和死亡冠（右侧）。

c：游离后的图像。

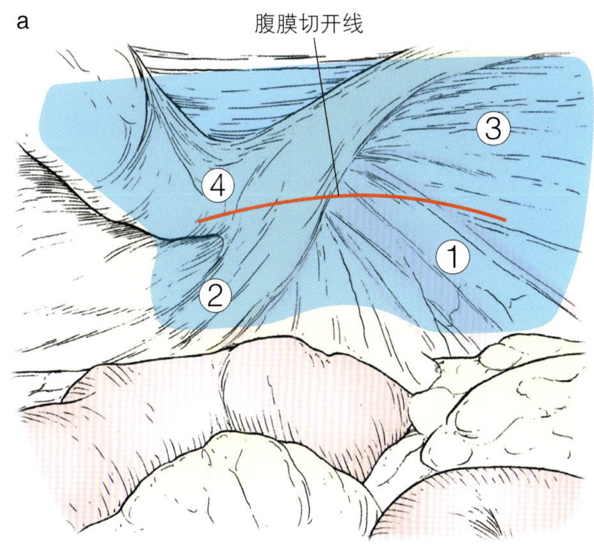

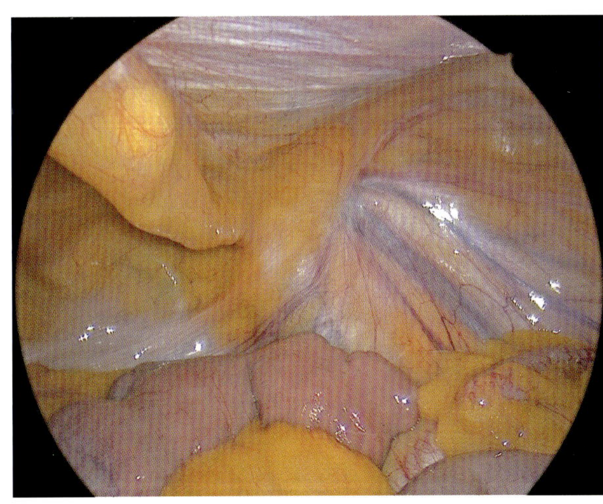

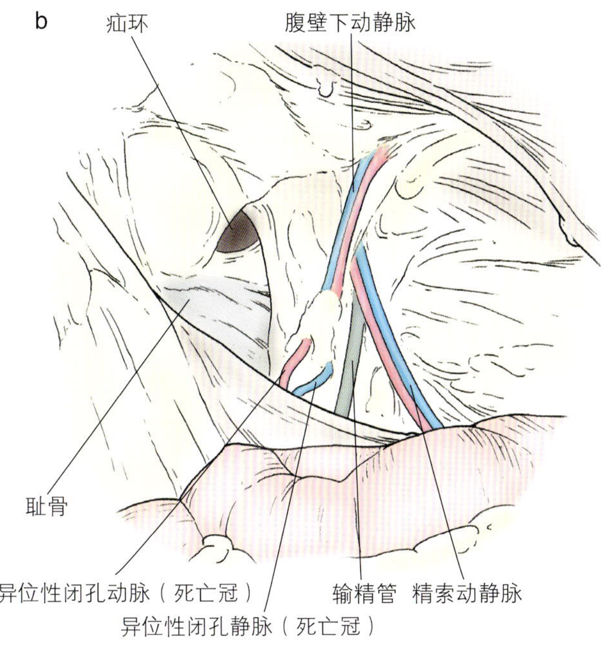

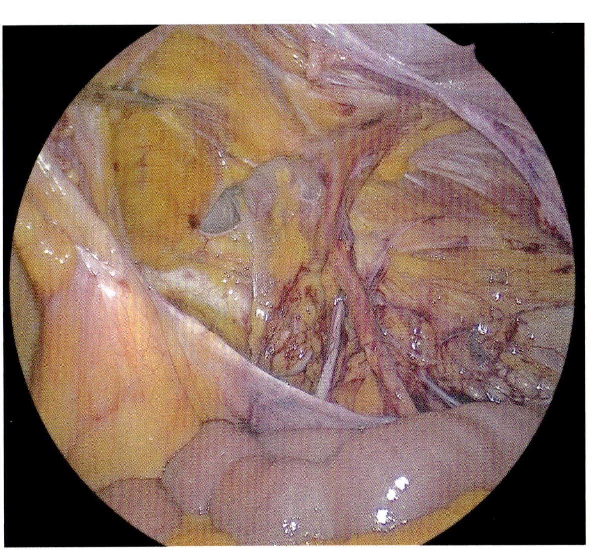

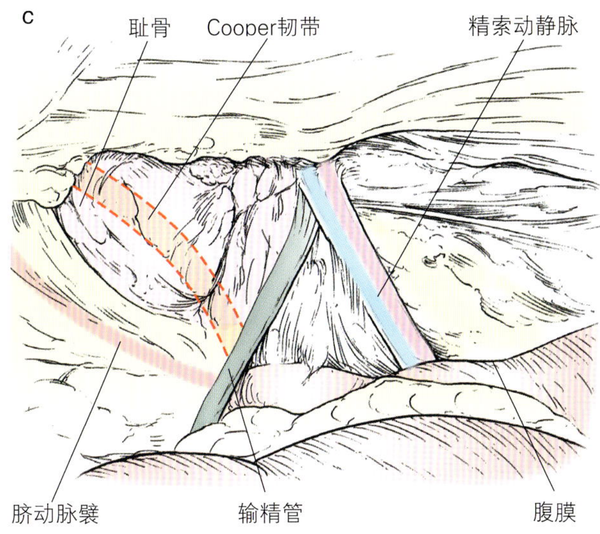

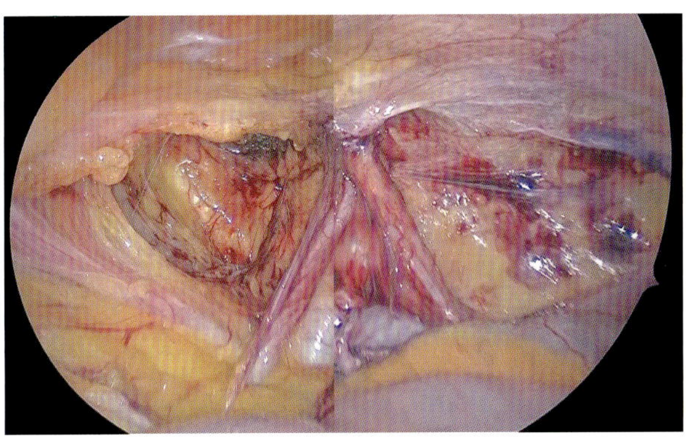

（三）手术评价

Q 为何从外侧背侧起始剥离操作？

▶对于熟悉腹股沟疝解剖结构及膜层特点的外科医师而言，选用哪种手术入路都不是问题。然而，在TAPP手术中，自外侧背侧开始剥离具有显著优势：此处腹膜与深叶间的组织易于分离。尤其对于初学者或对解剖不甚了解者，从较为直观和简单的部位起步剥离更为适宜。此外，由于在髂耻束背侧区域不存在Ⅰ型和Ⅱ型疝环的特定解剖变异，因此该处始终可以按照定型化的流程进行游离，容易推广。

Q 如何在手术中确认腹膜、深叶与浅叶结构？

▶在外侧背侧能够清晰辨识腹膜及其下方的深叶结构。在此深叶背面，可见到一些细小血管分布。腹膜前间隙的游离操作在浅叶与深叶之间进行。通常情况下，术者可能不会特别留意浅叶的确切界限，但在腹横筋膜弓附着有脂肪组织时，可能导致腱膜弓不易被观察。当需要通过解剖暴露腹横筋膜时，此时会间接意识到浅叶的存在。

Q 是否可以使用纱布进行剥离操作？

▶在确保正确显露出游离层的前提下，确实可用纱布进行游离。然而，对于初学者而言，为了清晰理解所处解剖层，建议先用腔镜钳，通过直接感知和辨识膜结构来进行游离。如此一来，不仅能够更好地掌握层次位置，也能更及时地识别潜在出血点。

Q 在执行内侧剥离过程中，如果视野不佳应如何处理？

▶在游离内侧腹膜时需将腹膜和内侧脐皱襞向头侧内侧牵拉，然而，对于非惯用手操作的外科医师来说，这可能会有些难度。如遇到视线受阻，则不宜强行操作。此时可考虑以下方案以改善视野清晰度：增加一个助手钳辅助牵拉内侧脐皱襞；或者通过直针从腹壁将内侧脐皱襞向健侧方向牵引，显露术野。

Step ❷

Focus 2 游离腹侧腹膜和疝囊

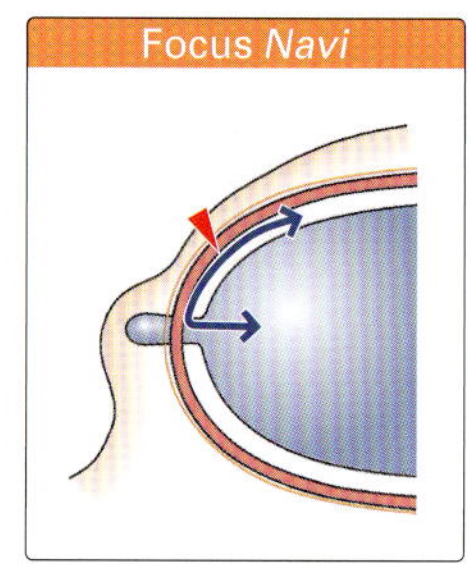

（一）操作开始及目标

- 解剖标志有腹壁下动静脉、腹直肌腱膜、耻骨以及疝环，对于腹股沟斜疝而言，还包括输精管，而对于腹股沟直疝则需识别假性疝囊。
- 确保腹膜已完全从疝囊上剥离下来。

（二）掌握手术技巧

◉手术技巧概述

- 从外向内游离腹膜，以确保补片能充分覆盖并固定。
- 腹股沟斜疝与腹股沟直疝的疝囊处理方式有所不同。

◉如何掌握手术技巧

a. 腹股沟斜疝的处理

（1）参照在 Focus 1 步骤已完成的外侧背侧游离线，继续进行腹侧游离（图3-1-8a①）。

（2）腹膜与深叶通常紧密粘连，强行分离可能导致腹膜损伤，因此在深叶与浅叶之间可以比较安全地进行剥离。可能需要切开层与层交汇处的深叶组织，便于与背侧游离层交通（视频2）。

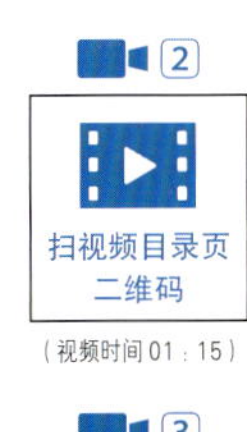

（视频时间 01：15）

（3）疝囊位于腹股沟管内且前端附着有脂肪瘤时，需将疝囊及脂肪瘤一并牵出。此时应注意输精管，因其周围组织易于出血，须小心谨慎地进行剥离（视频3）。

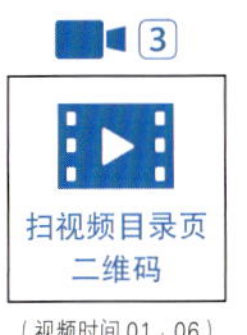

（视频时间 01：06）

（4）对于可能延伸至阴囊的较大的疝囊，不宜直接强行剥离，而应先于疝囊尖端附近切开。输精管通常位于内侧背侧位置，适度向疝囊外侧切开较为安全（图3-1-8a②）。

（5）随着疝囊游离的推进，腹膜剥离范围应向内侧越过腹壁下动脉静脉。此处，腹膜与腹壁下动脉静脉间可能存在粘连，必要时采用锐性分离（图3-1-8a③）。

（6）在内侧游离时，须辨识腹直肌外缘，并游离到正中侧。

（7）头侧游离线起始于髂前上棘部位，平行于髂耻束（IPT），并朝正中方向延伸。腹横腱膜弓可能因脂肪组织覆盖而不易观察到，但头侧剥离边界应确保到腹横腱膜弓（图3-1-8b）。

b. 腹股沟直疝的处理

（1）与腹股沟斜疝相同，剥离过程自外侧起向内侧推进，在越过腹壁下动脉-静脉后，在深叶和浅叶之间的间隙进行游离，相较于腹股沟斜疝，此处通常较易剥离。

（2）到达疝环区域时，需将腹膜向头侧方向牵引。对于较小的腹股沟直疝病例，这一操作有助于从假性疝囊（即松弛的腹横筋膜结构）中游离腹膜组织。

（3）假性疝囊可被识别为白色组织结构。在此过程中，应确保腹膜与其周围脂肪组织充分游离，并确认腹膜未被卷入到假性疝囊内（视频4）。

（4）尤其是在Ⅱ-1型腹股沟直疝的情况下，内侧的剥离尤为重要。需要明确辨认耻骨位置直至正中线，并逐步暴露从耻骨附着点直至头侧部分的腹直肌。

（5）突出的假性疝囊应当被回纳入腹腔，并通过固定钉将其固定于Cooper韧带上。通常需要固定2～3个钉（图3-1-8c，视频5）。

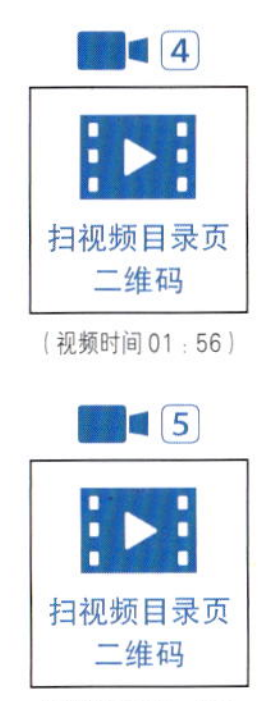

（视频时间 01：56）
（视频时间 00：58）

图3-1-8 腹膜切开线及游离范围

a：切开线及游离顺序（右侧Ⅰ-3型）。

①Focus 1步骤中确定的腹膜切开线。

②切开疝囊。

③疝囊腹侧的切开线。

b：腹膜游离层面（右侧Ⅱ-3型）。

c：内侧游离完成后的图像（右侧Ⅱ-2型）。

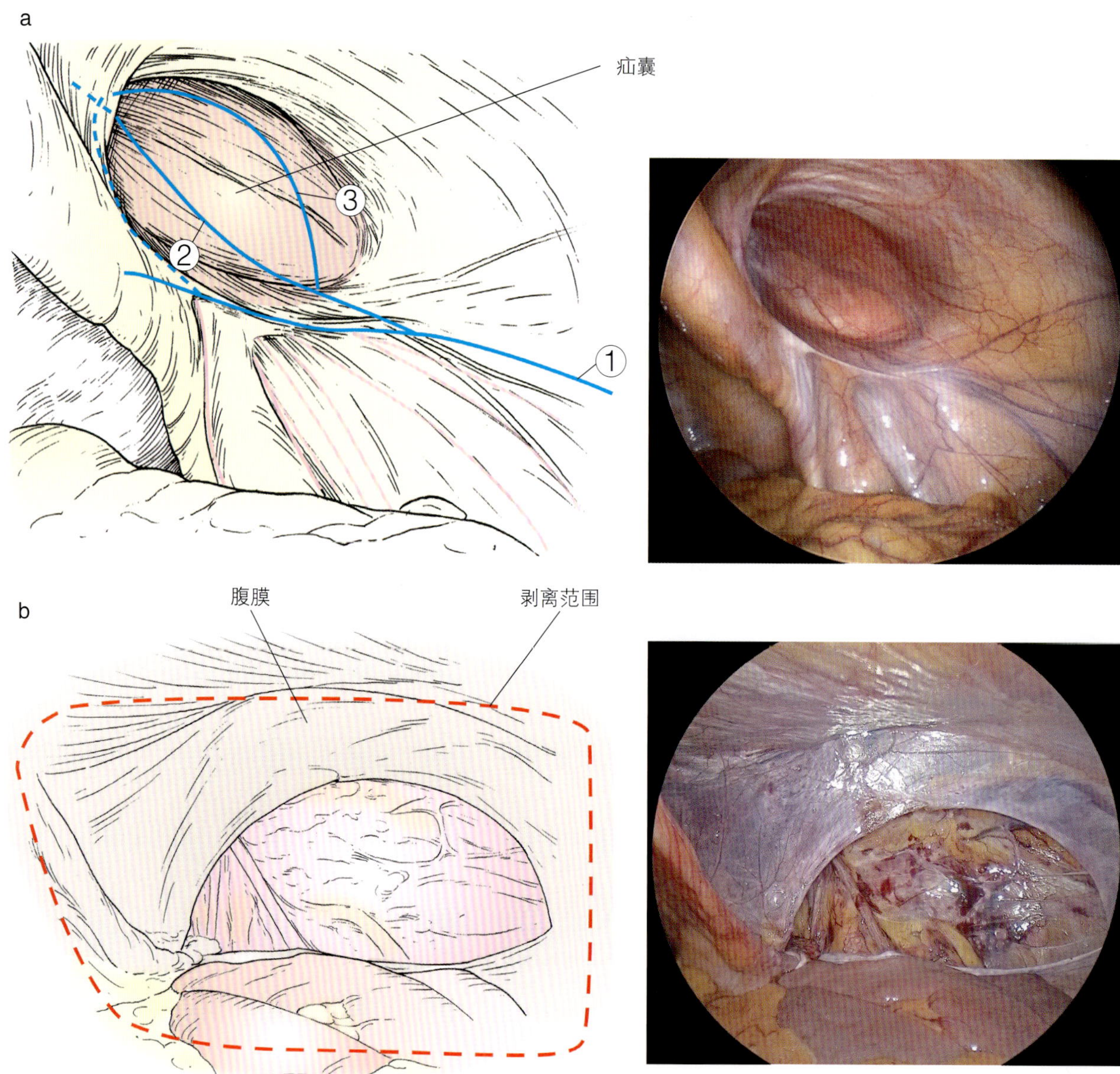

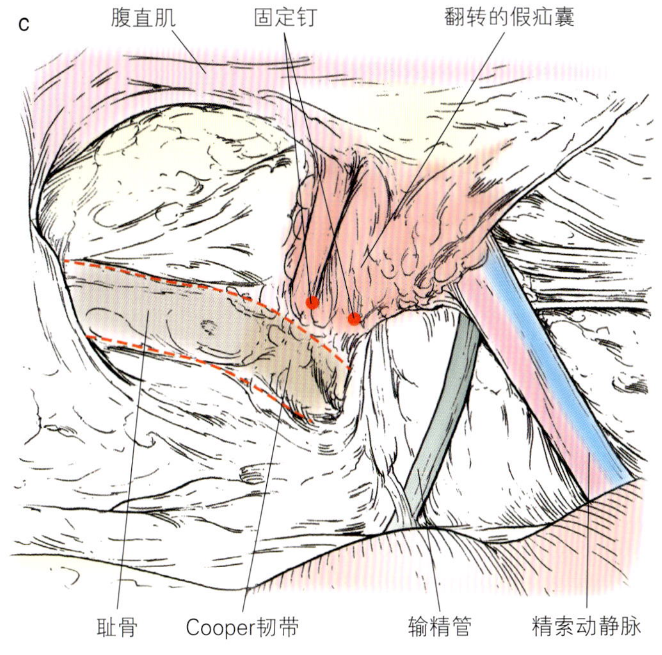

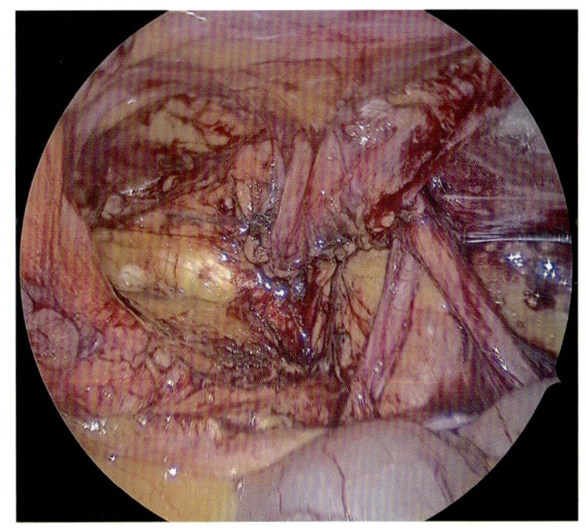

（三）手术评价

Q 在腹股沟斜疝手术中，选择什么设备进行疝囊切开？

▶在腹股沟疝的疝囊切开过程中，单纯切开腹膜往往不足以处理周围伴随的毛细血管网。因此，建议用超声刀确保在无出血的情况下完成疝囊精准切开。双极电剪也是一种可行的选择，但在兼顾有效切开和充分止血时，可能需要更高水平的操作技巧。

Q 对于抵达阴囊的大疝囊，进行切开操作时有何技巧？

▶术中请助手从体外对腹股沟区域进行适当压迫。

Q 如何从假性疝囊中精准剥离腹膜？

▶在处理假性疝囊时，首先需将腹膜充分牵拉至头侧，并细致地解剖分离疝环周边组织。明确识别出假性疝囊壁后，应牢固抓住该壁组织，随后稳步而彻底地将周围的脂肪组织及腹膜与假性疝囊剥离开来。

Q 如何确定腹膜头侧游离线的位置？

▶首先，在外侧游离到髂前上棘。以此位置作为外侧头侧的参照点，然后设定一条与髂耻束（IPT）平行的游离线，并将其延伸至内侧正中区域。

Step ❸

Focus 3 放置和固定补片

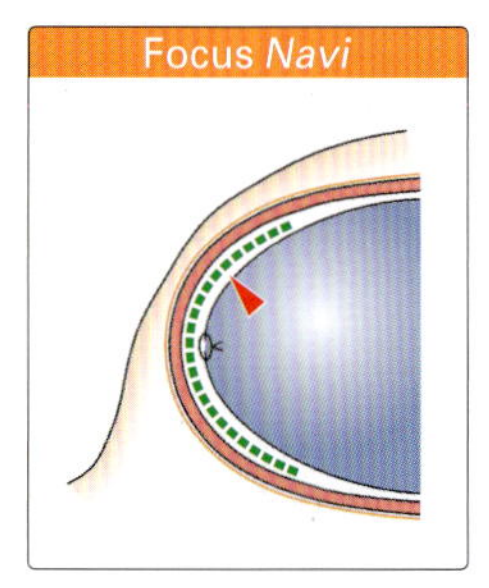

（一）操作开始及目标

- 在手术开始前，预先将补片平整展开至预期放置区域，并确保其贴紧、无松弛。
- 接下来，在补片的腹侧头侧边缘固定3～4个点、Cooper韧带上方以及腹直肌与耻骨结合部（即反转韧带的背面）处各固定1个钉（图3-1-9a、b）。

图3-1-9　放置和固定补片

a：补片放置和固定钉固定。

b：固定钉固定位置（术后第2天腹部X线片：右侧Ⅱ-2型）。

在X线透视下采用金属固定钉，能够准确判断固定补片的位置。把假性疝囊用2个钉固定在Cooper韧带上。

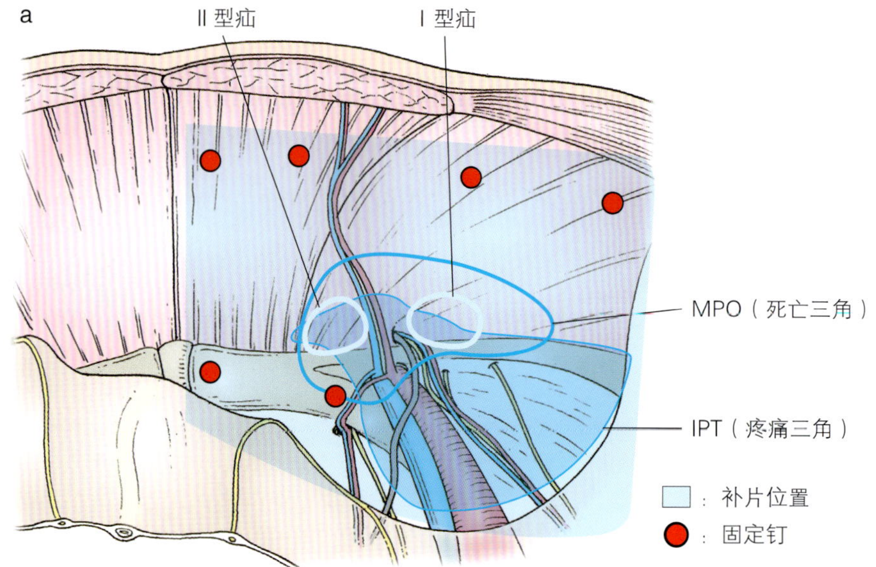

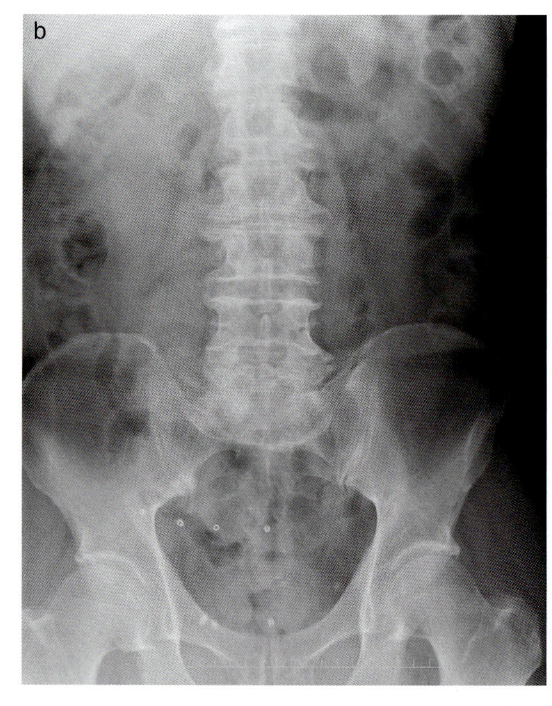

（二）掌握手术技巧

◉手术技巧概述

- 放入补片，并妥善展开补片铺在游离面上。
- 使用固定钉固定补片。

◉如何掌握手术技巧

（1）选择可通过戳卡置入的补片材料。

（2）所有类型的补片通常均可通过12 mm戳卡放入体内。

（3）仅有一部分轻质补片可由5 mm戳卡放入体内（后文将进一步说明）。

（4）在插入过程中，可将平面状补片预先折叠以方便顺利插入和展平（6）。

（5）若需从5 mm戳卡插入补片，可采用以下两种方法：一是使用3.5 mm的抓钳夹住补片前端进行推送；二是反向操作，将5 mm抓钳自戳卡内筒尖端插入，并将补片拉入腹腔（牵引法）（7）。

（6）将补片固定在髂耻束（IPT）中央，并确保其外侧及内侧间距，随后分别向腹侧以及背侧展开（8）。确认补片已充分平展，无卷曲或皱褶现象。若无法确保补片完全展开，则可能需要进一步游离组织。

（7）在实施固定钉固定时，术者需按压腹壁，确保器械前端垂直接触并与腹壁表面贴合。

6
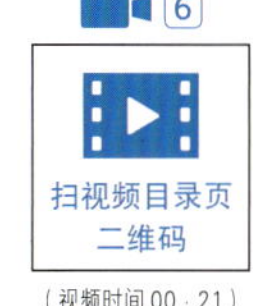

（视频时间00：21）

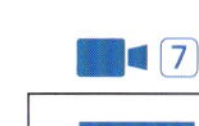

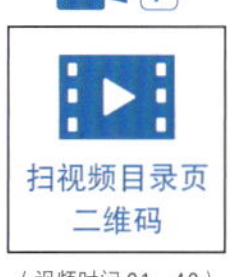

（视频时间01：40）

8
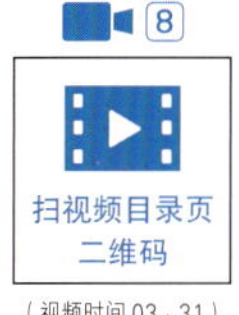

（视频时间03：31）

（三）手术评价

Q 如何选择补片？

▶市场上各医疗器械公司供应多种类型的补片。在选用前，必须充分了解每种补片的特性及适用性。其中，适用于通过5 mm套管插入的补片产品分以下几类：3D Max™ Light、Soft Mesh（由Medicon公司生产）、TiLENE® Mesh（由Medical Leaders公司提供）、PARIETEX™ Light weight Monofilament® Mesh以及PARIETEX™ Mesh（包含标准型、解剖学设计及折叠型等，均由Covidien公司制造）。

Q 选择平面型还是形状记忆型补片更为合适？

▶形状记忆型补片由于其可自动展开的特性，操作相对简便，且通常只有两种尺寸可供选择，降低了选择难度。然而，此类立体结构可能并不完全适合所有患者，同时需要准备左、右两种型号，这在某种程度上可能会增加手术准备工作的复杂性。相比之下，平面型补片虽然在展开时需要一定的技巧与经验，但具有更高的形态调整自由度可以贴合不同患者的解剖结构。

Q 如何有效地展开补片？

▶展开补片的过程可以根据术者的习惯进行，但应始终保持一致展开流程。首先，识别并定位折叠补片的最外侧边缘，并在髂耻束（IPT）水平处确定其最内侧边界，同时进行必要的位置调整和放置。随后，从腹壁下动脉、静脉的位置开始，自腹侧向背侧逐步展开补片结构。接着，分别展开补片的外侧与内侧。由于腹壁下动脉、静脉外侧的腹股沟区域相对平坦，此处补片的展开较为便捷。相反，内侧区域具有一定的深度，因此展开补片可能稍显复杂。

Q 是否应切除Ⅰ型疝囊？

▶对于位于腹股沟管内的疝囊，若其前端伴有脂肪瘤且可能引起不适症状时，一般建议连同脂肪瘤一并切除。然而，对于那些可能延伸至阴囊的巨大疝囊，试图将其完全回纳入腹腔可能会增加手术难度和出血风险，故不推荐完全切除整个疝囊。在这种情况下，为减少疝囊积液的发生，应尽可能地将疝囊切开至远端边缘，而非整块切除。

Q 将Ⅱ型假性疝囊固定于Cooper韧带的意义何在？

▶在处理Ⅱ型假性疝囊时，将其复位并固定于Cooper韧带上，目的是通过将突出的腹横筋膜结构还原至腹腔内，从而减少术后积液的风险。同时，这一操作也有助于确保补片与腹横筋膜贴合紧密，增强修复效果。然而，在Ⅱ-3型病例中，若腹横筋膜无法有效复位，则无须进行上述操作。

Q 在使用固定钉固定时，应注意的关键位置是什么？

▶对于Ⅰ型疝修补手术，至关重要的是确保疝气钉在疝囊颈部内侧的稳固固定。而在处理Ⅱ型疝时，疝气钉的固定点主要包括Cooper韧带、腹直肌前鞘内侧以及腹直肌耻骨结合部。然而，在进行Ⅱ型疝修补时，鉴于接近髂前上棘区域的操作在术后疼痛敏感性较高，有时会考虑在此部位省略疝气钉的使用。

Step ❹

Focus 4 缝合腹膜

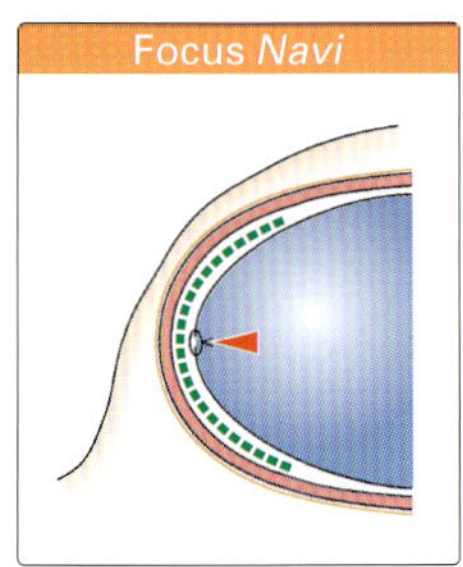

（一）操作开始及目标

- 腹膜完全覆盖于补片之上（图3-1-10a）。
- 缝合后的腹膜与补片紧密贴附（图3-1-10b）。

（二）掌握手术技巧

◉手术技巧概述

- 应确保腹膜严密缝合闭合。

◉如何掌握手术技巧

（1）采用连续缝合法进行腹膜关闭。

（2）推荐使用可以通过5 mm戳卡插入的针线，其弯曲度为3/8弧度，长度为17 mm的3-0可吸收缝线。

（3）缝合操作自外侧向内侧推进。在处理大的Ⅰ型疝时，腹膜缺损可能会扩大，但鉴于内侧腹膜具备一定的延展性，在缝合过程中可以适当调整以确保完整覆盖。另外，若采用带倒刺的缝线并省略最后的结扎步骤，由于内侧脂肪组织较为丰富且抵抗较大，在此区域的最后一针缝合时需注意将针置于内侧位置。

（4）腹侧腹膜不具备显著伸展性，因此缝合时易出现撕裂风险。建议在腹侧腹膜穿刺后，将背侧腹膜向腹侧牵拉送入针上，这样能有效减少腹膜撕裂的风险（9）。

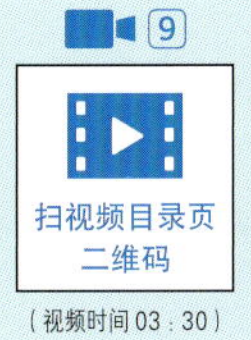

（视频时间 03：30）

图3-1-10 腹膜缝合

a：腹膜缝合前。

b：腹膜缝合完成后。

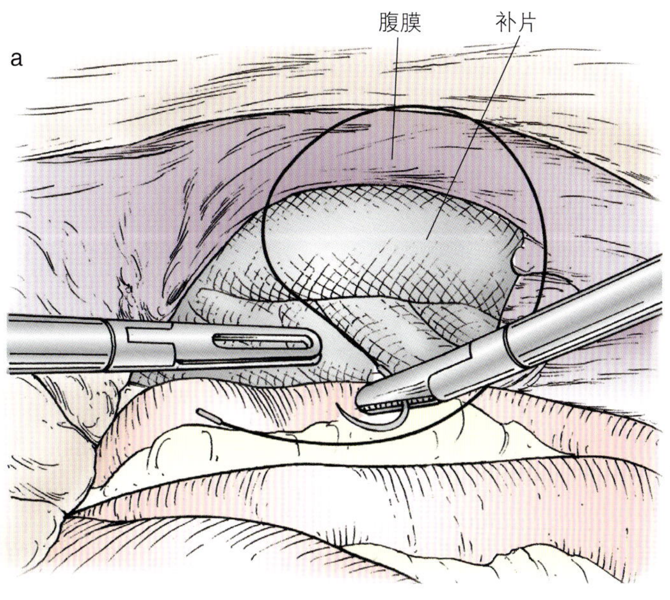

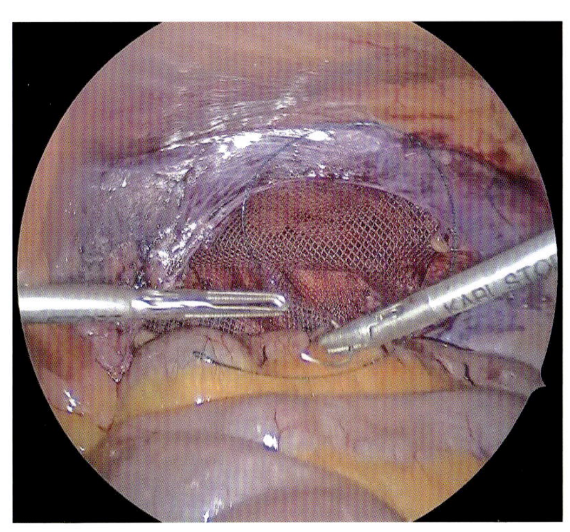

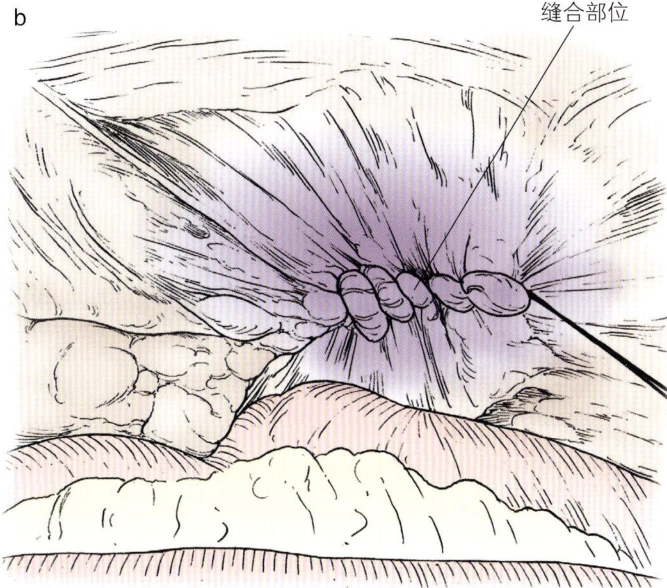

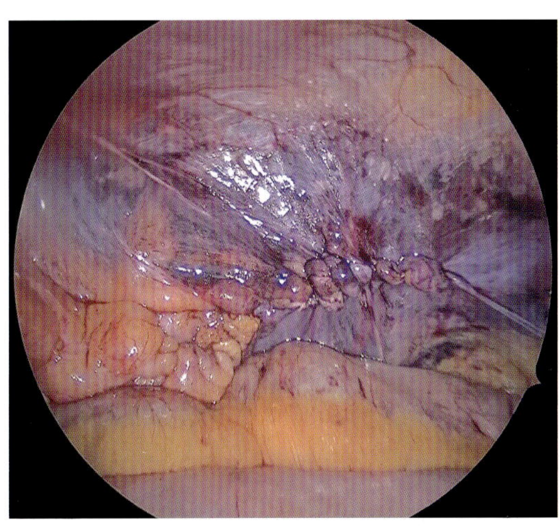

（三）手术评价

Q 如何有效掌握缝合技巧?

▶缝合技术的核心在于能否精准地将缝针穿入目标。缝合与结扎是唯一可在模拟箱内进行训练的部分。因此，通过针对性训练来提升准确引导缝针的操作能力至关重要。

Q 如何优化腹膜缝合技术?

▶完成3～4针的连续缝合后收紧线结，如此反复，即可使得整个缝合过程更为流畅。

Q 腹膜缝线的适宜长度应为多少厘米?

▶通常缝线以15～20 cm较为适宜。>20 cm时缝线很难迅速倒针。

Q 如何进行连续缝合的终点结扎?

▶在连续缝合操作中，终点结扎可采用如Three-throw knot（三重结，10）或Aberdeen knot（阿伯丁结，11）等专业打结技术。无论选择何种方法，外科医师均需熟练掌握即使线材长度缩短时仍能确保可靠结扎的技术要领。

10

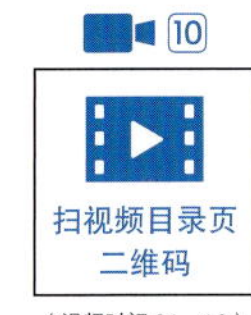

（视频时间 01：18）

11

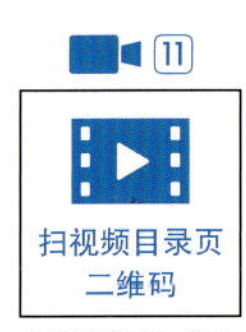

（视频时间 02：28）

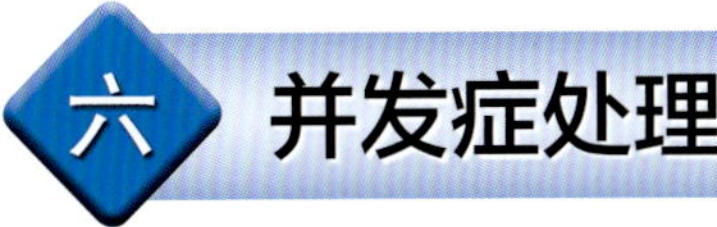

六 并发症处理

TAPP潜在并发症：①术中和术后出血；②术后肠梗阻；③膀胱损伤；④肠管损伤；⑤神经损伤；⑥术后浆液肿。

（一）术中和术后出血

Q 术中哪些区域出血风险较高？

▶腹腔镜下疝修复手术中出血相对较少见。然而，几个特定部位具有较高的出血风险：输精管及精索动静脉周围组织、腹膜前间隙内的脂肪组织，以及死亡冠区域。

Q 术中出血原因是什么？

▶输精管和精索动静脉周围以及腹膜前脂肪组织的出血，通常与剥离操作手法过于粗暴有关。而死亡冠区域出血，则常常是由于补片固定钉损伤血管所致。

Q 如何预防术中出血？

▶手术游离应细致而轻柔，避免粗暴操作。识别并注意死冠区域的位置，在剥离Cooper韧带周围时尤需谨慎，使用固定钉时应避开该区域。

Q 面对术中出血时应如何处理？

▶输精管和精索动静脉周围以及腹膜前脂肪组织的出血情况，可通过高频电凝或超声刀进行精确止血。即使微小出血点也需妥善处理，因为未及时止血可能导致血液渗入后腹膜腔，在术后体表难以观察到，因此在关闭腹膜前必须确保所有出血点得到有效控制。

▶对于死亡冠区域因固定钉导致的出血问题，初步可采用纱布压迫法进行止血。若仍有持续微量出血，可以考虑使用低能量柔和电凝对出血点周围的组织凝固止血。

（二）术后肠梗阻

Q 术后肠梗阻发生的可能原因是什么？

▶若腹膜闭合不严，存在缺损，可能导致肠管陷入并卡在腹膜间隙中，从而引发术后肠梗阻。另外，文献也有记载，肠管可能会被倒刺缝线缠绕引起肠梗阻。因此，在术后次日，常规进行腹部X线片检查，以便观察有无肠梗阻。

Q 如何预防肠梗阻的发生？

▶确保腹膜完整关闭。在使用倒刺线时，应特别注意避免线尾裸露于腹腔内过长。

（三）膀胱损伤

Q 膀胱损伤的原因及其预防措施是什么？

▶在进行Cooper韧带周围游离时，若操作不慎向内侧过深可能损伤膀胱。通常情况下，腹膜前间隙包含疏松结缔组织和脂肪层，这些组织较易被游离。然而，在瘦弱的患者中，腹膜前脂肪层可能非常稀薄，此时耻骨与膀胱之间的组织可能会更紧密。膀胱壁特征性地呈现灰红色，易于辨识。内侧游离到耻骨为止即可停止游离，这样可以有效避免膀胱损伤。

Q 术中膀胱损伤时应如何应对?

▶若在术中怀疑损伤膀胱，可以通过导尿管注入亚甲蓝来验证是否存在全层穿孔。对于较小的损伤，通常可通过全层缝合进行修复，一般只需数针即可修补完成。然而，损伤较为严重时可能需要泌尿外科专家协助处理。

（四）肠管损伤

Q 肠道损伤的原因及预防措施有哪些?

▶置入脐部戳卡、使用腔镜抓钳，以及在腔镜抓钳通电状态下，均可能损伤肠管。在置入脐部戳卡时，推荐采用可视法戳卡置入，并确保术者与助手均充分提起腹壁以减少误伤风险。对于具有腹部手术史的患者，术前应考虑用超声检查以明确首个戳卡位置是否存在粘连。若预计存在严重粘连，改用开放性手术将更为安全。在腔镜抓钳操作过程中，意外损伤也可能发生。为避免此类情况，需采取以下预防措施：缓慢而谨慎地操控抓钳，确保其尖端始终处于可视范围内；当抓钳需移出视野范围时应将其缩回戳卡内，以降低可能的损伤风险。值得注意的是，单极腔镜抓钳在高频电凝时可能出现漏电现象，因此需确认抓钳杆身不要直接接触肠管等，以免肠管受损。

Q 遇到肠道损伤时应如何处理?

▶肠道损伤的程度各异，针对较小的损伤，可在腹腔镜下缝合修复。若腹腔内操作条件不理想，可选择通过小切口将受损的小肠引出体外进行缝合。一旦发生肠道损伤，由于可能引发腹腔感染或补片感染，必要时需考虑转为前方入路切开修补。

（五）神经损伤

Q 可能出现的神经损伤及其预防措施是什么?

▶输精管外侧以及髂耻束（iliopubic tract, IPT）后方有阴部大腿神经的阴部分支和外侧大腿皮神经走行，为防止神经损伤，禁止在IPT背侧区域使用固定钉。

（六）术后浆液肿

Q 如何预防术后浆液肿的发生?

▶术后浆液肿的发生可能与手术结束时气腹导致的疝囊和假性疝囊残留膨出有关。对于Ⅰ型疝，术后对腹股沟区域进行适当的压迫（图3-1-11），有助于减少浆液肿的风险，此压迫固定在术后次日解除。而对于Ⅱ型疝，将假性疝囊妥善固定于Cooper韧带上，可以有效防止浆液肿的形成。

图3-1-11 术后压迫腹股沟区（Ⅰ型腹股沟疝的病例）

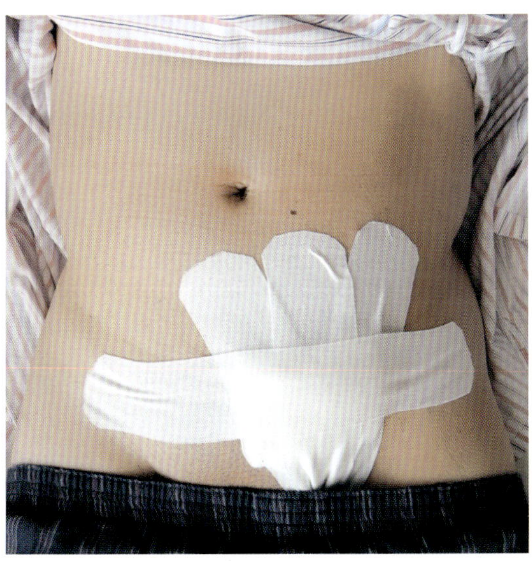

参考文献

[1] 日本ヘルニア学会ガイドライン委員会編：鼠径ヘルニア診療ガイドライン2015年版. 金原出版, p.29.
[2] 吉村昌記, 山口拓也, 戸口景介, ほか：腹腔鏡下アプローチを併用した巨大鼠径ヘルニアの1例. 日臨外会誌 2013; 74: 1716-1722.
[3] 丸山智宏, 須田和敬, 大竹雅広：前立腺全摘後に発症した鼠径ヘルニアの検討. 日消外会誌 2016; 49: 1-7.
[4] 松田 年, 加藤一哉, 金田悟郎, ほか：腹腔鏡下腹膜外ヘルニア修復術の工夫. 手術 1998; 52: 1458-1464.

专栏

【经验之谈】

笔者首次参与腹股沟疝手术是在大学毕业后第一年。当时腹腔镜技术和补片修复方法尚未普及，我深刻记得自己曾花费大量精力去理解腹股沟部的复杂解剖结构。随着20世纪90年代腹腔镜技术的引入，自1995年开始进行TAPP手术，1996年开展TEP手术，腹腔镜的应用极大地促进了对腹股沟区域解剖学的理解。如今，无论是开放性腹股沟修补术还是腹腔镜下手术，大多数都采用补片修补。腹腔镜手术使得特殊类型疝的诊断过程更为简单，但此类手术通常要求全身麻醉，并且需要娴熟的手术技巧。相比而言，开放性腹股沟修补术虽要求在诊断和选择合适的补片时需有丰富的经验，但其手术操作相对简便易行。鉴于临床实践中遇到的各种腹股沟疝病例，我认为外科医师应同时精通开腹手术和腹腔镜手术。鉴于此，尽管存在不同观点，但对于Ⅰ型腹股沟疝，笔者团队倾向于采取开腹手术，而对于Ⅱ型、Ⅲ型腹股沟疝及双侧腹股沟疝，则更偏向于腹腔镜手术，旨在结合各类手术技术的优势，为患者提供最优治疗方案。

第二节　腹股沟疝根治术② TEP法

荒巻 政憲，佐藤 博　大分岡病院消化器センター外科

提升手术技巧的秘诀

1. 在低侵袭性且高可靠性的腹腔镜下疝修补术中，全腹膜外疝修补术（totally extraperitoneal repair, TEP）因其操作空间相对有限且解剖的复杂性导致有些外科医师对其"敬而远之"。然而TEP手术不用切开、缝合腹膜，降低了术中脏器损伤风险和术后并发症的发生，这是一种颇具价值的治疗手段。
2. TEP手术的第一个关键步骤在于精准地建立腹膜外间隙，通常采用经腹直肌前鞘路径进行。
3. 在腹直肌弓状线的远端，存在薄弱化的腹直肌后鞘（attenuated posterior rectus sheath, APRS）。为了明确识别并抵达腹膜缘，在此过程中需游离至耻骨，并穿透APRS外侧毗邻的Arregui输精管结构所支撑的筋膜层（spermatic fascia）。
4. 明确识别并妥善处理腹膜边缘是该手术过程中的第二个关键步骤。

部分缩写

- TEP：totally extraperitoneal repair，完全腹膜外疝修补术
- TAPP：transabdominal preperitoneal repair，经腹腹膜前疝修补术
- APRS：attenuated posterior rectus sheath，薄弱化的腹直肌后鞘
- MPO：myopectineal orifice，耻骨肌孔

手术操作须掌握的解剖（图3-2-1，图3-2-2）

图3-2-1 腹股沟后壁解剖（右侧）

*绿框内的结构是耻骨肌孔（MPO）

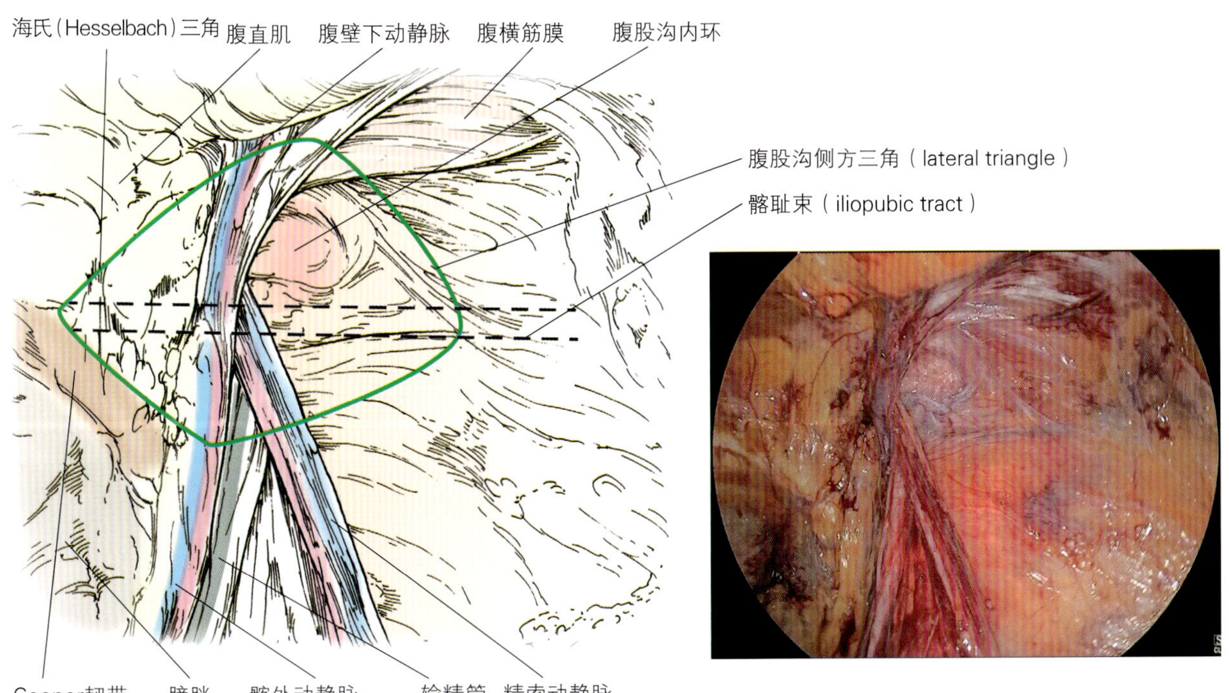

图3-2-2 下腹部正中矢状面示意图

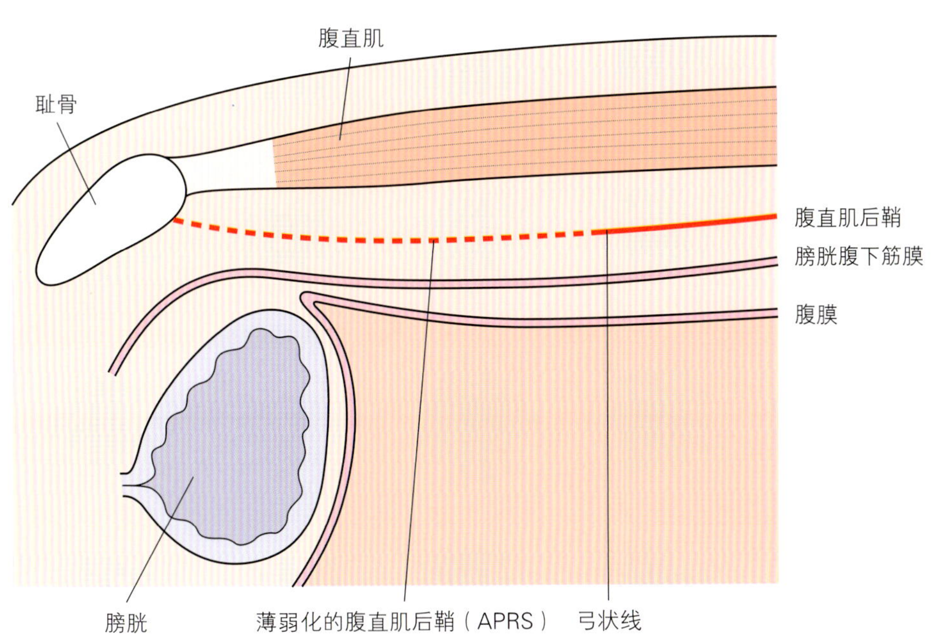

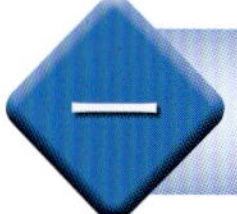

确定疾病的起因和自然病程（加重过程）

1. 疾病的发病机制（原因）

- 成人腹股沟疝的发病可能是因先天的解剖结构薄弱与年龄的增长等后天因素相互作用的结果，也可能完全由年龄增长等后天因素引起。

2. 从发病到重症化

- 腹股沟区域膨隆逐渐变大，造成不适感或疼痛。一旦发生肠管脱出且无法自行还纳，则可能导致肠梗阻、肠壁坏死，甚至引发腹膜炎等严重并发症。

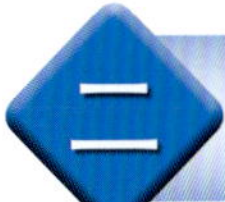

二 手术适应证和术式的选择

（一）手术适应证及术式选择（临床决策）

1. 适应证

- 所有类型的成人腹股沟区疝疾病，包括腹股沟斜疝、腹股沟直疝、股疝以及闭孔疝等，均适用该手术方案。
- 特别是在双侧疝病例中，相较于前方入路及TAPP，该术式可能手术时间更短，因此在笔者所在医院积极开展了TEP术式。

2. 禁忌证（不适宜手术或需选择开腹手术的情况）

- 存在局部或全身感染疾病时。
- 在发生嵌顿及绞窄性肠梗阻，伴有腹膜炎或肠管坏死时。
- 前列腺全切除术与膀胱全切除术后。

（二）手术时机的选择

- 成人腹股沟疝不能自愈，一旦诊断明确即应考虑进行手术治疗。对于无法自行复位的嵌顿性疝病例，应当急诊进行手术；而对于可暂行手法复位或虽疼痛但仍非紧急状态的患者，可择期手术。

（三）开放手术或开腹手术

- 当巨大疝囊使手术操作难度增加、手术时间较长时，应考虑腹股沟切开的前方入路。对于慢性、无法复位的病例，可以通过腹股沟切开先处理嵌顿脏器，随后结合腹腔镜技术进行疝修补的手术方法。在遭遇嵌顿及绞窄性肠梗阻合并有腹膜炎或肠梗阻时，则优先选择开腹手术。

（四）围术期管理的要点

1. 术前

- 通过问诊和医疗介绍信全面了解患者的基础疾病及手术史。
- 完善血液生化检测、胸腹部X线片、心电图以及肺功能评估等，对患者全身健康状况进行全面评估。通过腹部CT扫描精确评估腹股沟疝的分类。
- 术前无须灌肠或口服泻药等，手术当天早晨开始禁食。

2. 术后

- 术后返回病房3 h后，意识恢复清醒且生命体征稳定即可下地活动。
- 术后3 h之后若无特殊禁忌可适量饮水，次日清晨可恢复正常饮食。
- 一般术后第2天出院。

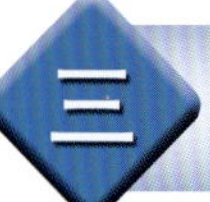

三 术前准备

（一）手术体位及器械（图3-2-3）

- 患者取仰卧位、双上肢收拢。术者位于疝对侧进行操作，扶镜手则位于术者侧的头侧。显示器放在脚侧。术中采用斜视镜，游离采用超声刀。

图3-2-3 手术体位、人员站位及器械布局

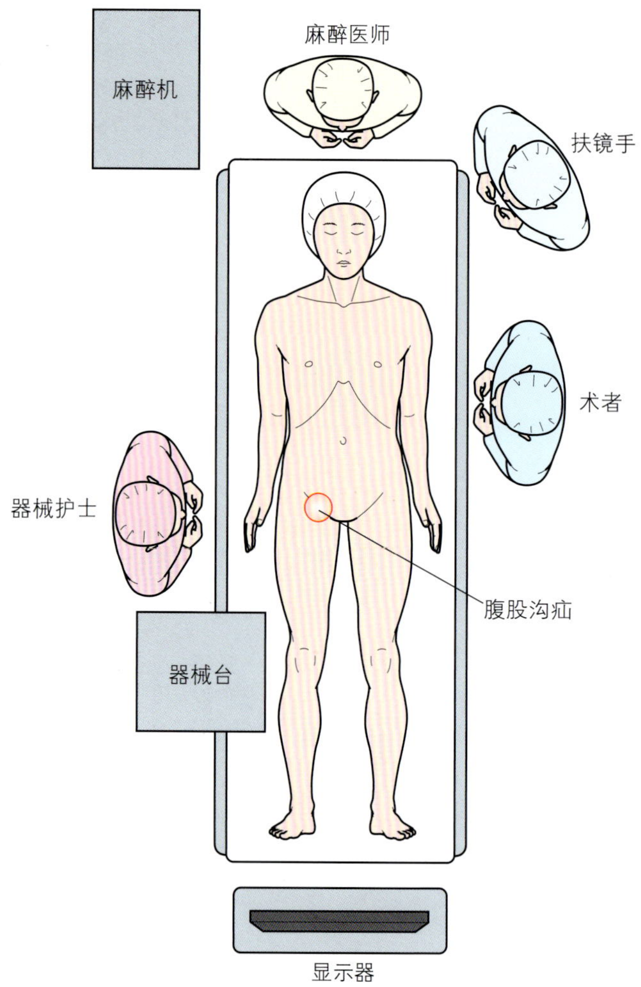

（二）戳卡布局（图3-2-4）

- 在脐下置入一个配备气囊的10 mm直径观察戳卡，用以进行腹腔镜探查。另外置入两个5 mm操作戳卡，其中一个紧邻观察孔，另一个则位于其尾侧约5 cm的位置。须注意的是，若尾侧戳卡过于靠近耻骨，手术空间可能受限，进而影响补片置入。对于单侧疝患者，该戳卡可适度偏向患侧对侧；而对于双侧疝病例，则应将其置放在正中线上。

图3-2-4 戳卡布局

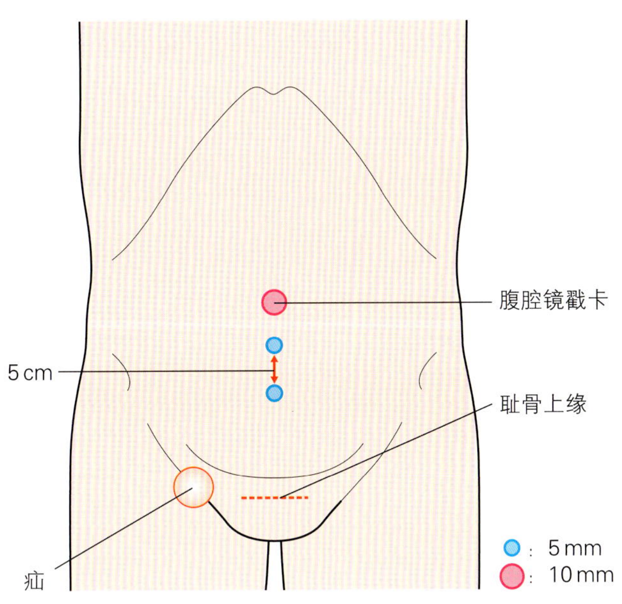

四 手术流程概况

- 在本章节，主要讲述右侧腹股沟疝TEP修补术。

（一）手术操作注意事项

- 在确认耻骨、Cooper韧带及腹壁下动静脉的确切位置后，突破外侧直立状类似发丝的结构（arregui spermatic sheath）以抵达腹膜边缘。鉴于此步骤可能损伤腹膜，操作时须沿腹壁组织侧精细分离。
- 确认腹膜边缘之后，需将腹膜小心地向前牵开并与精索动静脉和输精管游离开来，这一过程可形象地比拟为使用两把腔镜抓钳将鱿鱼干撕成条状般细致。
- 为了确保补片能充分覆盖耻骨肌孔（MPO）区域，内侧应剥离至正中线直至耻骨联合处，而外侧则需游离到髂前上棘；背外侧剥离范围应当扩展到距离髂耻束背部约5 cm的位置。

（二）实际手术流程

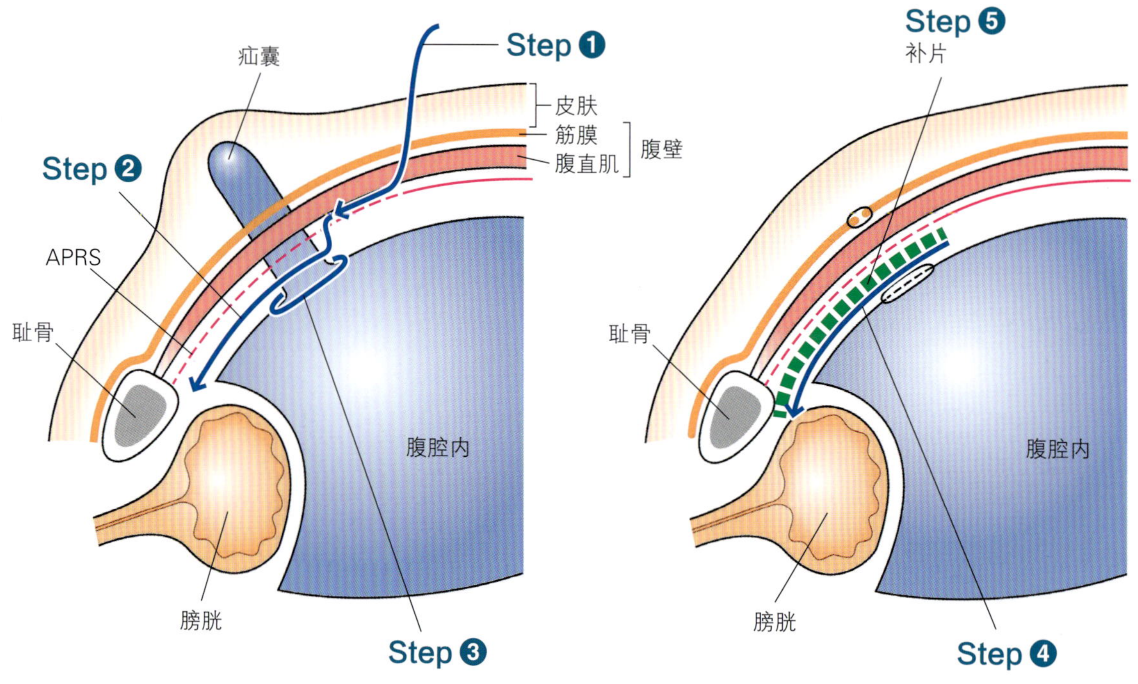

Step ❻ 解除气腹，缝合切口

[Focus 需掌握的手术技巧（见下文）]

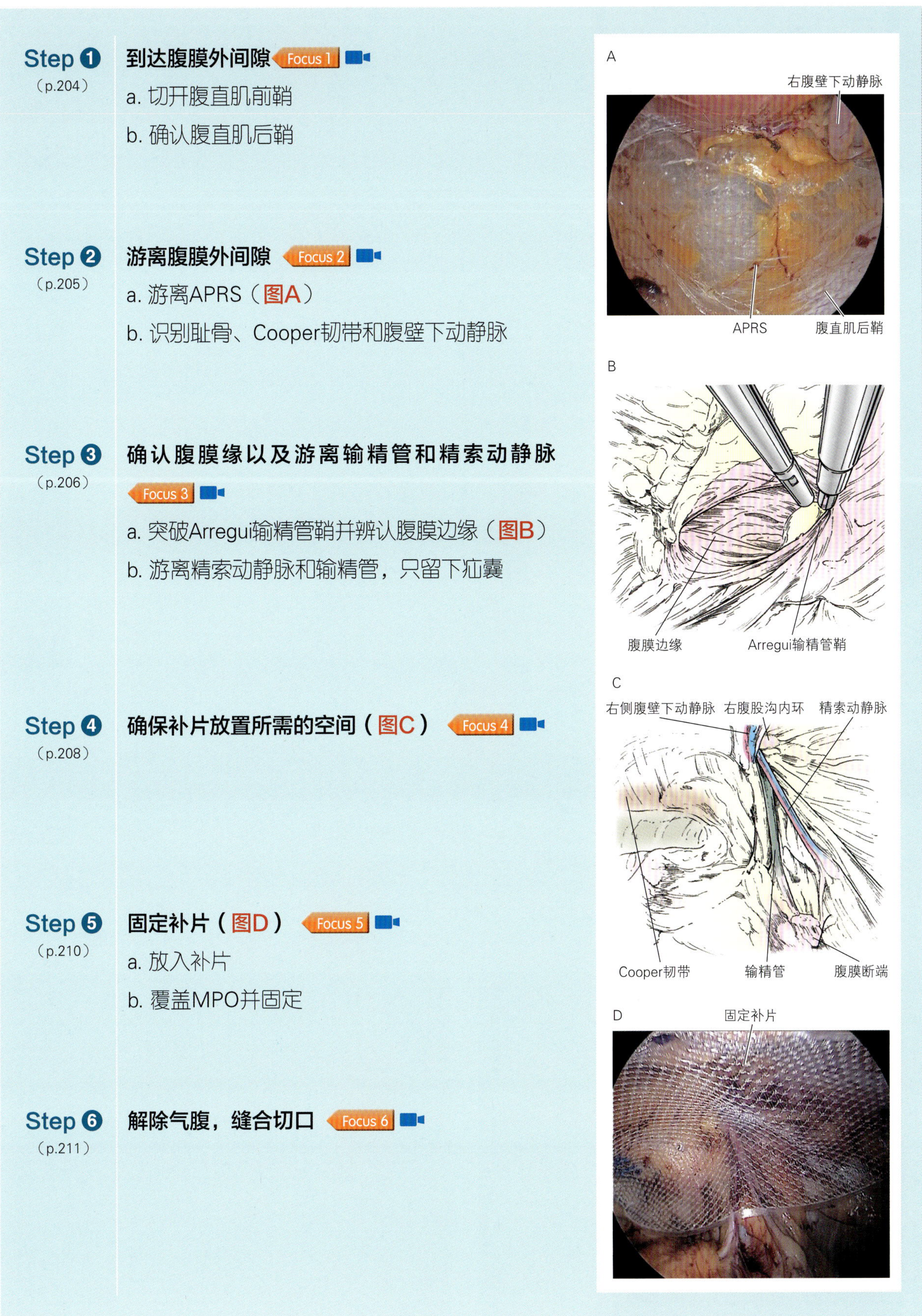

Step 1（p.204）

到达腹膜外间隙 Focus 1

a. 切开腹直肌前鞘

b. 确认腹直肌后鞘

Step 2（p.205）

游离腹膜外间隙 Focus 2

a. 游离APRS（图A）

b. 识别耻骨、Cooper韧带和腹壁下动静脉

Step 3（p.206）

确认腹膜缘以及游离输精管和精索动静脉 Focus 3

a. 突破Arregui输精管鞘并辨认腹膜边缘（图B）

b. 游离精索动静脉和输精管，只留下疝囊

Step 4（p.208）

确保补片放置所需的空间（图C） Focus 4

Step 5（p.210）

固定补片（图D） Focus 5

a. 放入补片

b. 覆盖MPO并固定

Step 6（p.211）

解除气腹，缝合切口 Focus 6

五 手术技巧的提高

Step 1

Focus 1 到达腹膜外间隙

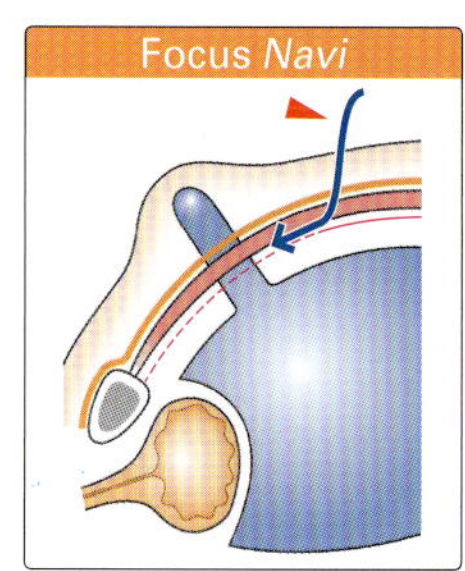

（一）操作开始及目标

- 使用两把肌肉拉钩（图3-2-5a）来扩大腹直肌与腹直肌后鞘之间的解剖间隙，并将其中一个拉钩适当插向耻骨方向。在确认充分显露腹膜外间隙后，置入腹腔镜戳卡，并在腹腔镜下进一步分离腹膜外空间（图3-2-5b）。

（二）掌握手术技巧

◉手术技巧概述

在患侧脐下区域做一个10 cm的横向切口，穿透至腹直肌前鞘。向外侧适当按压腹直肌以暴露腹直肌后鞘。随后，使用拉钩来扩大这一间隙，并将其中一个拉钩逐步通过相同解剖区域插向耻骨方向。接着在此位置放置戳卡并置入腹腔镜，在直视下对腹膜外间隙进行精细分离（1）。

◉如何掌握手术技巧

（1）在靠近患侧位置操作，避免接近正中线区域。

（2）按照以下顺序逐步且稳固地显露组织结构：腹直肌前鞘→腹直肌→腹直肌后鞘。

（视频时间01：25）

图3-2-5 显露腹直肌后鞘并游离腹膜外间隙

a：向外侧挤压腹直肌以显露腹直肌后鞘。

b：用两把拉钩来增大腹直肌与腹直肌后鞘之间的空间，并将其中一个拉钩插向耻骨方向，确保腹膜外腔空间。

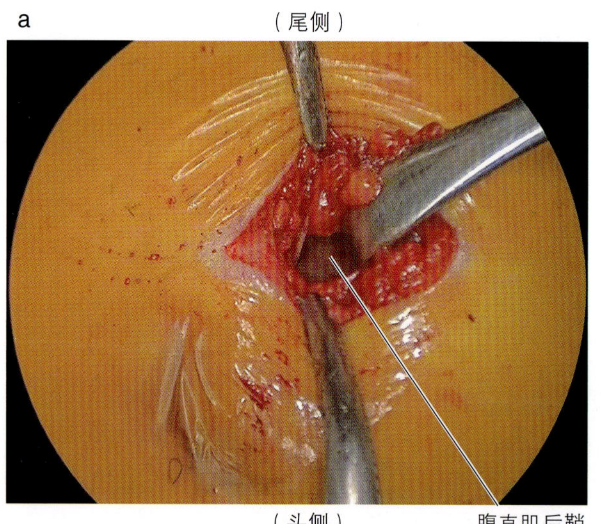

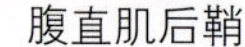

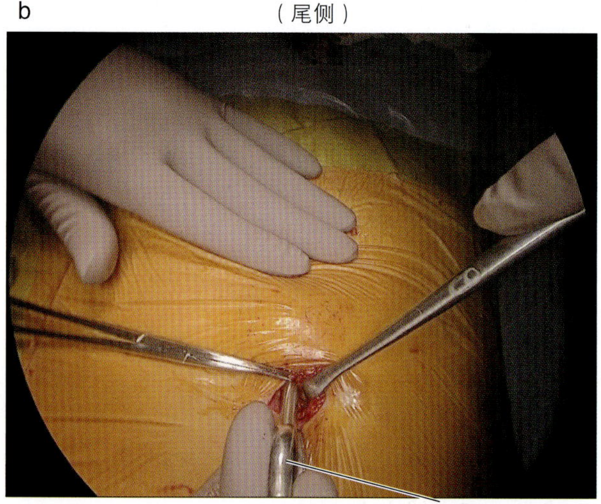

（三）手术评价

Q 如何准确进入腹膜外间隙？

▶在进入腹直肌前鞘后横向切开10 mm，确认好腹直肌，并向外侧适当施压以便充分暴露腹直肌后鞘，进入腹膜外间隙。

▶使用两把拉钩来分离腹直肌与腹直肌后鞘之间的解剖间隙，其中一个拉钩向腹侧牵拉腹直肌，而另一拉钩则沿正中线向耻骨方向插入。

▶随后放入10 mm带气囊戳卡，并插入腹腔镜，在腔镜引导下游离组织，为后续置入5 mm的操作用戳卡创造足够空间。

Step 2

Focus 2 游离腹膜外间隙

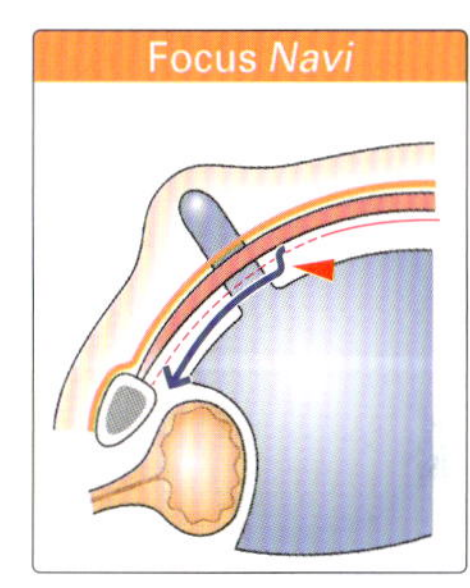

（一）操作开始及目标

- 沿正中线向尾侧方向逐步游离，显露耻骨、Cooper韧带以及腹壁下动静脉（图3-2-6）。

（二）掌握手术技巧

◉手术技巧概述

在置入两个操作戳卡后，沿正中线向尾侧方向进行解剖分离，旨在明确辨识耻骨、Cooper韧带以及腹壁下动静脉的位置（▶2）。

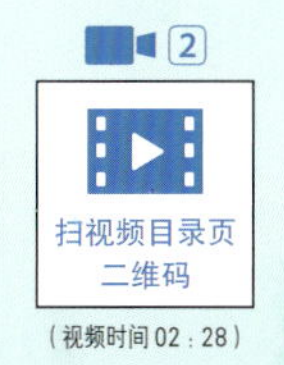

◉如何掌握手术技巧

（1）在腹直肌与后鞘结构之间沿正中线向尾部进行解剖分离。此处，腹直肌后鞘逐渐过渡为APRS，表现为从正中线向两侧横向分布的纤维组织稀疏区域。继续分离操作可抵达耻骨部位。

（2）在成功抵达耻骨后，转向侧方进行细致的解剖分离，旨在明确识别Cooper韧带及腹壁下动静脉的位置。

（三）手术评价

Q 操作用戳卡应如何布局？

▶对于单侧腹股沟疝手术，建议将戳卡稍偏向健侧（即远离疝囊）置入；而在双侧腹股沟疝的情况下，则应将戳卡放在正中线上。

▶通常情况下第一个戳卡尽量靠近头侧，从视野良好的部位置入。第二个戳卡则在其尾侧5 cm处置入。考虑到尾侧戳卡可能妨碍补片展开，两戳卡间距可小于5 cm。

Q 应从何处开始腹膜外间隙游离？

▶优先沿正中线方向向耻骨推进，并首先确定耻骨结节和Cooper韧带的位置。

图3-2-6 确认耻骨、Cooper韧带和腹壁下动静脉

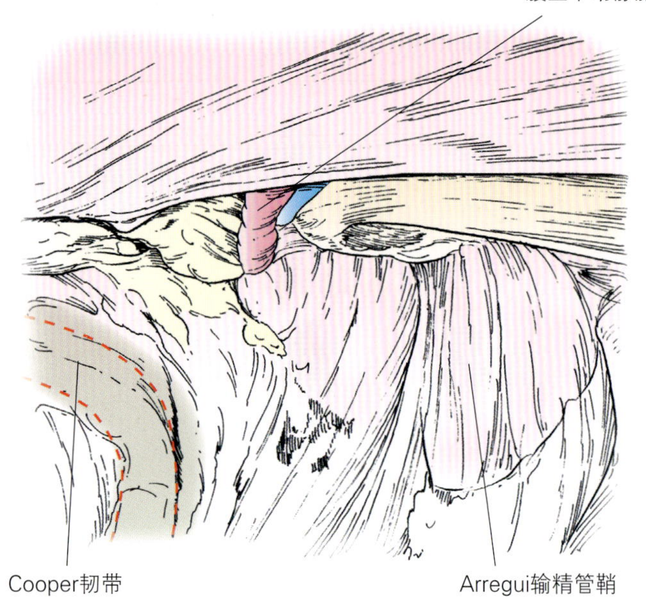

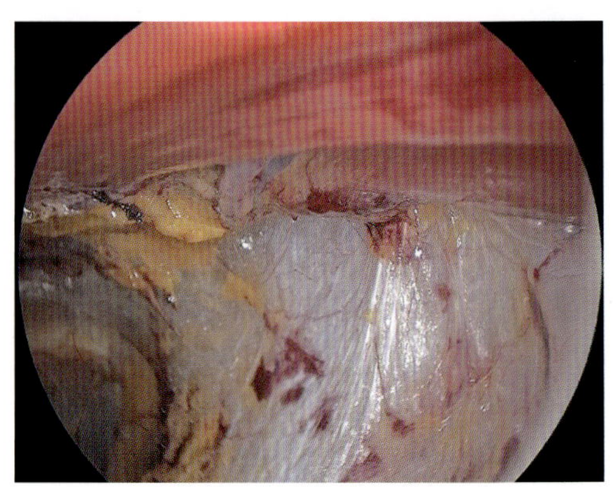

Step 3

Focus 3 确认腹膜缘以及游离输精管和精索动静脉

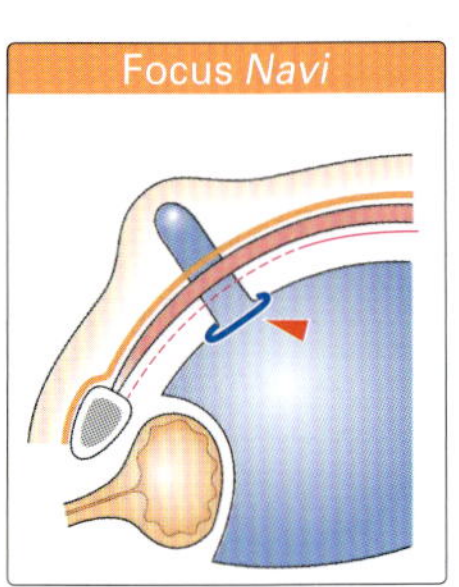

（一）操作开始及目标

- 首先将睾丸动静脉与输精管从疝囊上分离开，随后对疝囊进行结扎和离断。

图3-2-7 确认腹膜缘，处理疝囊

a：确认腹膜缘。
b：游离输精管和精索血管，分离处理疝囊。
c：对疝囊进行结扎、离断。

a

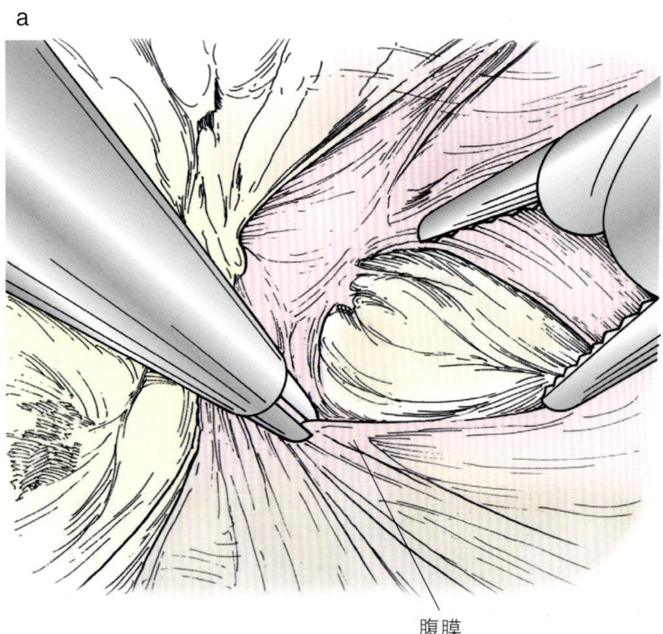

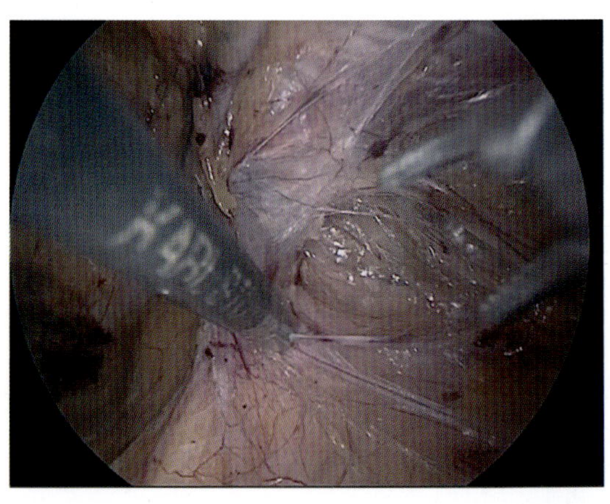

b

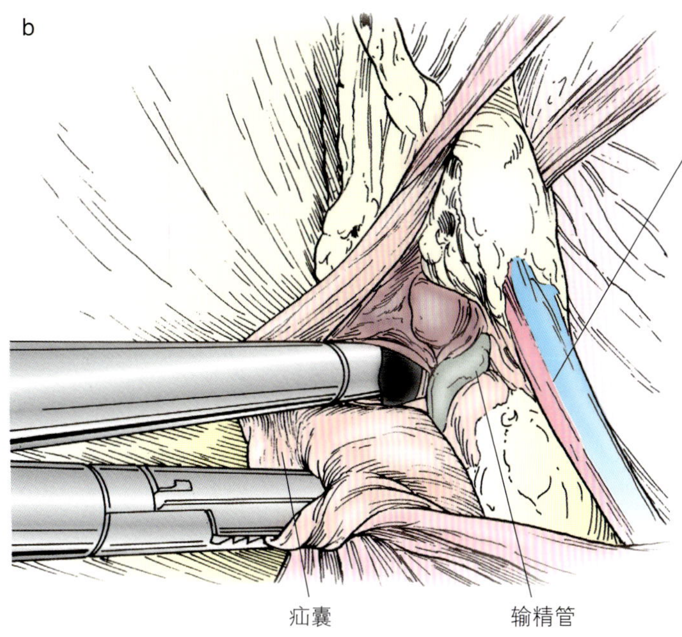

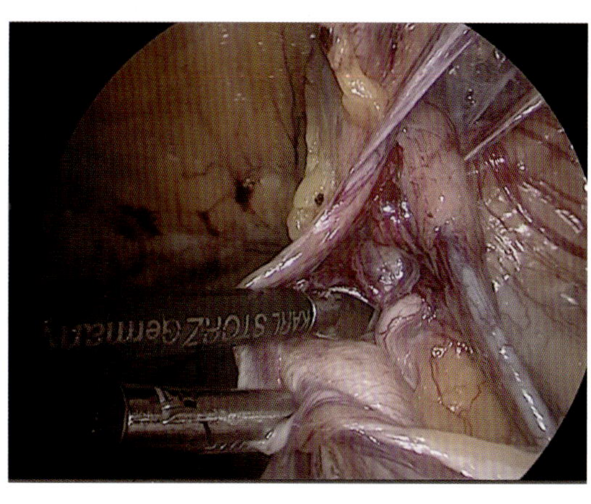

c

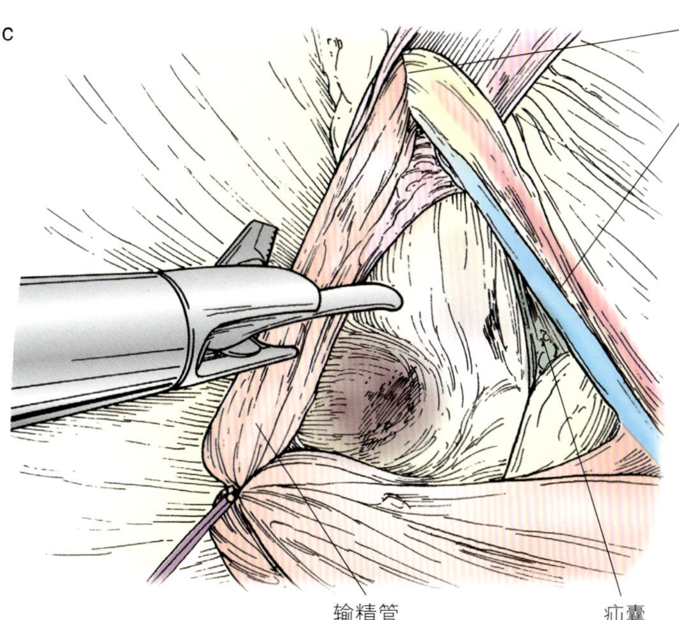

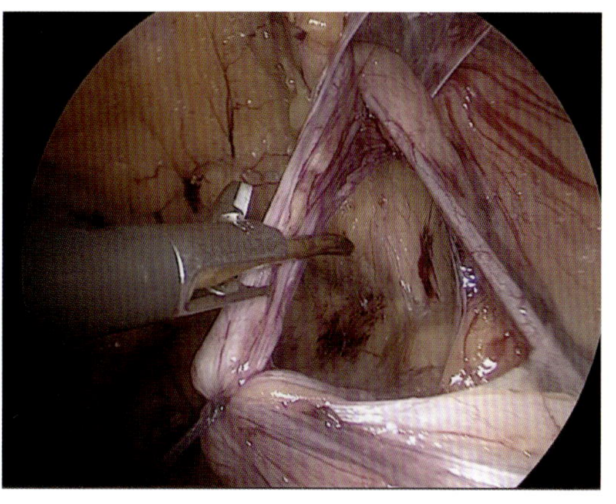

（二）掌握手术技巧

◉手术技巧概述

在腹壁下动静脉的外侧可见一层发丝状膜状结构，即Arregui输精管鞘；术中需在此结构近腹壁侧将其切开，显露腹膜边缘（图3-2-7a，视频3）。随后保留与之相连的脂肪组织、精索动静脉及输精管（这一过程可称为“壁化”或parietalization）的同时，将疝囊从周围结构中分离出来（图3-2-7b，视频4）。

视频3
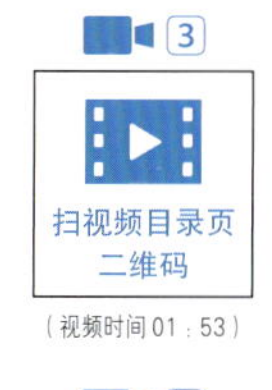
扫视频目录页二维码
（视频时间01：53）

视频4
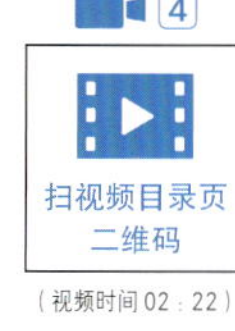
扫视频目录页二维码
（视频时间02：22）

◉ **如何掌握手术技巧**

（1）在辨识并确认腹膜后，需将其向术者方向牵拉以保留附着的脂肪组织、精索动静脉和输精管，仅将疝囊与周围组织分离。

（2）使用可吸收缝线对已全周游离的腹股沟内环周围的疝囊进行结扎，随后切除疝囊（图3-2-7c）。在腹股沟内环水平进行剥离时，应尽可能在最短距离内完成整个疝囊周边结构的剥离。

（三）手术评价

Q 识别腹膜边界的关键步骤是什么？

▶在腹壁下动静脉的外侧，可以发现一个类似发丝的膜性结构——Arregui输精管鞘。通过突破该区域靠近腹壁的部分，可以有效辨识并确定腹膜边缘的位置。

Q 如何从疝囊中安全解剖并分离睾丸动静脉和输精管？

▶在手术过程中，通过左手操作的腔镜抓钳轻轻提起腹膜。与此同时，右手持腔镜抓钳细致地剥离附着于疝囊上的脂肪组织。

Q 从何处开始剥离疝囊最为适宜？

▶在腹股沟内环水平进行全周性剥离是最为理想的选择，因为此处的剥离路径相对较短，即使面对较大的疝囊也能确保充分且安全地完成整个疝囊的解剖分离。

Q 是否可以不进行结扎切除，而是单纯将疝囊还纳？

▶若疝囊体积较小且容易还纳复位，则可考虑在适宜情况下对其进行还纳处理。

Step ❹

Focus 4 确保补片放置所需的空间

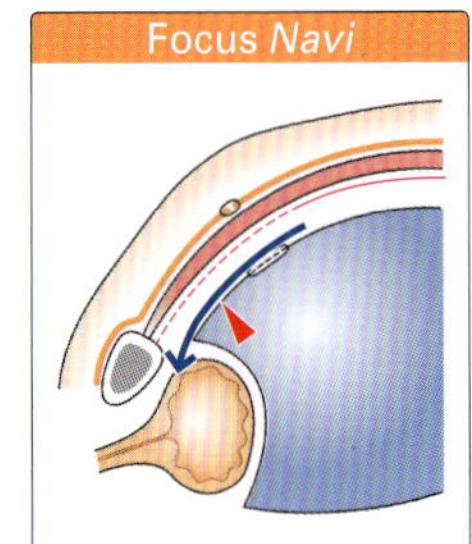

（一）操作开始及目标

- 游离范围内侧界为正中线与耻骨联合交界，外侧游离到髂前上棘，向背外侧至髂耻束背侧5 cm处。

（二）掌握手术技巧

◉ **手术技巧概述**

使用腔镜抓钳准确夹持腹膜，并将其牵向术者，充分游离（图3-2-8a，视频5）。

◉ **如何掌握手术技巧**

（1）内侧游离范围应从正中线至耻骨联合连线，向外侧游离至髂前上棘。

（2）在背外侧方向，解剖分离需达髂耻束背侧5 cm处。

视频5

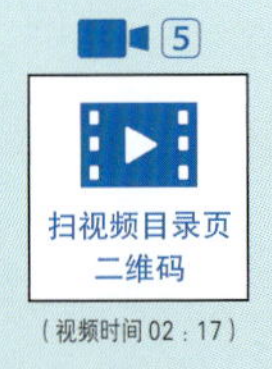

（视频时间 02：17）

图3-2-8 确保补片放置所需的空间

a：充分向术者一侧牵拉游离腹膜，以便为补片置入留有充足的空间。

b：游离结束。

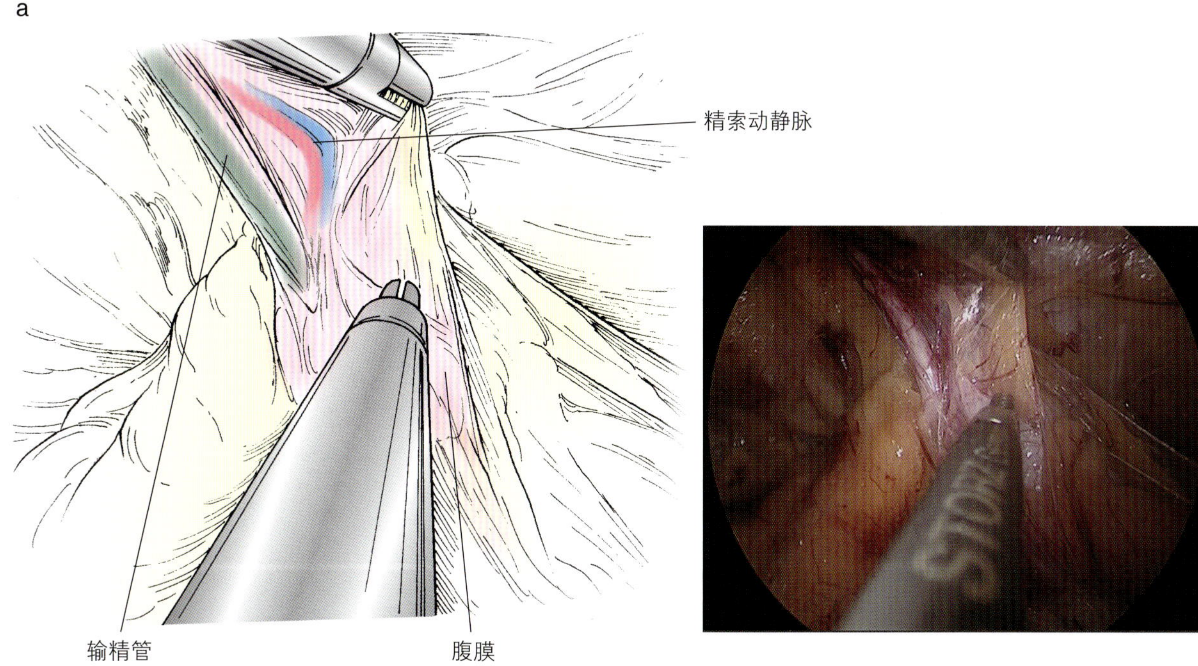

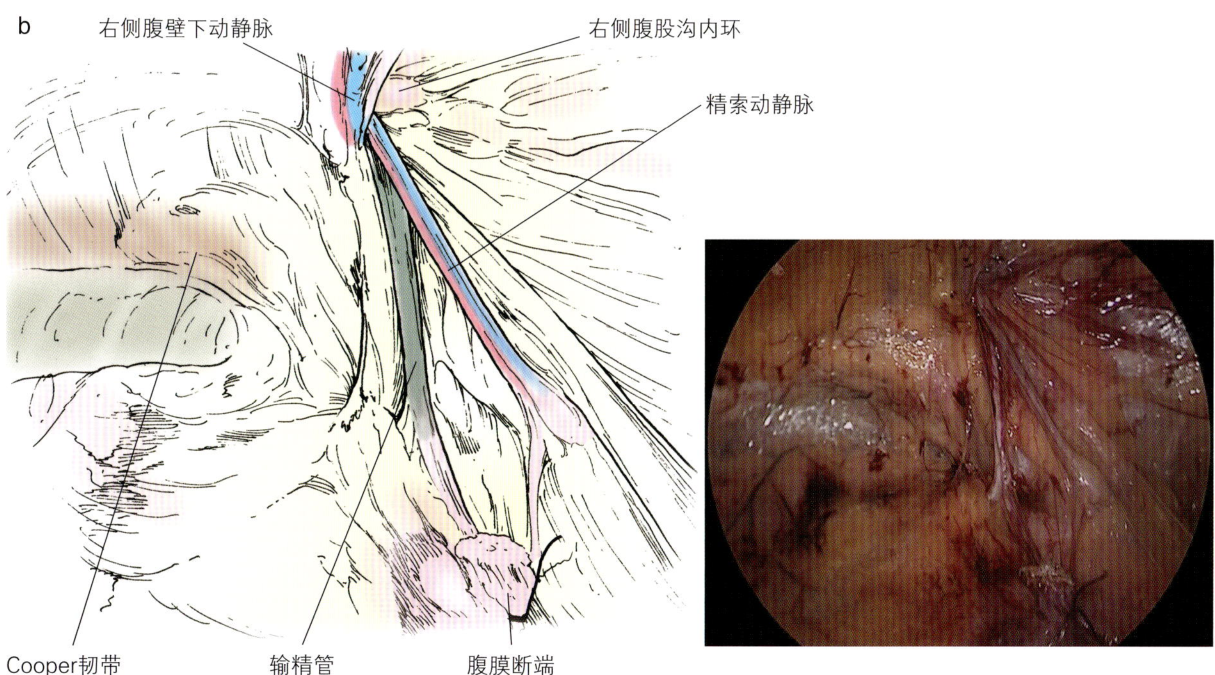

（三）手术评价

Q 如何确定游离的适宜范围?

▶若补片能以自然形态展开，则可结束游离。

Step 5

Focus 5 固定补片

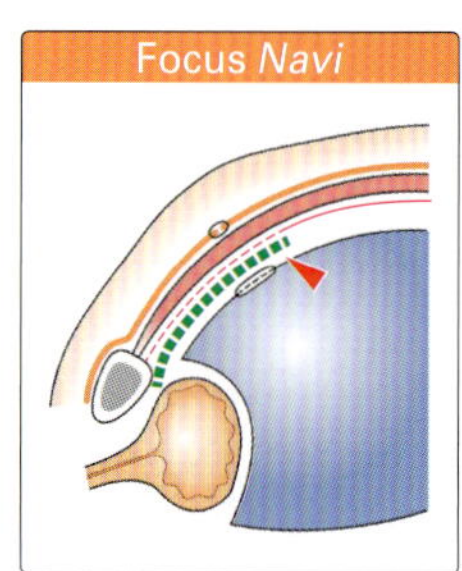

（一）操作开始及目标

- 补片覆盖包括MPO区域，以及疝环，确保大于疝环3 cm以上，并采用固定钉固定。

（二）掌握手术技巧

◉手术技巧概述

补片通过10 mm戳卡导入（参见图3-2-9a），确保补片充分覆盖MPO区域。该视频采用的是3D轻质大号补片（3D light weight large size）（6）。

◉如何掌握手术技巧

（1）用固定钉将补片固定于腹直肌腱膜、腹横肌腱膜以及Cooper韧带上，固定3～4个部位（图3-2-9b）。

（2）由于髂耻束背侧富含痛觉神经，因此在此区域内禁止固定钉固定。

6

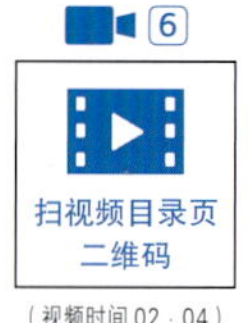

（视频时间02：04）

图3-2-9 补片置入与固定

a：将补片通过10 mm直径戳卡放入。

b：固定补片。

a

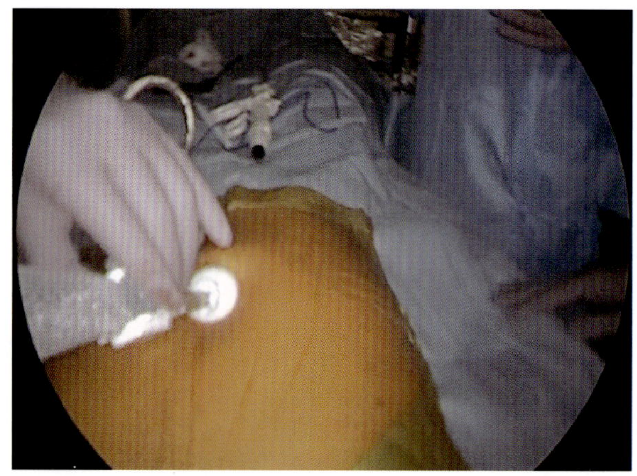

b

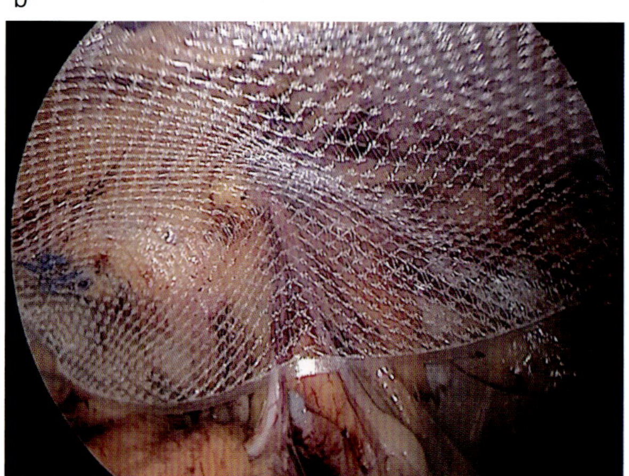

（三）手术评价

Q 当补片无法充分展开时应如何处理？

▶鉴于此类问题多由游离范围不足引起，故建议适时扩大游离范围以确保补片能充分展开。

Q 是否存在不宜使用固定钉固定补片的区域？

▶由于髂耻束背侧富含痛觉神经，因此不宜在此处用固定钉固定。

Step 6

Focus 6 解除气腹，缝合切口

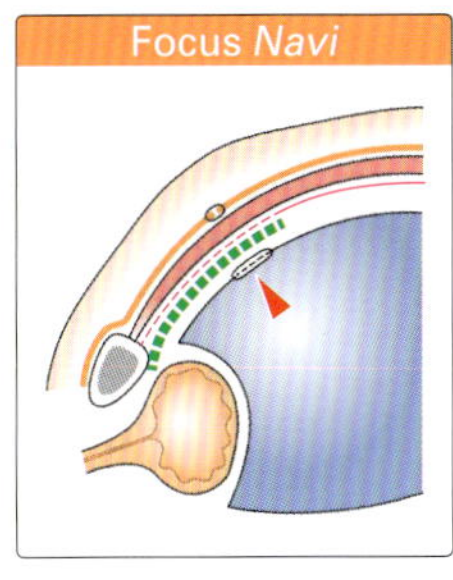

（一）操作开始及目标

- 为了防止补片移位，同步边放气腹边观察补片是否卷曲，最后关闭切口（图3-2-10）。

图3-2-10 结束气腹时的注意事项

a：为防止在排气过程中补片边缘翘起，可使用腔镜抓钳固定补片，同时用另一把抓钳夹持腹膜并将其覆盖于补片之上。

b：在整个排气操作过程中需一直盯着，直至完全结束气腹。

a

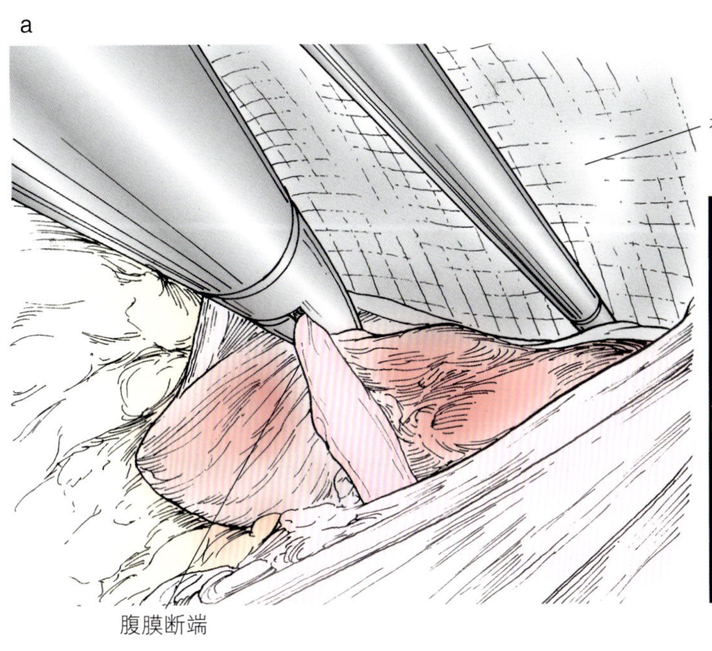

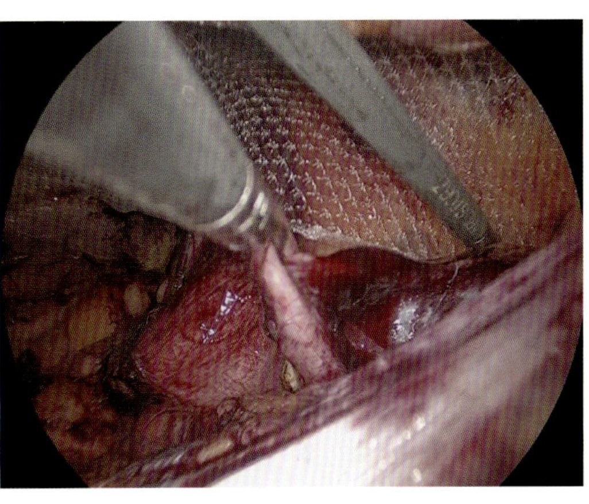

b

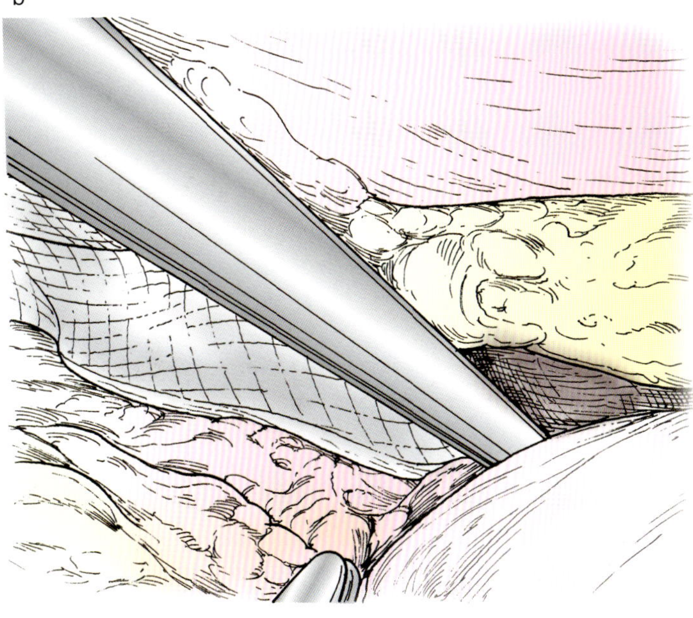

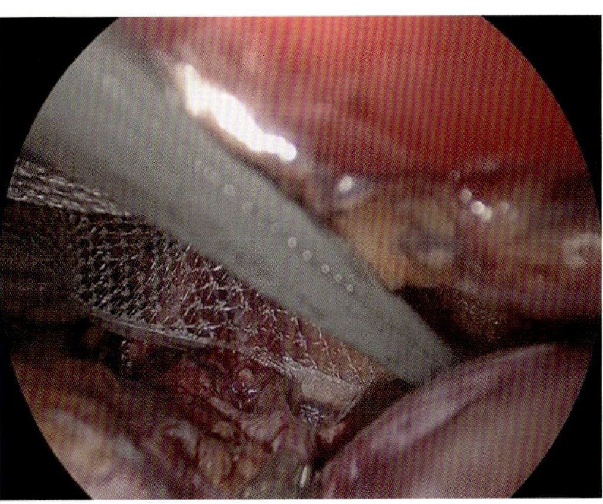

（二）掌握手术技巧

◉手术技巧概述

在患者体位复位后，需一边观察腹膜前间隙状况，一边逐步进行排气操作，直至整个过程顺利完成（7）。

◉如何掌握手术技巧

（1）在排气过程中，需避免补片边缘发生卷曲，这样有助于降低疝复发风险。

（2）使用可吸收缝线关闭10 cm戳卡孔腹直肌前鞘，随后进行皮肤缝合。对于5 mm戳卡孔，则仅进行皮肤缝合即可。

7

（视频时间00：45）

（三）手术评价

Q 如何防止补片在手术过程中发生皱褶？

▶为避免补片皱褶，可用抓钳压住补片，并利用另一把抓钳抓住腹膜覆盖于补片上。

六 并发症处理

● TEP手术可能的并发症：①腹膜损伤；②血管损伤；③浆液肿；④慢性疼痛。

（一）腹膜损伤

Q 腹膜损伤最常见的部位是什么？

▶游离突破Arregui输精管鞘膜时腹膜受损比较多见。

Q 腹膜损伤的常见原因是什么？

▶腹膜损伤可能由手术操作中的解剖手法过于粗暴，或既往术后粘连而引发。

Q 如何在手术中预防腹膜损伤的发生？

▶在游离Arregui输精管鞘膜时应谨慎细致地靠近腹壁一侧游离。

Q 如遇腹膜损伤应如何处理？

▶可采用钛夹闭合或结扎技术对受损区域进行闭合。直接使用针线缝合比较困难。

（二）血管损伤

Q 在手术操作中，血管损伤的常见部位是什么？

▶腹壁下动静脉从主干分出的肌肉分支在手术过程中可能因游离操作不当而受损。

Q 如何在手术中有效防止血管损伤的发生?

▶内镜下仔细游离是预防血管损伤的关键措施之一。

Q 血管损伤时的处理策略有哪些?

▶在血管遭受损伤时，可使用电刀凝固止血或使用超声刀等能量器械进行止血。

(三) 浆液肿

Q 对于浆液肿的处理策略是什么?

▶浆液肿在多数情况下可在半年内自行消退。因此，在无严重疼痛等不适症状的情况下，一般不主张立即进行穿刺抽液治疗。

(四) 慢性疼痛

Q 对于慢性疼痛的管理策略是什么?

▶对于3个月以上的慢性疼痛，可适当服用止痛药、局部注射麻醉药物以及口服类固醇等。若疼痛强度极高，则需考虑评估是否需要去除固定钉或补片。

◇ 参考文献

[1] 池田正仁:腹膜外アプローチによる腹腔鏡下鼠径ヘルニア修復術. 外科2005; 67: 664-671.
[2] 江口 徹, 当間宏樹, 藤井 圭, ほか:TEP法の基本. 手術2016; 70: 1461-1474.

专栏

【恩师】

在1997年10月至1999年3月期间，我任职于国立别府医院（现为别府医疗中心）外科，在此阶段，我的指导老师是池田正仁先生。池田先生在当时是TEP手术的先驱者，在全球范围内具有显著影响力。鉴于我当时在腹股沟疝手术方面的经验尚浅，故而只能借鉴Bassini术式进行传统的前方入路手术。每次手术结束时，由于技术上的不熟练，我都会忐忑不安地反思手术过程是否一切顺利。正是在这个阶段，我首次接触到TEP手术。其精准的解剖定位、高水准的安全性能以及确切的疝囊修复技术，均给我留下了深刻的印象。尽管在国立别府医院工作期间，没有机会做TEP手术的术者，但我内心始终渴望掌握这项技术。随后，我被调往大分县立医院工作，有幸再度获得池田医师的指导，并开始成为TEP手术的术者。如今，看到自己的后辈们已经能够熟练地完成该手术，我不禁感慨自己或许已在某种程度上回馈了池田医师的悉心栽培。

第三节　腹壁切口疝修复术 IPOM-Plus法

嶋田 元，松原 猛人，栅瀬信太郎　聖路加国際病院ヘルニアセンター

提升手术技巧的秘诀

1. 腹腔镜下腹壁切口疝修复术的适应证通常包括直径 < 8 cm、以脐为中心的切口疝。
2. 在手术过程中，需从肝圆韧带开始，沿着腹膜前脂肪组织至正中脐皱襞以及两侧内侧脐皱襞游离，并延伸至腹直肌后鞘，确保疝环周围至少有5 cm的游离空间。
3. 不论采用体外结扎还是体内结扎，均需有效关闭疝环，以及处理疝囊。
4. 应选用足以从疝环边缘向外覆盖至少5 cm的腹腔内留置型补片进行修补。
5. 使用固定钉对补片进行全层固定，确保补片与腹壁贴合紧密，从而防止腹腔内器官进入到补片与腹直肌后鞘之间的间隙。

- 在本章节中，我们将专注于探讨临床较为常见的脐周正中切口所致的腹壁切口疝的标准腹腔镜下腹壁切口疝修复术（IPOM-Plus：intraperitoneal onlay mesh-plus），而非剑突下、耻骨上及侧腹部等特殊解剖位置产生的腹壁切口疝病例。

手术操作须掌握的解剖

- 在腹壁的正常解剖结构中，尽管变异并不常见（图3-3-1），但腹壁切口疝的局部解剖特征必定受到先前手术的影响。因此，在腹腔镜手术过程中，根据实时图像准确推测和辨识原始解剖结构至关重要。
- 值得注意的是，一些关键解剖区域特别容易因上次手术而发生改变，这些区域包括肝圆韧带、内侧脐皱襞、正中脐索、膀胱腹下筋膜以及腹直肌后鞘等结构。

图3-3-1 从腹壁内侧观察腹壁的解剖视图

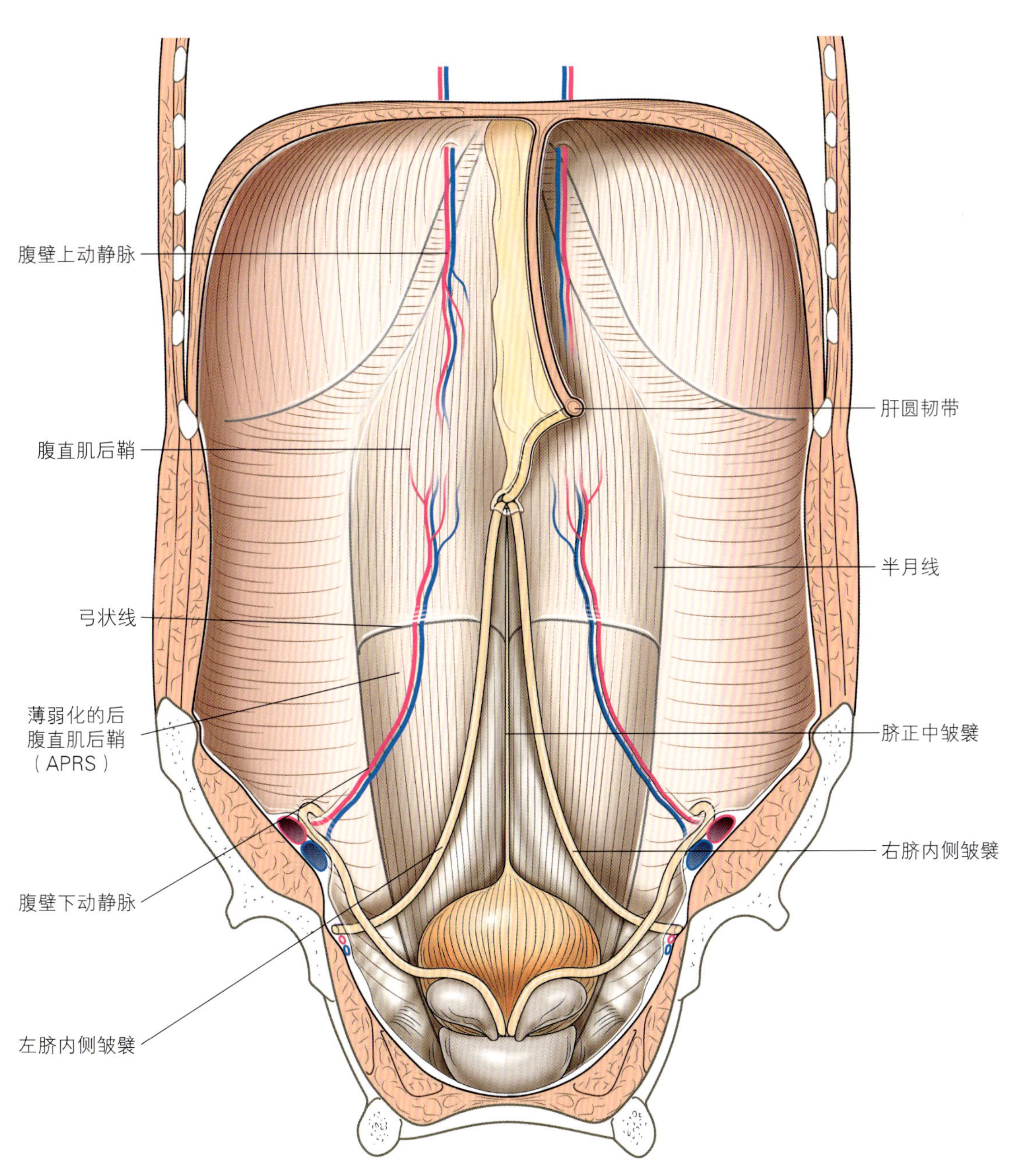

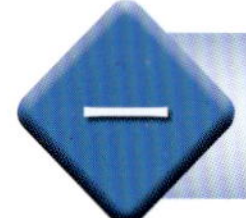

确定疾病的起因和自然病程（加重过程）

1. 疾病的发病机制（原因）

- 腹壁切口疝作为腹部手术的一种常见并发症，在各类开腹手术中其发生率为2%～20%。
- 病因为两大因素：患者因素与术者因素。
- 患者因素主要包括糖尿病、肥胖症、营养不良、老年、男性、慢性阻塞性肺疾病、腹主动脉瘤修复术史、减重手术史、贫血状态、吸烟习惯、类固醇药物使用以及急诊手术等。
- 术者因素则包括切口位置、缝线种类、切口缝合技术以及手术部位发生感染等。
- 近年来，随着腹腔镜手术技术的广泛应用，腹壁切口疝的发生率已呈现出下降趋势。

2. 从发病到重症化

- 腹壁切口疝除体积增大外，还常伴有疼痛、不适感以及美观问题，并可能进一步发展为嵌顿、绞窄、皮肤坏死等严重并发症。
- 疝囊增大可导致局部皮肤张力增加和血流灌注不足而引发的皮肤坏死，而此类皮肤坏死是肠道皮肤瘘形成的风险因素，需高度重视其恶化趋势。
- 针对腹壁切口疝患者，采取观察等待策略（watchful waiting）时应保持高度警惕，在5年内因病情进展需要急诊手术干预的比例约为4%。

3. 并发症

- 值得关注的病症之一是"Loss of domain"现象。这一概念特指因巨大腹壁切口疝导致腹腔内器官显著脱垂至疝囊中，形成了类似第二个腹腔的状态，或者表述为腹腔内有15%～50%的腹腔内脏器突出于正常解剖位置之外。尽管不同研究文献对"Loss of domain"的界定尚缺乏统一标准，但普遍认同该状况会导致患者生活质量严重下降。
- 此类病变会引发一系列生理功能障碍，如难以维持身体姿势、消化系统功能不全、泌尿生殖系统功能受损、呼吸功能受限以及心理相关问题等多方面的症状与体征表现。
- 鉴于"Loss of domain"所涉及的复杂性及高风险性，专家们一致认为，在设计治疗方案时应特别重视术前准备和处理措施，以减少术后并发症的发生。

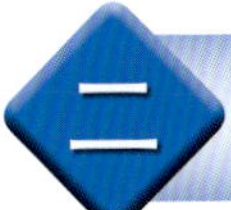

二 手术适应证和术式的选择

（一）手术适应证及术式选择（临床决策）

1. 适应证

- 满足一般腹腔镜手术适应证（具备承受气腹且能够安全进入腹腔进行操作）。
- 具有执行清洁手术的条件。
- 术前评估预判疝环可以成功闭合。
- 疝环直径限定在8 cm以内。

2. 禁忌证（不适宜手术或需选择开腹手术的情况）

- 不具备常规腹腔镜手术适应证（如因全身状况无法耐受气腹，或存在严重粘连等安全风险，导致难以在放置戳卡进行腹腔镜操作）。
- 同时伴有感染情况。
- 计划一并实施肠切除等附加手术。
- 疝环闭合难度大，且其横径>10 cm。
- 对于8～10 cm的腹壁切口疝，尤其是那些采用IPOM-Plus修复较为困难的病例，往往需要额外游离腹壁（component separation）。在腹腔镜下腹壁切口疝修复术早期阶段，此类病例可被视为相对禁忌证。
- 表现出“Loss of domain”的病理状态。

（二）手术时机的选择

- 在腹壁切口疝患者中，采取观察等待（watchful waiting）策略后，在5年内有19%的病例最终需要手术治疗，其中多数是由于疼痛和不适症状持续存在。
- 5年内需急诊手术的比例为4%，在计划手术前应严格术前管理。
- 若腹壁切口疝同时伴有嵌顿、皮肤坏死或“Loss of domain”等复杂状况时，不仅手术操作的难度显著提升，且并发症发生的风险也随之增加。因此，准确把握手术时机至关重要。

（三）中转开腹手术

- 存在高风险器官损伤或出血可能的情况。
- 发生疝环很难关闭的情况。
- 发生肠壁穿孔的情况。

（四）围术期管理的要点

1. 术前

- 改善患者基础状态，例如控制血糖、减重、强化营养管理、戒烟等。
- 针对肥胖患者，由于皮肤可能形成皱褶并增加皮肤感染风险，故必须对整个腹部表皮进行全面细致的评估与检查。

- 通过影像学精确测量疝环尺寸。
- 运用超声内脏分层评估（Visceral slide）测试，以评估腹腔内是否存在粘连。

2. 术后

- **疼痛管理：**在腹腔镜下腹壁切口疝修复术后，患者可能会比预想的要疼痛厉害，因此必须妥善进行疼痛管理。
- **浆液肿：**尽管有效关闭疝环可以显著降低浆液肿发生，但若疝环未能完全闭合，仍可能出现浆液肿。通常情况下，此类浆液肿无须进行穿刺处理，多数可在1～2个月自行消退。鉴于穿刺抽吸可能增加感染风险，故应尽量避免不必要的穿刺操作。

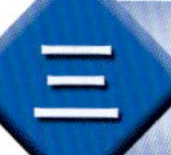

三 术前准备

（一）手术体位及器械（图3-3-2）

- 患者采取仰卧位，双臂自然置于体侧并适度外展。
- 为了不妨碍腔镜抓钳的操作，可采用截石位或脚低位，使大腿部位置略微降低。

图3-3-2　手术体位、人员站位及器械布局

a：在上腹部放置戳卡时。

b：在左侧腹放置戳卡时。

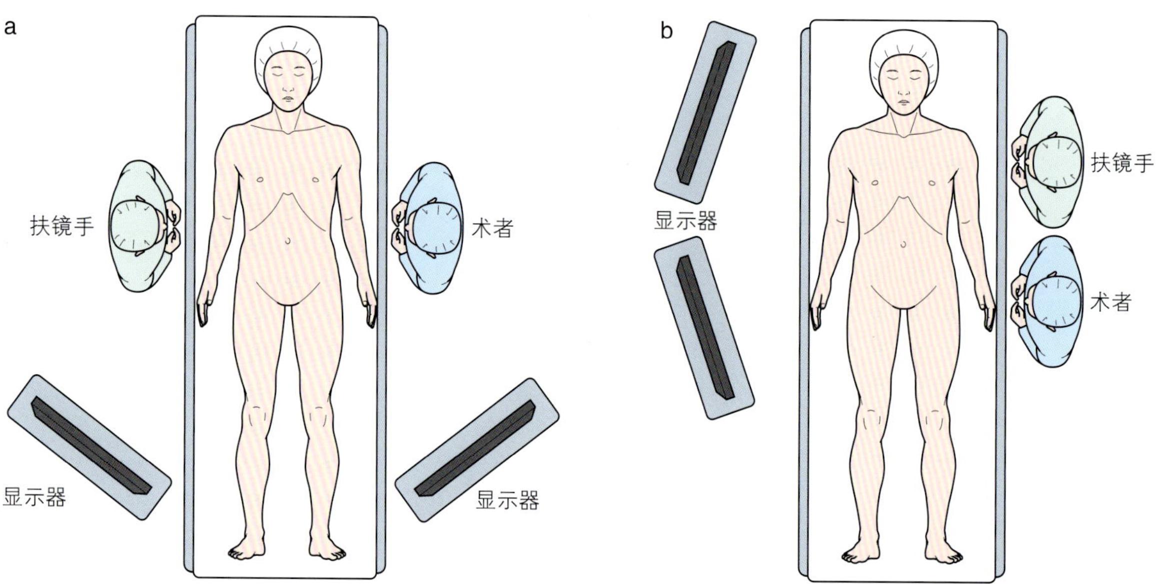

（二）通过超声检查有无脏器粘连

- 腹部手术后20%～50%的患者会出现腹腔内粘连。因此在进行腹腔镜下腹壁切口疝修补术之前，识别粘连的存在对于确保手术安全至关重要。
- 可利用动态MRI（Cine MRI）以及经体表超声检查手段来评估腹腔内粘连情况。
- 通过体表超声检查法，若发现腹腔内器官伴随呼吸运动有超过1 cm的滑动幅度，则通常认为该区域不存在粘连；此时，可进一步实施超声内脏分层评估（Visceral slide）测试以确认无粘连区域（1）。

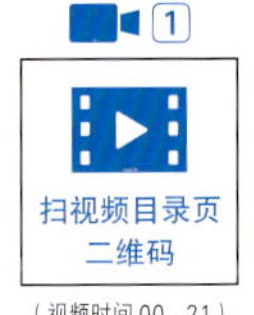

（视频时间00：21）

（三）戳卡布局（图3-3-3）

- 根据补片预计放置位置及超声引导下进行的超声内脏分层评估（Visceral slide）测试所提示的无粘连区域，确定首个戳卡的置入点。
- 将戳卡放在补片放置区域外的2～3 cm处。
- 12 mm戳卡应尽量沿疝环的长轴方向置入。
- 若用带有气囊的戳卡，建议在置入时充分考虑气囊充气膨胀后与周围组织的距离因素。

图3-3-3 戳卡布局

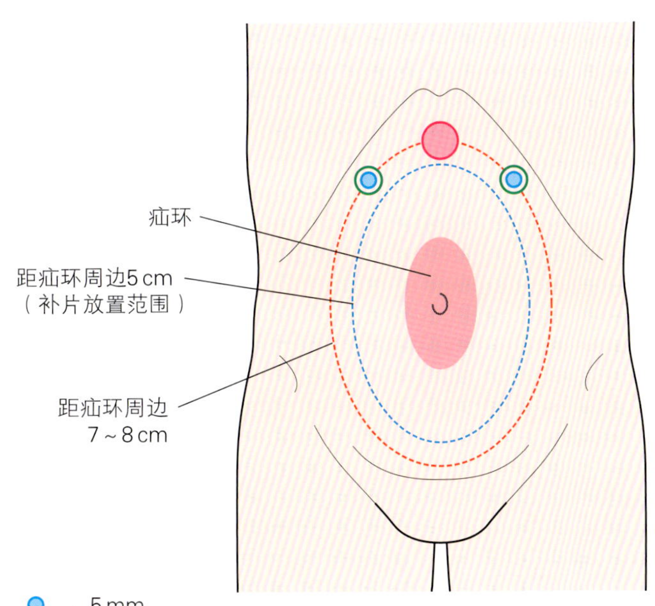

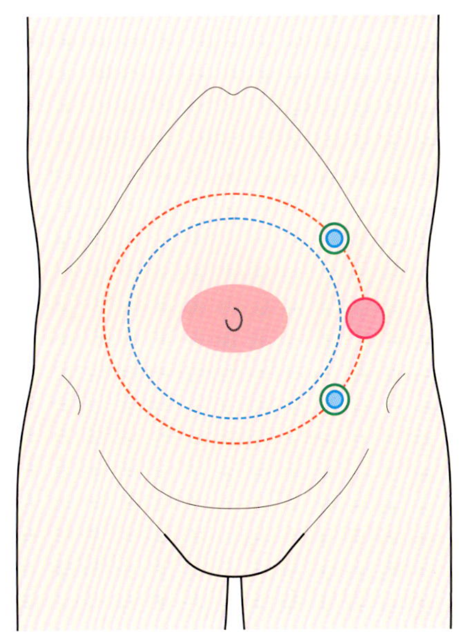

：5 mm
：12 mm
：第1戳卡的候选位置

四 手术流程概况

（一）手术操作注意事项

- 腹壁切口疝手术的关键在于安全游离上次手术造成的粘连，并准确识别所有疝环开口，以提高手术的整体效果。
- 鉴于关闭疝环能够有效降低复发率、防止术后浆液积聚、避免补片隆起以及改善腹壁功能等多重益处，因此关闭疝环是该手术的关键。
- 推荐补片覆盖范围从疝环边缘起至少5 cm。
- 至于补片固定，建议采用双皇冠法（double crown法）配合4个或更多的腹壁全层固定进行稳固固定。

〈double crown法〉

该方法为IPOM手术中一种不关闭疝环时的补片固定技术。首先从补片外缘1 cm处每隔1～2 cm环周固定形成第一环即first crown；随后，自疝环外侧1 cm同样以1～2 cm的间隔进行环周固定，形成第二环即second crown。两环共同构成了double crown结构。在采用IPOM-Plus术式进行疝环关闭时，为了适应并确保疝环部位的有效封闭，second crown部分通常需要根据实际情况采取非规则形状固定。

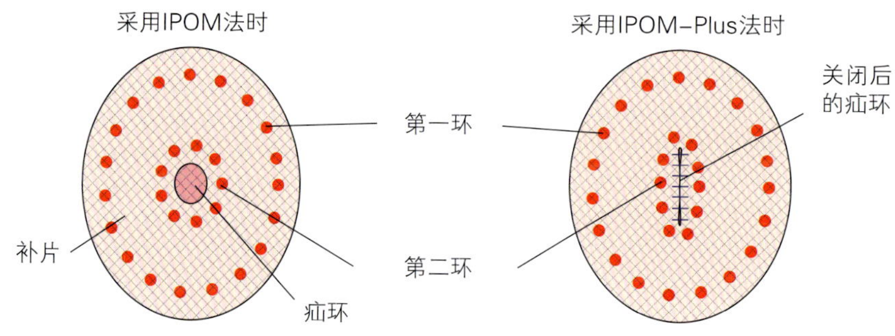

（二）实际手术流程

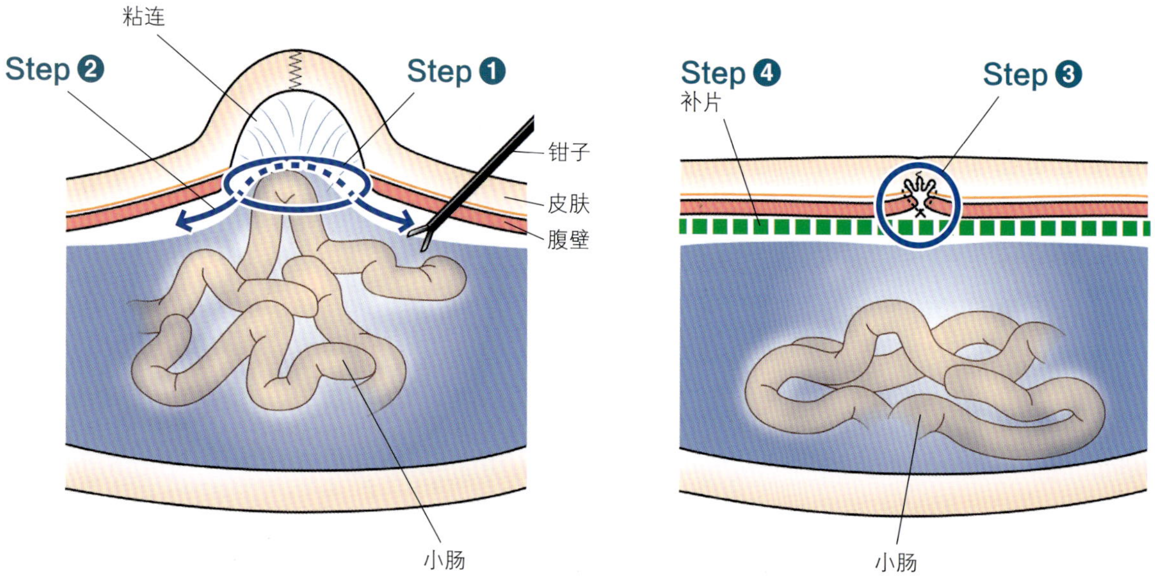

[Focus 需掌握的手术技巧（见下文）]

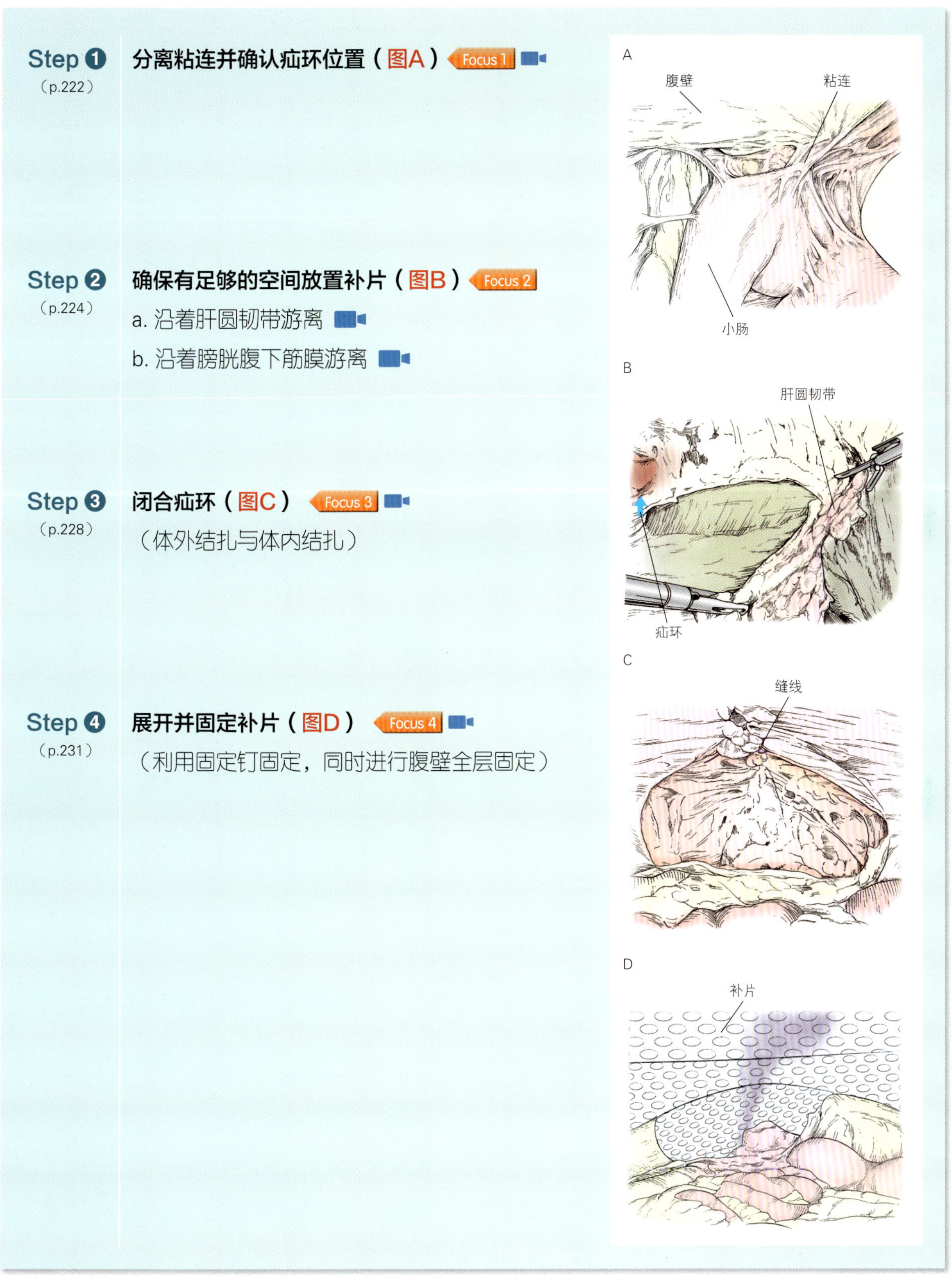

Step ❶ （p.222） **分离粘连并确认疝环位置（图A）** Focus 1

Step ❷ （p.224） **确保有足够的空间放置补片（图B）** Focus 2

a. 沿着肝圆韧带游离

b. 沿着膀胱腹下筋膜游离

Step ❸ （p.228） **闭合疝环（图C）** Focus 3

（体外结扎与体内结扎）

Step ❹ （p.231） **展开并固定补片（图D）** Focus 4

（利用固定钉固定，同时进行腹壁全层固定）

五 手术技巧的提高

Step ❶

Focus 1 分离粘连并确认疝环位置（图3-3-4）

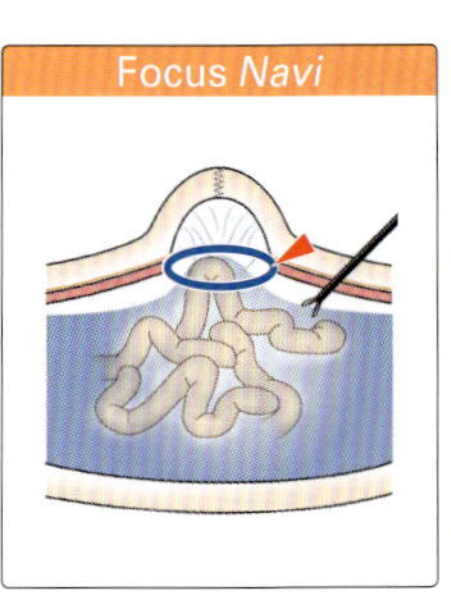

（一）操作开始及目标

- 充分游离上次手术切口周围，检查是否存在多发腹壁切口疝（2）。
- 同时，细致探查已游离的大网膜与肠管，确认有无损伤或出血现象。

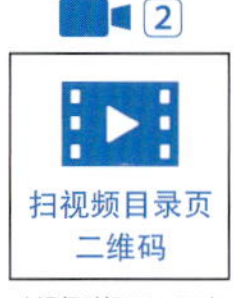

（视频时间 02：34）

图3-3-4　分离粘连并确认疝环位置

a：腹壁与肠管间的粘连。

b：粘连游离后。

➡：从体表触及的疝环。

：术前未被发现的小疝环。

a

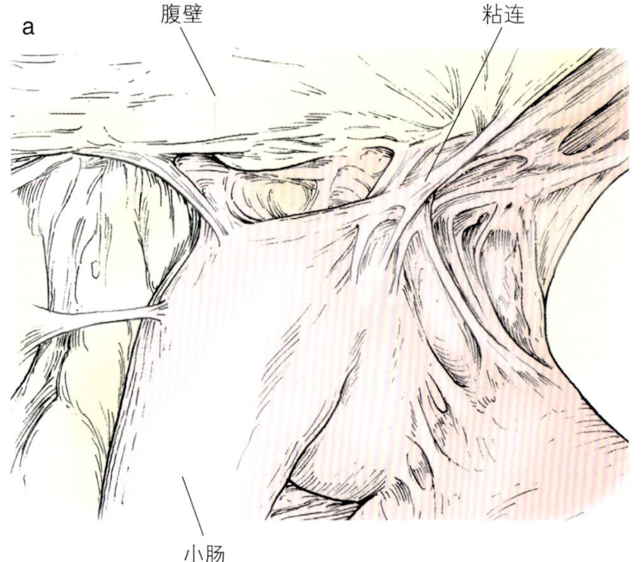

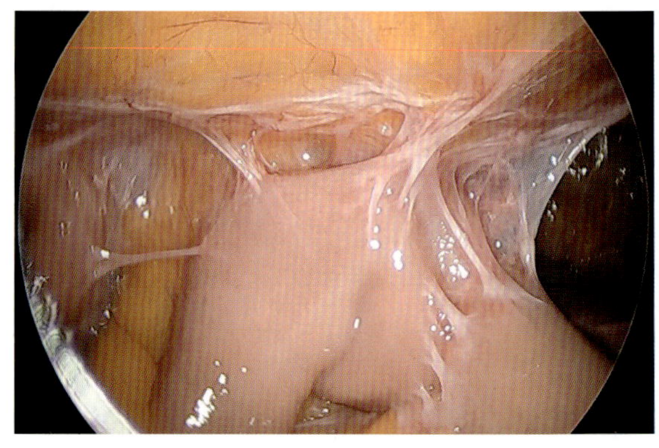

b

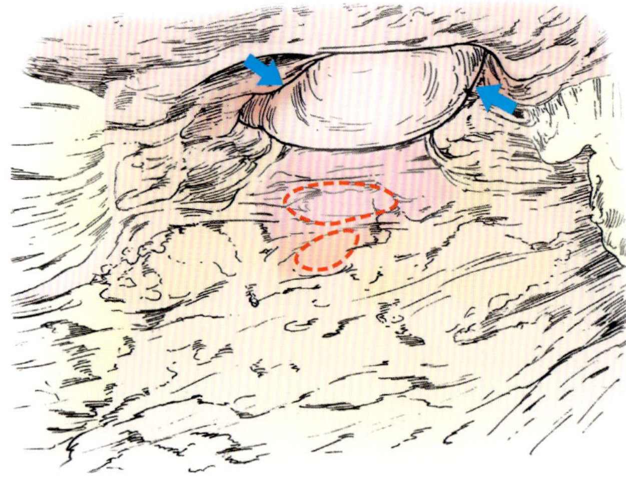

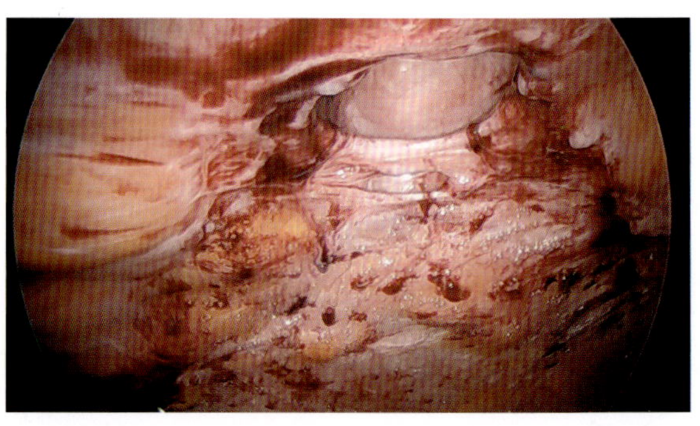

（二）掌握手术技巧

◉手术技巧概述

腹壁切口疝的一个特征是易多发，故在手术中必须对上次手术切口的全范围都进行详细探查，以确定是否存在其他潜在的疝孔。

鉴于热损伤可能导致术后迟发性肠穿孔，并且在补片修复手术中此类并发症可能危及生命，因此，在邻近肠管部位进行粘连分离时，推荐采用锐性分离操作。

◉如何掌握手术技巧

（1）在戳卡置入后，探查腹腔内部评估是否具备安全剥离粘连的可能性。

（2）沿着先前手术切口的全长逐步分离粘连组织，并细致检查是否存在术前未能发现的筋膜缺损或者疝环。

（三）手术评价

Q 在执行粘连剥离操作时需注意哪些?

▶腹腔内仔细探查，准确辨识正常解剖结构与周围脏器的关系。

▶腹壁上的粘连组织（如大网膜）可能导致小肠、大肠等实质性器官难以辨别，因此务必仔细辨别。

Q 面对粘连严重且存在肠损伤风险时，应如何操作?

▶建议优先从粘连较轻的区域开始逐步分离，最后处理粘连较重的部位。

▶可考虑切除一部分腹膜或筋膜，保留于肠道一侧作为保护，以降低肠损伤的风险。

Q 遇到疝囊难以剥离时应如何应对?

▶某些情况下，可考虑让助手通过体表对疝囊施加适当压力，以便协助实现粘连的分离。

Step ❷

Focus 2 确保有足够的空间放置补片

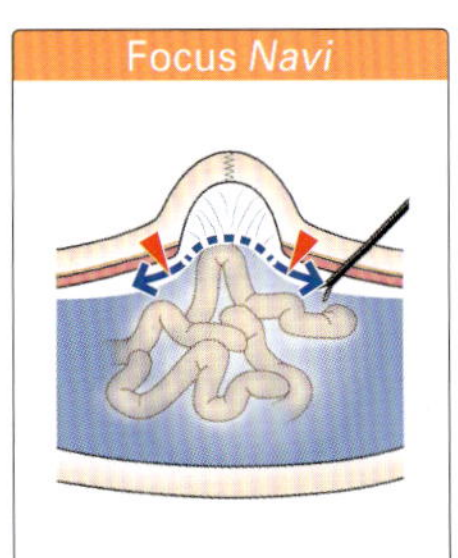

（一）操作开始及目标

a. 在肝圆韧带区域进行剥离操作（图3-3-5，③）

- 自距离疝环至少5 cm的起点开始，沿肝圆韧带方向进行游离，可清晰辨识出白线的位置。在白线及肝圆韧带周边的腹膜前脂肪组织间隙，逐步向疝环方向游离，比较容易找到疝囊。同时将疝囊内包含的腹膜前脂肪组织一并剥离。

③

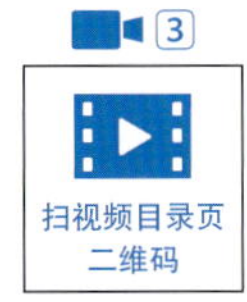

（视频时间02：45）

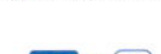

b. 沿膀胱腹下筋膜进行剥离（图3-3-6，④）

- 牵开内侧脐皱襞向背部进行腹膜切开。在弓状线下方，紧贴腹直肌后鞘进行剥离。至弓状线之后的尾侧部分，腹直肌后鞘的腱膜纤维逐渐稀疏，转化为APRS。在腹直肌后鞘层向耻骨方向游离，能在几乎无出血的情况下顺利到达耻骨背面。

④

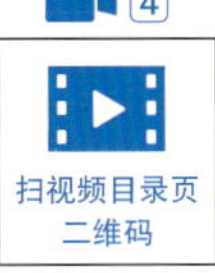

（视频时间06：26）

图3-3-5 沿着肝圆韧带剥离

a：游离前。b：游离后。➡：疝环。

a

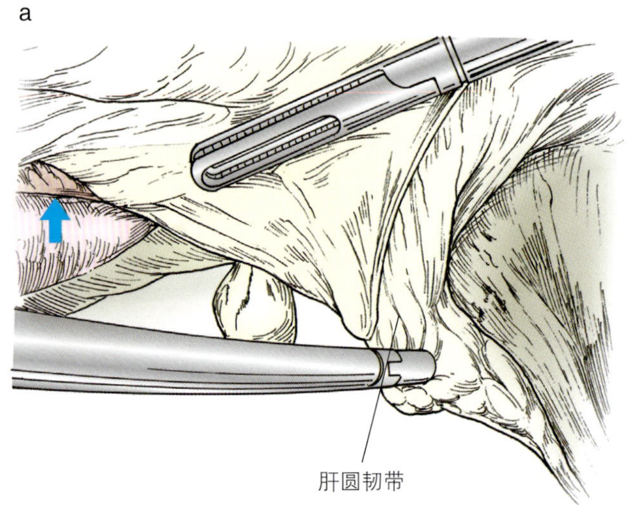

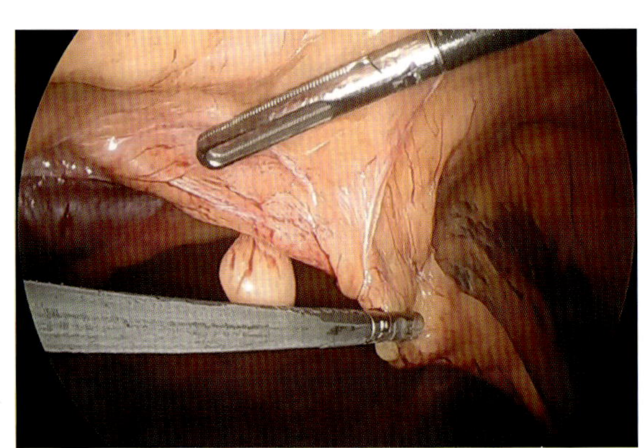

b

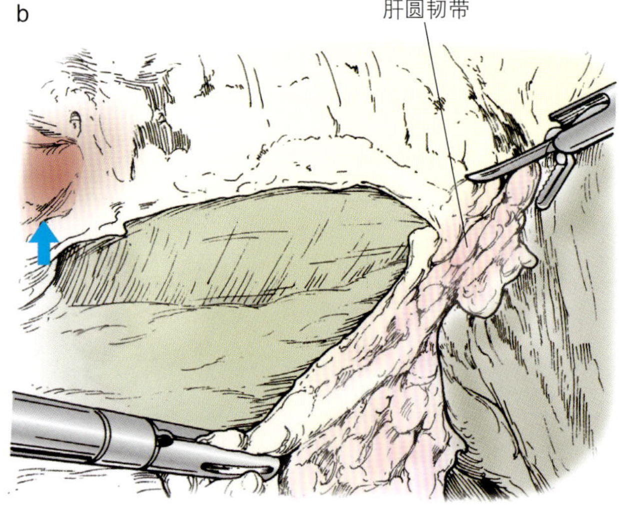

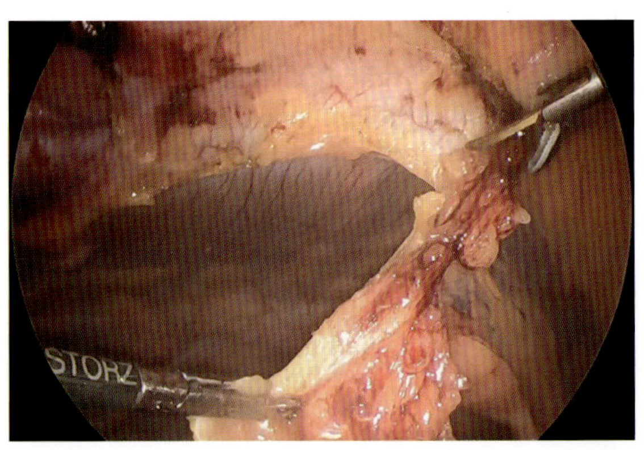

图3-3-6 沿膀胱腹下筋膜游离

a：游离前。
b：游离后。
▶：弓状线。
▶：APRS：attenuated posterior rectus sheath（薄弱化的腹直肌后鞘）。
➡：耻骨结节。

a

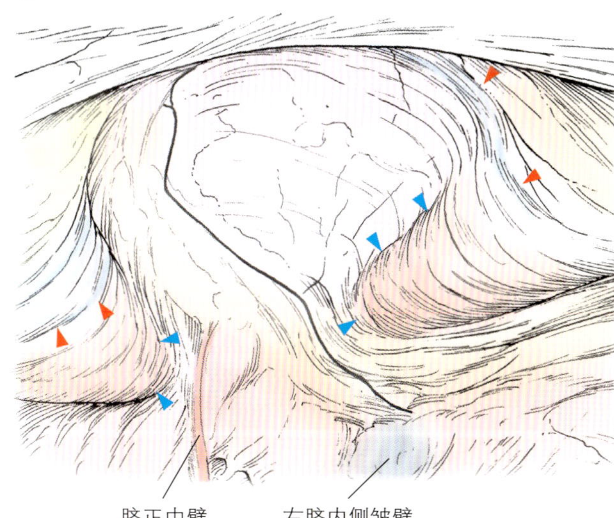

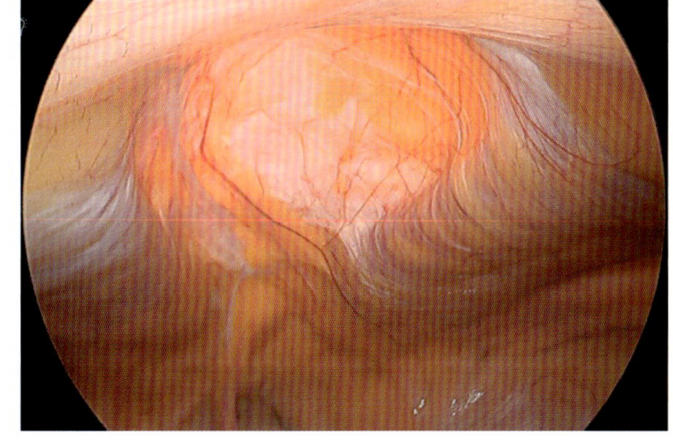

b

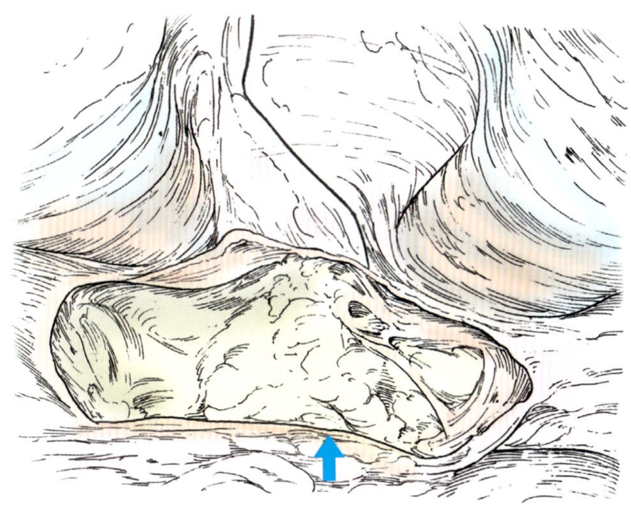

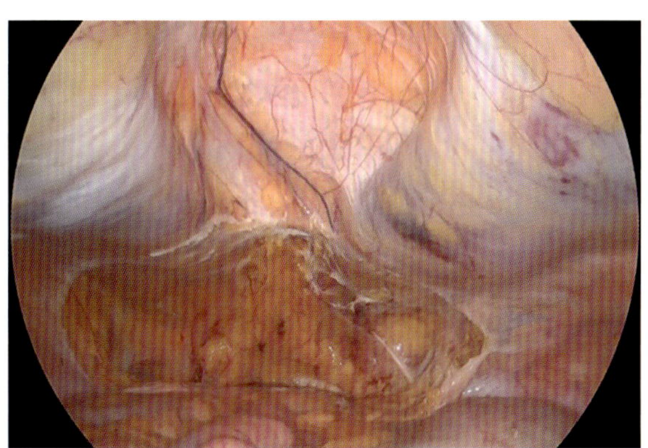

（二）掌握手术技巧

◉手术技巧概述

鉴于腹膜前脂肪组织可能成为疝内容物而引起疝复发，术中必须确保彻底从疝环起始点游离包括肝圆韧带、左右内侧脐襞以及正中脐索周围的全部腹膜前脂肪组织。原则上，在修复过程中应确保在疝环周围5 cm以上区域均被补片覆盖。

◉如何掌握手术技巧

（1）彻底清除疝囊内的所有内容物，并确保在疝环起始部位将肝圆韧带、内侧脐襞以及正中脐索周围的组织剥离5 cm以上。

（2）向尾部游离时，在腹直肌后鞘与APRS之间以及膀胱下腹筋膜周围进行游离，该层出血较少。

（三）手术评价

Q 如何确定剥离范围?

▶确认剥离范围可采用两种主要方法：体表穿刺确认法和体内直接测量法。

▶体表穿刺确认法。

- 在气腹状态下，将长注射针头从皮肤表面垂直插入至腹腔内以确认疝环的大小及形态，并在体表标记出疝环的位置。
- 然后在疝环外周5 cm处再次进行穿刺，以此来界定游离边界。
- 该方法操作简便，通过体表标记能直观指导补片形状的设计。
- 不足之处在于对于腹壁较厚的患者，由于针的插入角度变化可能导致体表标记点与腹膜层面的实际距离有差异，因此必须精确掌握并控制针的插入角度。

▶体内直接测量法。

- 此法的优点在于可以在腹腔内直接用尺子进行测量，得到的数据准确反映了腹膜层面的实际剥离范围。
- 该方法的缺点是难以在外科手术中从体表进行标记，不能根据测量结果确定补片形状。

▶理想的策略是结合上述两种方法的优点。

Q 是否必须游离肝圆韧带和左右内侧脐襞?

▶视频案例展示了一例未剥离肝圆韧带与左右内侧脐襞后进行开腹IPOM修复术后的复发病例。

- 在初次腹腔内探查时，补片已成功展开至预定位置，似乎无明显复发迹象（图3-3-7a，5）。
- 然而进一步游离腹直肌后鞘、补片与肝圆韧带以及左右脐内侧皱襞之间组织时，发现在补片稍上方隐藏着一个以腹膜前脂肪组织为疝内容物的新疝环（图3-3-7b，5）。

▶为了有效防止类似事件的发生，必须确保对肝圆韧带、左右内侧脐襞及其周围腹膜前脂肪组织进行彻底的游离，细致确认腱膜及筋膜层面是否存在潜在疝环。

5

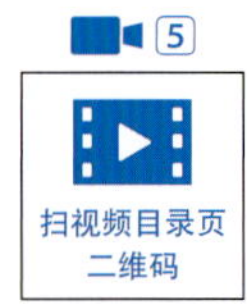

（视频时间04：40）

图3-3-7 腹膜前脂肪组织成为IPOM术后复发的疝内容物

a：剥离前。

b：剥离中。

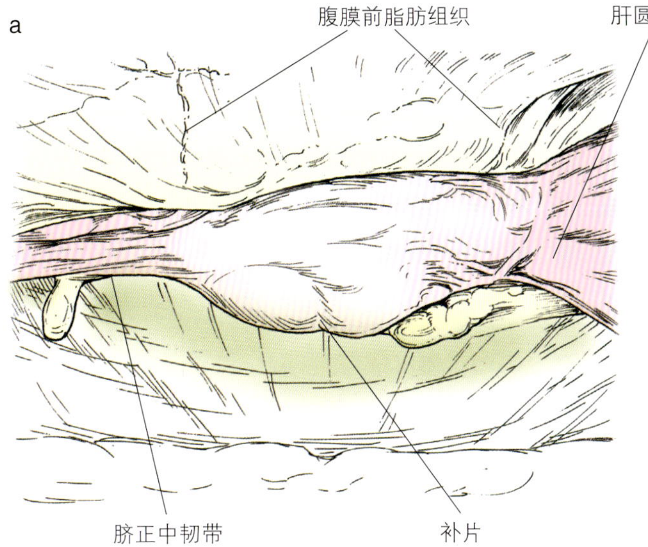

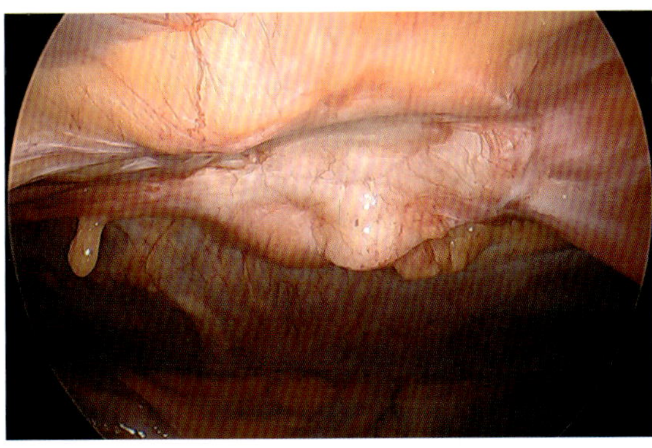

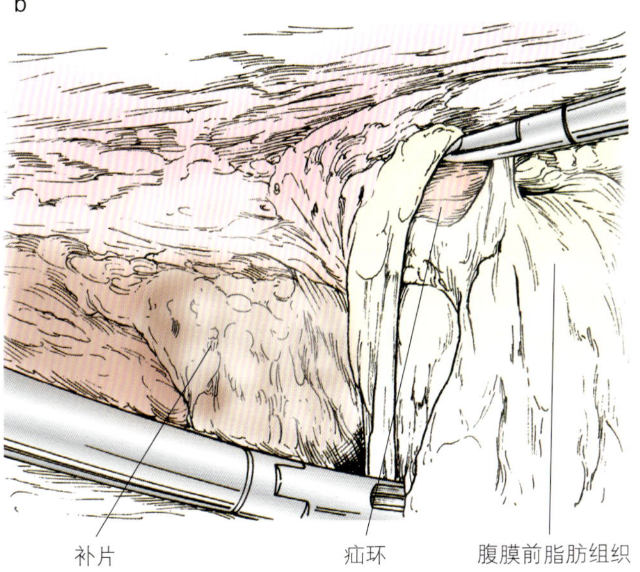

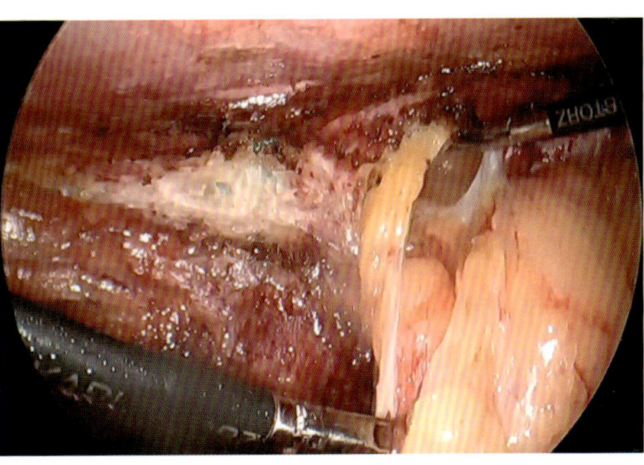

Step ❸

Focus 3 闭合疝环（体外结扎与体内结扎）

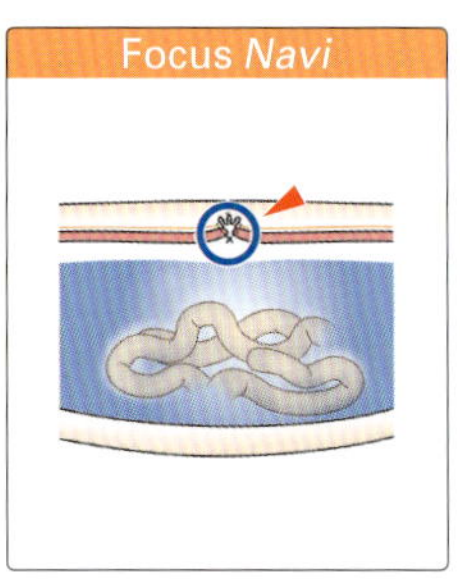

（一）操作开始及目标

- 采用体外结扎法［包括体外单结扎法及U形反转缝合技术（U-reverse stitch）］或体内结扎（图3-3-8）中的任何一种方法来关闭疝环。该步骤是降低腹壁切口疝修复后出现浆液肿等并发症和复发的关键步骤。

图3-3-8 体内结扎法

a：结扎前。

b：缝合中。

c：结扎后。

a

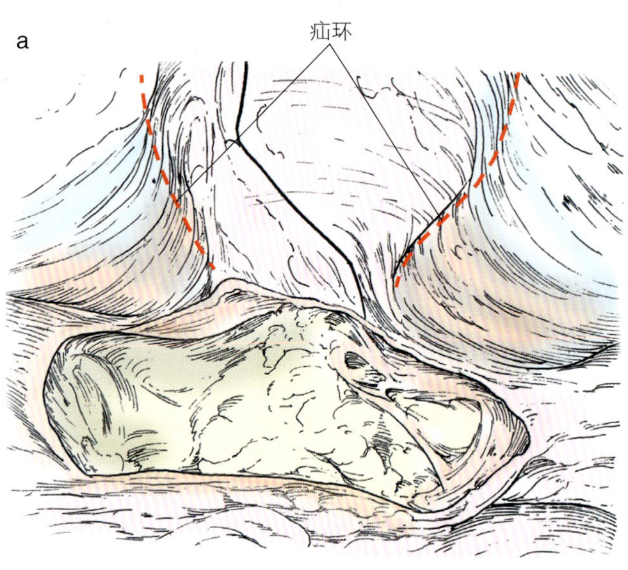

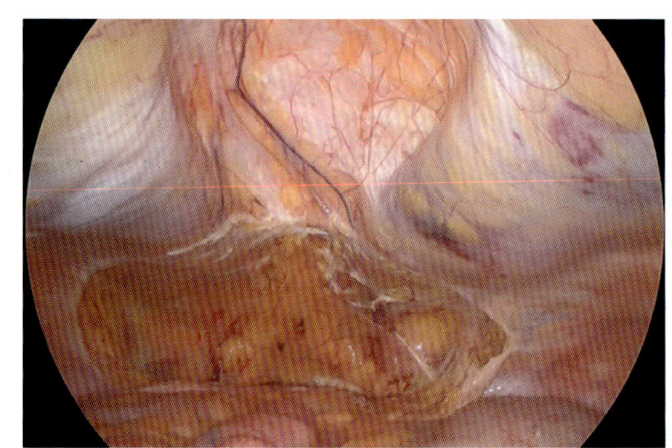

b

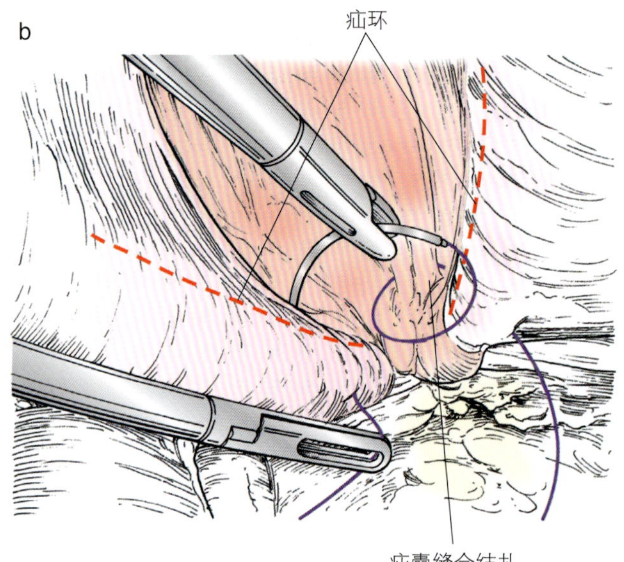

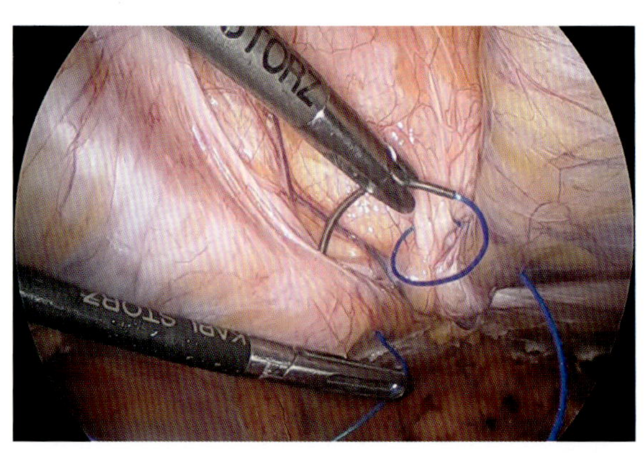

c

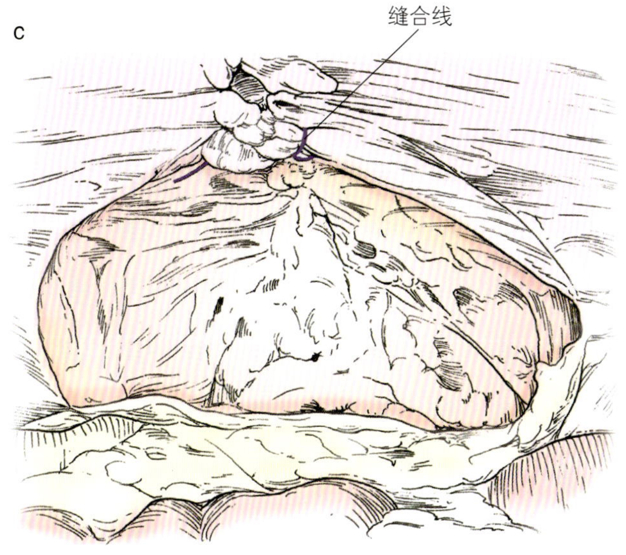

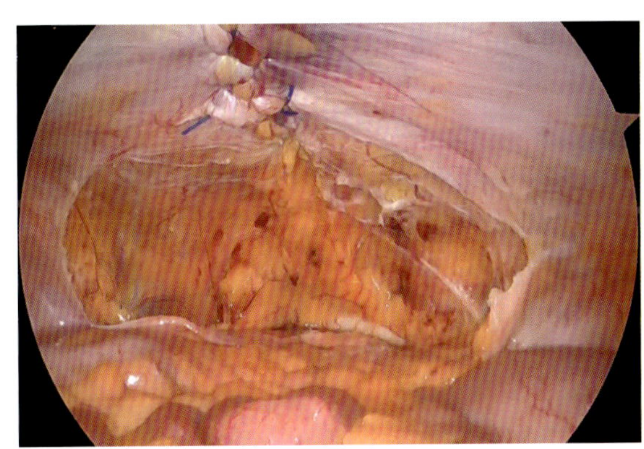

（二）掌握手术技巧

◉手术技巧概述

关闭疝环是该手术技术的核心步骤（图3-3-9）。这一操作旨在有效减少复发风险，预防术后疝囊积液，避免补片隆起（mesh bulge），并促进腹壁功能的恢复。

实施疝环闭合时，可采用体外结扎法或体内结扎法。

◉如何掌握手术技巧

（1）体外结扎法（体外单结扎法）（图3-3-9b）。

①在中线位置切开一小孔。

②通过该孔用EndoClose™等器械在疝环外侧皮下1 cm处引导0～1号不可吸收缝合线穿过并进入腹腔内。

③拔出EndoClose™装置，并沿相同路径从小孔对侧的疝环外侧1 cm处穿刺。

④将已引导至腹腔内的缝合线引出至皮下。

⑤遵循同样的操作步骤，在整个疝环长度上以1～1.5 cm的间隔进行连续穿刺与引导。

⑥最后，在皮下对所有缝合线进行结扎。

（2）体外结扎法［U形反转缝合技术（U-reverse stitch）］（图3-3-9c）。

①于左腹直肌上方实施微小切口。

②用2号Novafil™（型号GS-25）缝合针从疝环外侧1 cm处经左腹直肌穿透，将缝线自体外引入至腹腔。

③在腹腔内操作时，先抓取右侧腹膜及右腹直肌后鞘组织。

④随后在腹腔内定位并抓住疝囊顶部结构。

⑤进一步在腹腔内完整地抓持左侧腹直肌全层组织。

⑥再次通过小切口利用EndoClose™工具将缝线引出至体外，并在皮下完成结扎。

（3）体内结扎法（图3-3-9d，6）

①通过12 mm戳卡插入0～1号V-Loc™ PBT缝合闭合系统。

②从12 mm戳卡远端接近疝环处起始，采用1 cm的针距和间距逐步缝合关闭疝环。

④精确缝合1～3针，以缩窄并闭锁疝囊空间，减少潜在无效腔的形成。

⑤沿着整个疝环实施连续缝合直至完全闭合。

6

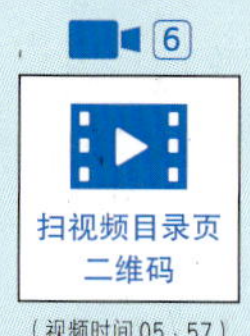

（视频时间05：57）

图3-3-9 疝环闭合法

a：结扎前。

b：体外结扎法（体外单结扎法）。

c：体外结扎法（U-reverse stitch）。

d：体内结扎法。

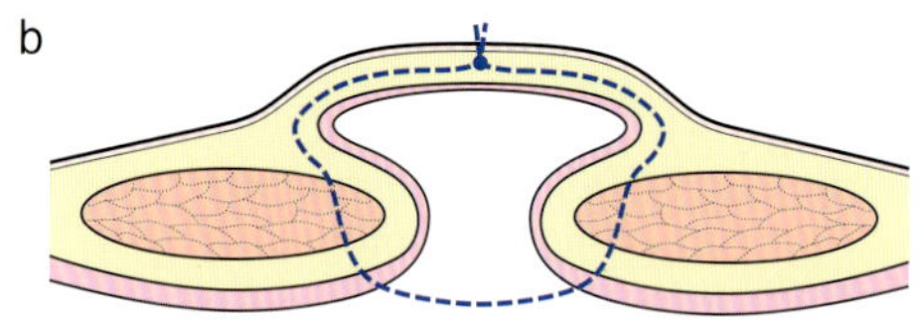

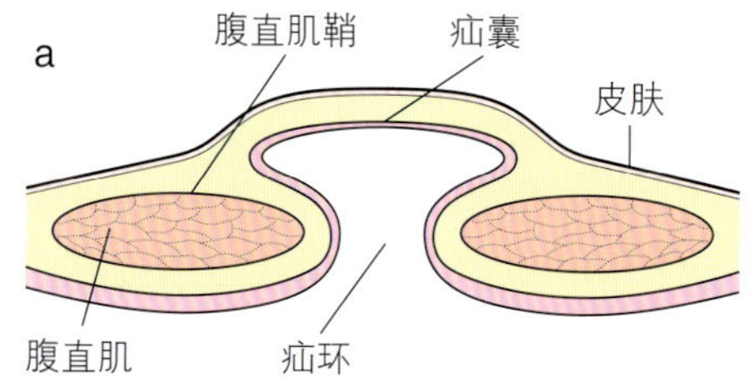

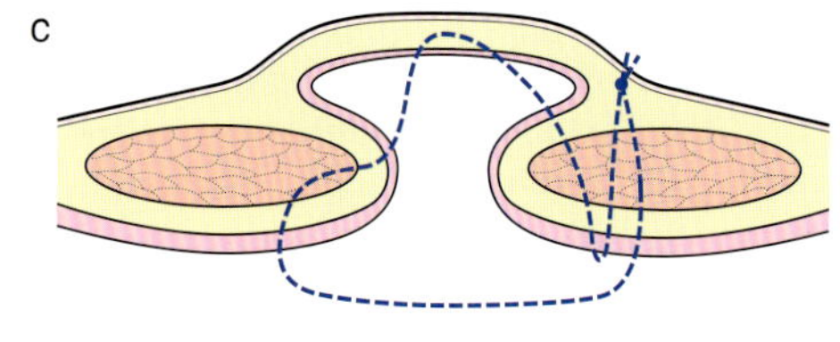

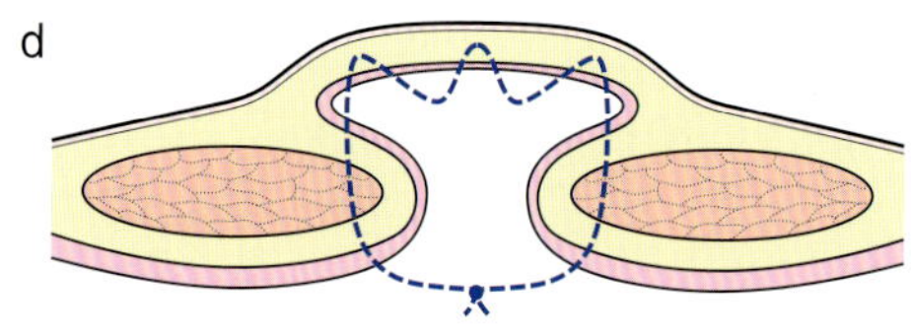

（三）手术评价

Q 选择何种类型的缝合线以及采用多大的针距和间距来闭合疝环更为适宜?

▶推荐使用0～1号的不可吸收缝合线。

▶建议采用1～1.5 cm的针距和间距进行缝合闭合。

Q 体外结扎与体内结扎哪种方法更优?

▶在操作者熟练掌握的前提下，两种方法均可选择。

Step 4

Focus 4 展开并固定补片（利用固定钉固定，同时进行腹壁全层固定）（图3-3-10）

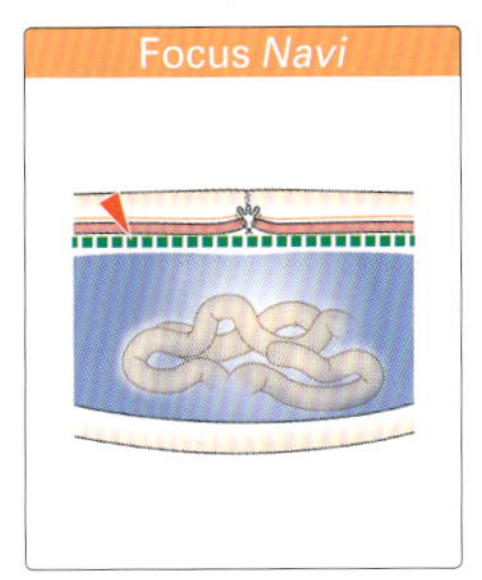

（一）操作开始及目标

- 选用大于疝环边缘至少5 cm的补片。
- 为避免腹腔内器官进入至补片与腹壁之间，可用固定钉实施双皇冠法（double crown法），并结合腹壁全层悬吊技术进行补片固定（7）。
- 如果不宜采用固定钉或无法实现腹壁全层固定时，应选择适宜的固定方法以确保补片得到有效固定。

7

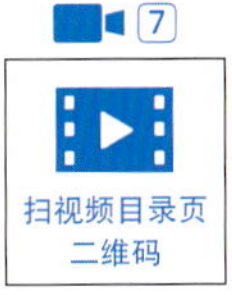

（视频时间05：26）

图3-3-10 展开补片

a：补片展开前。

b：补片展开后。

a

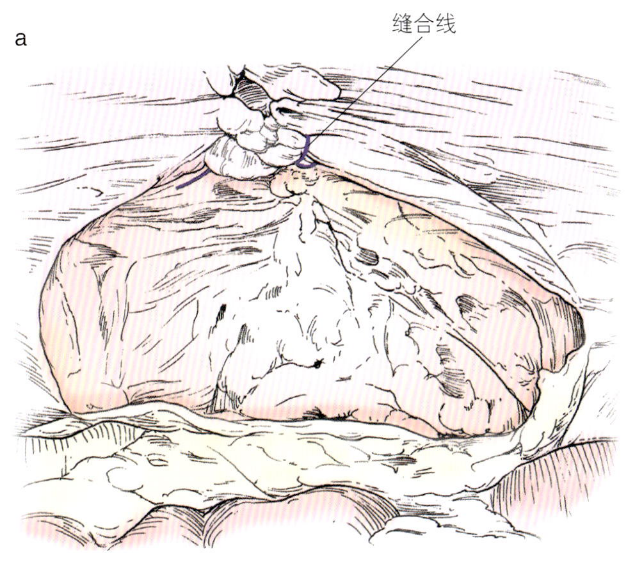

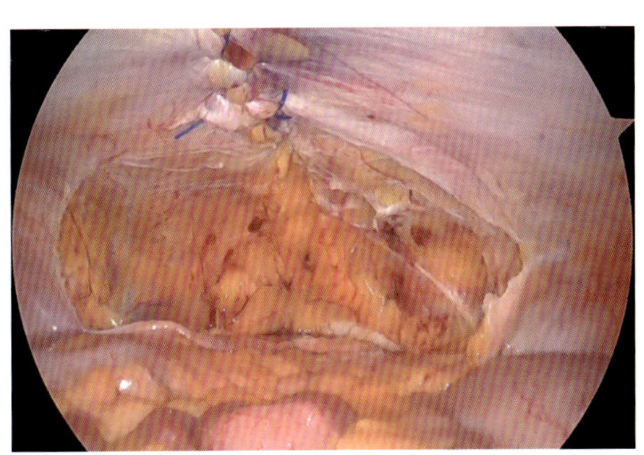

b

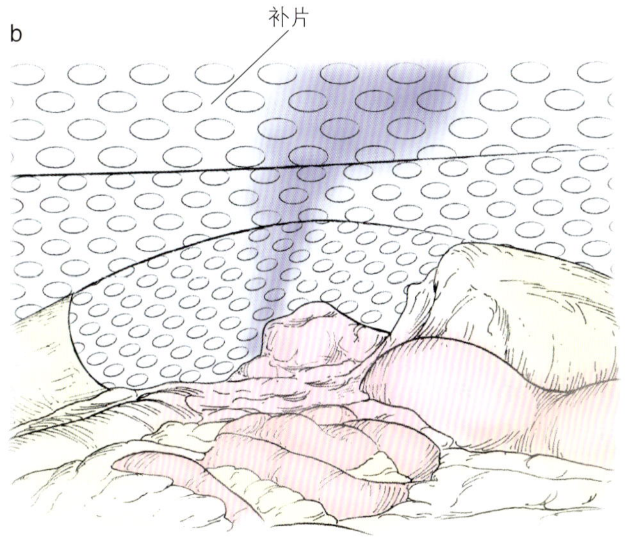

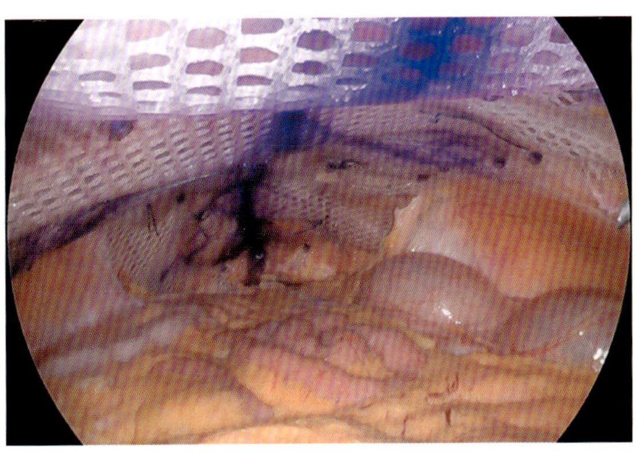

（二）掌握手术技巧

◉手术技巧概述

采用腹腔内留置型补片对已缝合关闭的疝环进行充分覆盖与固定。

◉如何掌握手术技巧

（1）选择适当尺寸的腹腔内留置型补片，并将其插入至腹腔内部。

· 确保所选补片能够从疝环边缘延伸覆盖至少5 cm。

· 在补片中央腹壁接触面使用3-0号Vicryl®缝线，缝合一段长约8 cm的牵引线以辅助补片定位。

· 预先在补片上标记出轴向和上下方向的标识，以便于在腹腔内辨识和调整补片位置。

· 将补片卷曲成腹壁侧朝外、腹腔侧朝内的形态，通过12 mm戳卡将补片导入腹腔内。

（2）展开并固定补片。

· 在腹腔内平铺展开补片，参照标记，精确调整补片的上下左右位置。

· 运用EndoClose™器械穿刺疝环中心区域，并适力牵拉预置的牵引线，精细控制补片的展平与定位。

（3）将补片固定到腹壁上。

· 补片的固定可以选用可吸收或非吸收性的螺旋钉，如Capsure™的产品，适用于腹腔内操作。

· 结合double crown法以及缝合线悬吊技术，将补片固定在腹壁上。

（三）手术评价

Q 选择补片尺寸时，是依据疝环闭合前的大小还是闭合后的大小?

▶通常情况下，补片的尺寸选取基于疝环闭合后测量的数据，因为这样可以减少异物量，并确保补片能够在腹腔内顺利布置和贴合。

▶目前，关于采用何种方法更为理想的长期效果尚未有定论，对此问题的讨论仍在持续中。

Q 在采用螺旋钉固定时有什么注意事项?

▶对于第一环，应确保以1～2 cm的间距将疝钉固定在补片边缘内侧1 cm的位置。

▶其次，第二环的疝钉应同样保持1～2 cm的间隔，并将其固定在疝环外约1 cm处。

▶须注意的是，若腹膜侧防粘连材料发生脱落，可能导致肠管与补片发生粘连。在操作过程中应当避免钉枪尖端直接接触或摩擦补片表面，以减少此类并发症的发生风险。

Q 全层腹壁固定应在哪些位置实施?

▶全层腹壁固定一般应在补片的上、下、左、右4个边缘点。

▶若存在腹腔内器官因补片下垂而可能陷入补片与腹壁间隙的风险，请根据实际情况酌情增加缝合线，确保有效固定。

Q 哪些区域不宜采用固定钉或全层腹壁固定技术?

▶在肋弓、疼痛三角区（Triangle of Pain）、死亡三角区（Triangle of Doom）以及其他包含神经血管走行的敏感区域（图3-3-11），由于无法安全进行螺旋钉或全层腹壁固定，故应考虑使用腹腔内缝合等替代方法将补片固定于腹膜上。

图3-3-11 右侧腹股沟区腹膜前间隙示意图

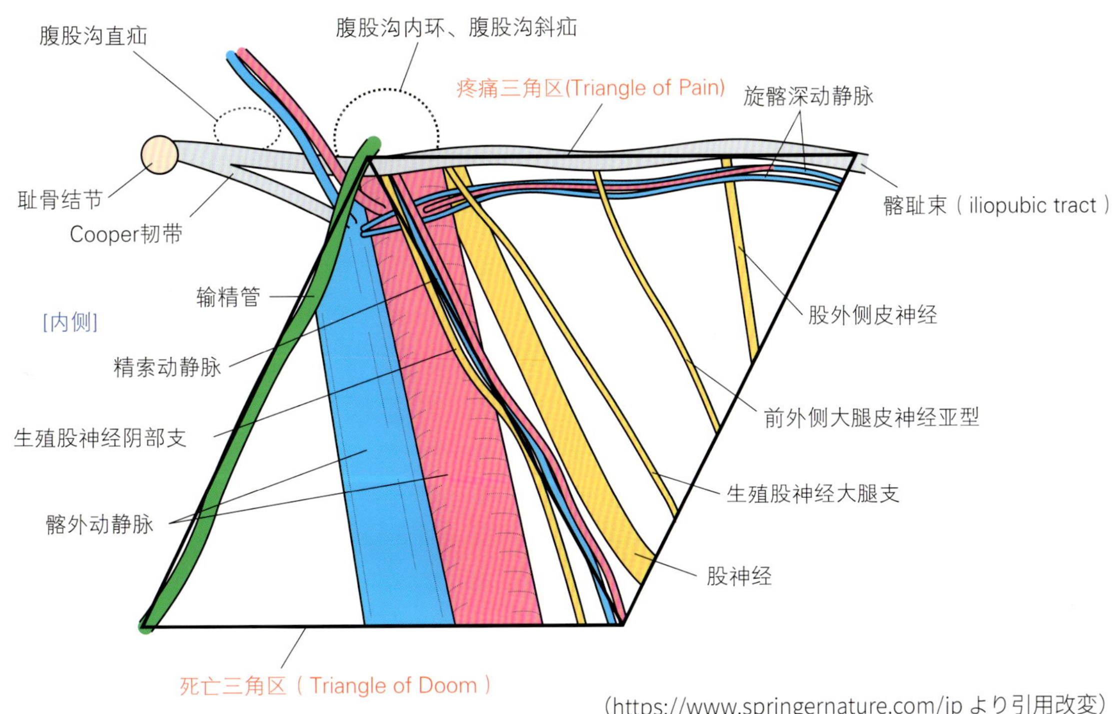

(https://www.springernature.com/jp より引用改变)

- Triangle of Doom（死亡三角区或厄运三角区）

从腹腔内视角观察，该区域以腹股沟内环为顶点，由精索动静脉的外缘、输精管及腹膜返折部围成。此区域内包含了输精管动静脉、髂外动静脉、生殖股神经阴部支等重要结构，若采用螺旋钉进行固定，则有较高的出血风险。

- Triangle of Pain（疼痛三角区）

同样从腹腔视角，疼痛三角区域以其腹股沟内环为顶点，其边界由髂耻束和精索动静脉的外缘所构成。这一区域内分布有股外侧皮神经、股神经分支、生殖股神经股支以及旋髂深动静脉等结构，其中还可能包括股外侧皮神经的各分支，使用螺旋钉在此处进行固定可能导致高风险的疼痛反应。

- Trapezoid of Disaster（灾难梯形区）

此区域是由Triangle of Doom与Triangle of Pain两者组合而成的一个梯形区域，在腹股沟疝手术中是需要特别关注的风险区域。

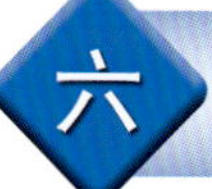

六 并发症处理

（一）肠管损伤

- 肠管损伤是腹壁切口疝修复手术中必须极力避免的并发症。针对损伤或污染程度的不同，通常会更为审慎地考虑补片的应用。
- 若发生如肠管穿孔导致内容物泄漏等复杂情况，可在腹腔镜下进行内镜缝合修复，或者选择在疝环外小切口辅助下完成修复，并可能需要暂时终止手术，待腹腔内感染状况得到改善后，再行二期的疝修补术。

Q 在何种情况下肠管损伤的风险较高?

▶ 在第一戳卡置入以及进行与肠道粘连分离时，肠管损伤的可能性较大。

Q 肠道损伤的常见原因有哪些?

▶ 置入第一戳卡时的盲目操作。

▶ 在游离粘连时对肠道进行不适当的牵拉或者游离，导致肠管损伤。

▶ 使用能量器械时可能引发延迟性肠道损伤。

Q 针对肠道损伤的预防措施有哪些?

▶ 在放置戳卡时应预想到潜在的粘连，可直接切开，在直视下放置戳卡。

▶ 术前通过体表超声检查进行内脏分层评估（Visceral slide）测试，以预先识别可能存在的肠管粘连。

▶ 在分离与肠道的粘连组织时，优先使用剪刀锐性分离。

▶ 若发生浆膜层损伤，需在腹腔内对受损部位进行浆膜肌层加强缝合修复。

▶ 若出现伴有污染的肠道穿孔，需进行肠道部分切除或直接缝合关闭，同时中止当前的疝修补手术。待腹腔内感染改善后，再考虑采用补片进行二期腹壁切口疝修复手术。

（二）术中出血

Q 术中出血的常见部位是什么?

▶ 分离粘连后的大网膜与腹壁。

▶ 在使用螺旋钉固定时，有可能损伤到腹壁上动静脉和/或腹壁下动静脉。

Q 在手术中，出血的常见原因有哪些?

▶ 不合适的组织牵拉或分离操作。

▶ 对局部解剖结构识别不清导致的误伤。

Q 手术过程中如何处理出血状况?

▶ 首先进行直接压迫止血，并迅速定位出血点。

▶ 可采用电凝局部止血。

▶ 若出血是由于在腹壁全层固定时损伤了腹壁上动静脉或腹壁下动静脉，则不宜采用烧灼止血法。此时，应从体表对包括出血点在内的整个受损腹壁实施Z形缝合以达到有效止血目的。

◆ 参考文献

[1] Bosanquet DC, Ansell J, Abdelrahman T, et al: Systematic review and meta-regression of factors affecting midline incisional hernia rates: analysis of 14,618 patients. PLoS One 2015; 10: e0138745.

[2] Kokotovic D, Sjolander H, Gogenur I, et al: Watchful waiting as a treatment strategy for patients with a ventral hernia appears to be safe. Hernia 2016; 20: 281-287.

[3] Zinther NB, Zeuten A, Marinovskij E, et al: Detection of abdominal wall adhesions using visceral slide. Surg Endosc 2010; 24: 3161-3166.

[4] Minaker S, MacPherson C, Hayashi A: Can general surgeons evaluate visceral slide with transabdominal ultrasound to predict safe sites for primary laparoscopic port placement? A prospective study of sonographically naive operators at a tertiary center. Am J Surg 2015; 209: 804-808.

[5] 諏訪勝仁：ヘルニア門閉鎖およびメッシュ補強(IPOM-Plus法). 柵瀬信太郎, 諏訪勝仁, 早川哲史, ほか 編：ヘルニアの外科, 南江堂, 2017, pp.275-279.

专栏

【正中切口的闭合技术】

正中切口发生腹壁切口疝的风险相对较高，这一观点已在早期的研究中被证实。尽管当前腹腔镜手术被广泛应用，但在标本取出时正中切开或脐部切开仍是不可或缺的。根据欧洲疝学会2015年指南，强烈建议在正中切口关闭过程中避免使用快速可吸收缝线（rapidly absorbable suture）连续缝合关闭切口。此外，指南还倾向于推荐不闭合腹膜，转而使用慢吸收单丝缝线（slowly absorbable monofilament），以5～8 mm的针距和5 mm的间隔进行单层筋膜连续缝合，并确保使用的线长为切口全长的4倍以上。在日本，常用的快速可吸收缝线品牌包括Vicryl®、Vicryl plus®以及Polysorb®等，慢速可吸收单丝缝线则主要包括Maxon®、PDS®和PDS plus®等产品。